实用老偏方

很灵很灵的老偏方
护肤葆青春

臧俊岐◎主编

黑龙江科学技术出版社
HEILONGJIANG SCIENCE AND TECHNOLOGY PRESS

图书在版编目（CIP）数据

很灵很灵的老偏方．护肤葆青春 / 臧俊岐主编．--
哈尔滨：黑龙江科学技术出版社，2018.7
（实用老偏方）
ISBN 978-7-5388-9599-5

Ⅰ．①很… Ⅱ．①臧… Ⅲ．①女性－皮肤－护理－土
方－汇编 Ⅳ．① R289.2

中国版本图书馆 CIP 数据核字（2018）第 058630 号

很灵很灵的老偏方．护肤葆青春

HENLING HENLING DE LAOPIANFANG HUFU BAO QINGCHUN

作　　者　臧俊岐
项目总监　薛方闻
责任编辑　王　姝
策　　划　深圳市金版文化发展股份有限公司
封面设计　深圳市金版文化发展股份有限公司
出　　版　黑龙江科学技术出版社
地址：哈尔滨市南岗区公安街 70-2 号　邮编：150007
电话：（0451）53642106　传真：（0451）53642143
网址：www.lkcbs.cn
发　　行　全国新华书店
印　　刷　深圳市雅佳图印刷有限公司
开　　本　685 mm × 920 mm　1/16
印　　张　13
字　　数　180 千字
版　　次　2018 年 7 月第 1 版
印　　次　2018 年 7 月第 1 次印刷
书　　号　ISBN 978-7-5388-9599-5
定　　价　39.80 元

编者自序

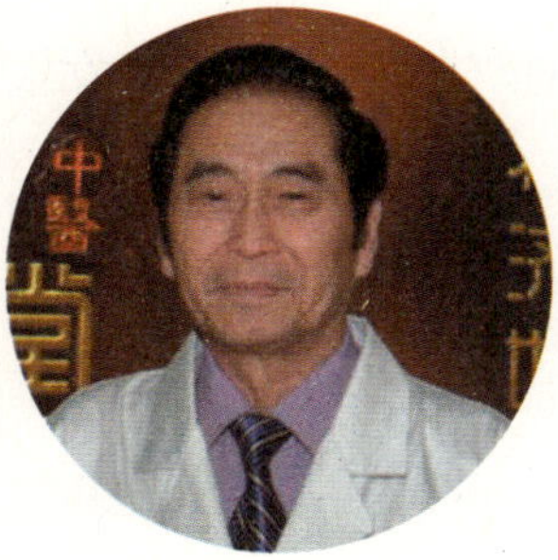

藏俊岐

主任中医师，著名针灸、中医药保健养生专家。
中医界“温和派”代表人物。

民间自古就有“偏方治大病”的说法，所以家里有人患病时也有很多人会用辛苦求得的偏方一试。偏方之所以受欢迎，原因主要有四点：第一，偏方疗效显著。除了对日常生活中的小毛病有疗效，偏方对许多慢性病、疑难杂症及一些突发病症也有很好的治疗效果。第二，偏方取材方便、经济实用。一般偏方多采用一些常见的药材和姜、枣、鸡蛋等日常食物，材料简单、易找，且价格低廉。第三，偏方操作简便。只需对药材或食物进行简单处理，如煎煮、泡酒或外敷，即可奏效。第四，偏方不良反应小。因其多取材于日常食材，所用的药材也是天然植物，且仅仅采用几味甚至是单味药材。如板蓝根治感冒，治病方式较为温和，不良反应极小。

不仅治病可以用偏方，女人护肤也可以用偏方。

每个女人都想拥有面若桃花、肤如凝脂的美丽面庞，也想拥有娇俏玲珑、精致完美的迷人身躯。这样的美，无论是浓妆还是淡抹，都是相宜的。但女人又是脆弱的，不规律的作息、不健康的饮食习惯、负面情绪、高强度的工作压力等都会成为毁灭女人魅力的“凶手”。为了抵御这些“凶手”，广大的女性朋友们总是寄希望于用护肤品来改善自己的皮肤状况。如今，市面上的护肤品品牌众多，主打的功能也比较多。价格低的护肤品不一定质量就很差，价格高的护肤品也不一定人人都适合使用。很多女人在护肤品的选择上没有建立正确的观念，所以经常会出现因滥用护肤品而使皮肤过敏甚至中毒的事情。与其迷信无法判定质量的护肤品，不如自己动手，借助传统、安全的中医偏方，利用随手可得的天然食材或药材，定制属于自己的专用护肤方案。

本人从医多年，具有丰富的临床经验。行医过程中，使用小偏方帮许多女性朋友从根本上护肤，疗效甚好。故此，将多年的护肤偏方使用经验和对民间偏方的所见所闻汇集成册。本书为大家介绍的护肤小偏方全面又实用。除了最基本的美白、保湿偏方，更有祛痘、淡斑、除皱等小偏方呈现给大家。除此之外，还有全身保养的贴心小偏方，帮大家打造更完美的自己。偏方中所使用的食材多是日常食材，药材也都是天然植物，内服加外敷，由内而外进行全方位身体保养和护肤，所以这些偏方安全又有效。

最后，希望本书可以真正成为广大女性朋友的护肤好帮手！

CONTENTS 目录

第一章 八大必知的养肤护肤知识点

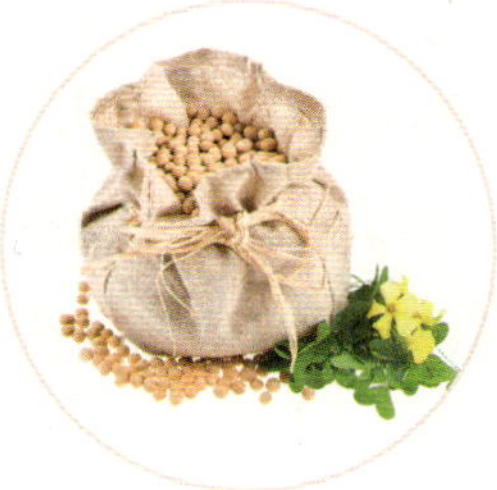

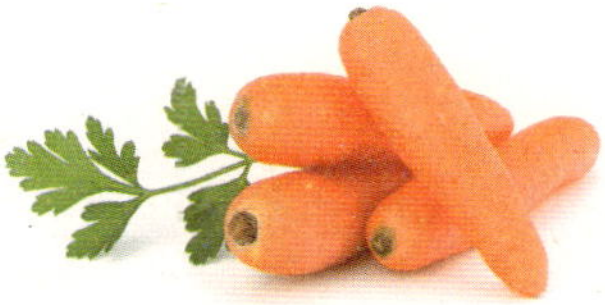

第二章 好气色素颜美女的美白偏方

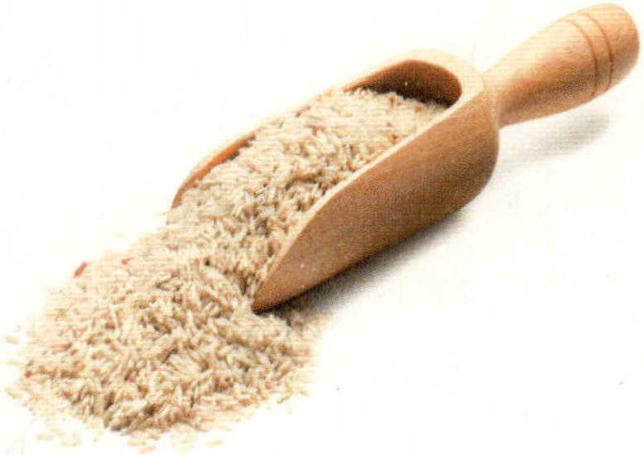

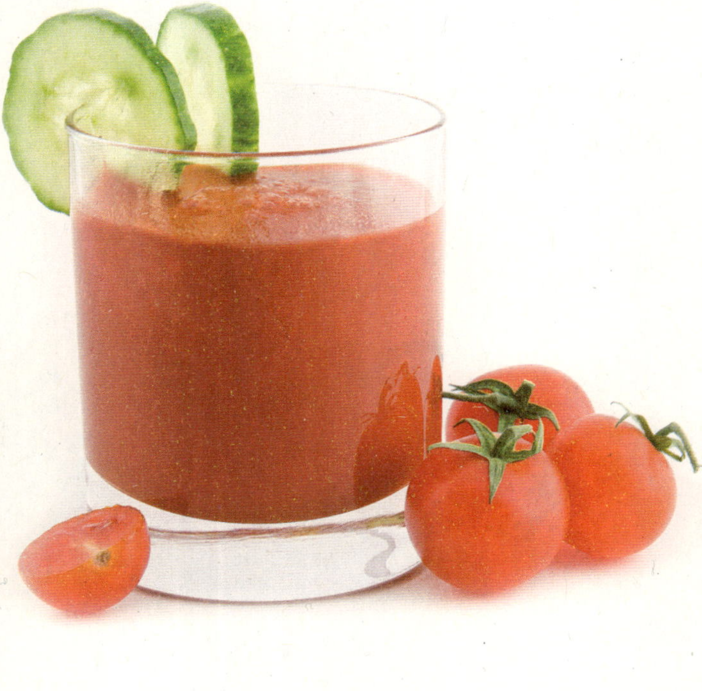

第三章 保湿偏方，肌肤 Q 弹水嫩，青春永驻

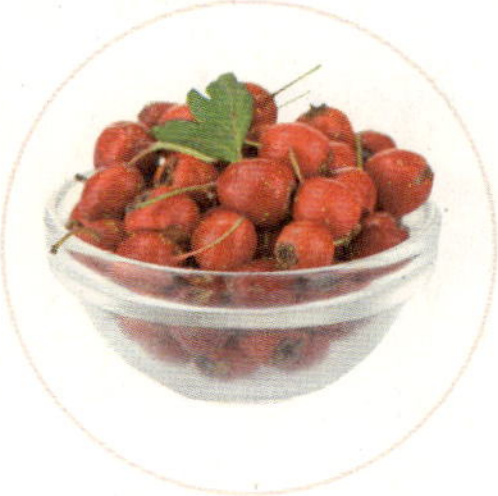

第四章 轻松去除青春烦恼的“战痘”偏方

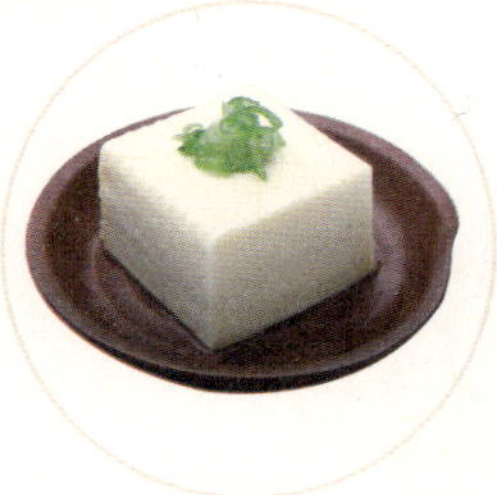

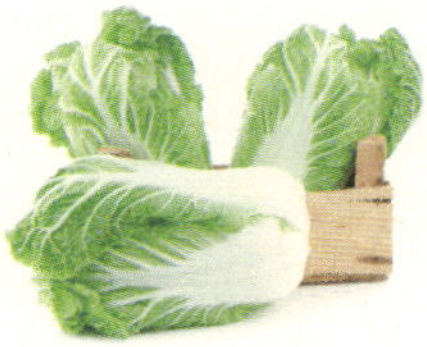

第五章 抹去岁月痕迹的去皱偏方

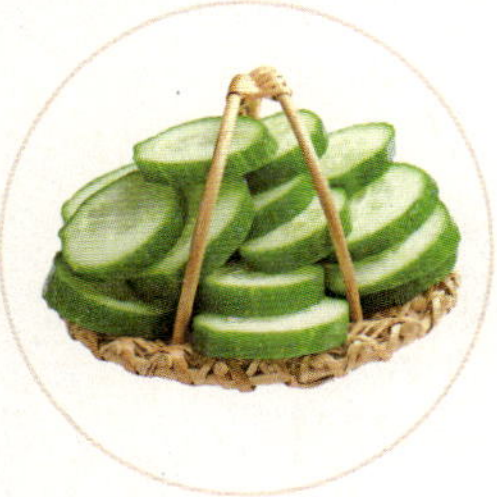

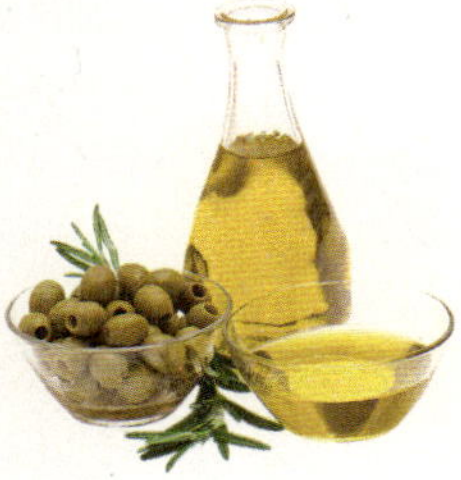

第六章 “Hold 住”20 岁肌的消斑偏方

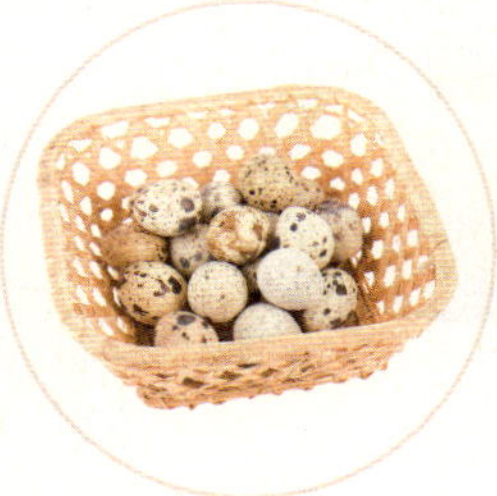

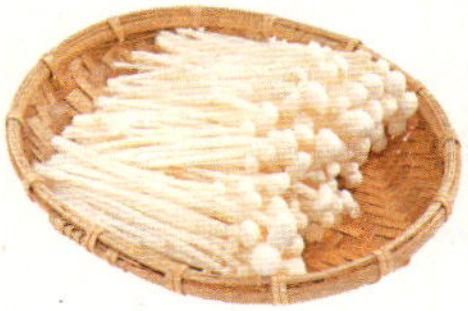

第七章 保养身体各部位肌肤的偏方

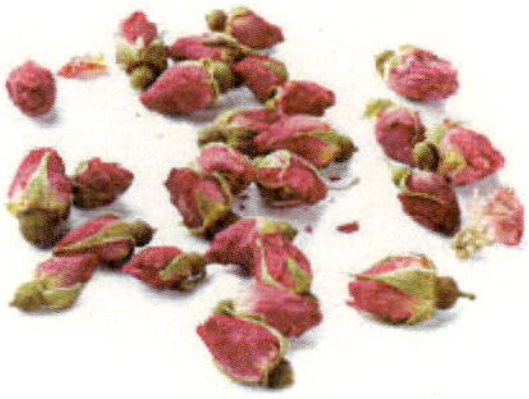

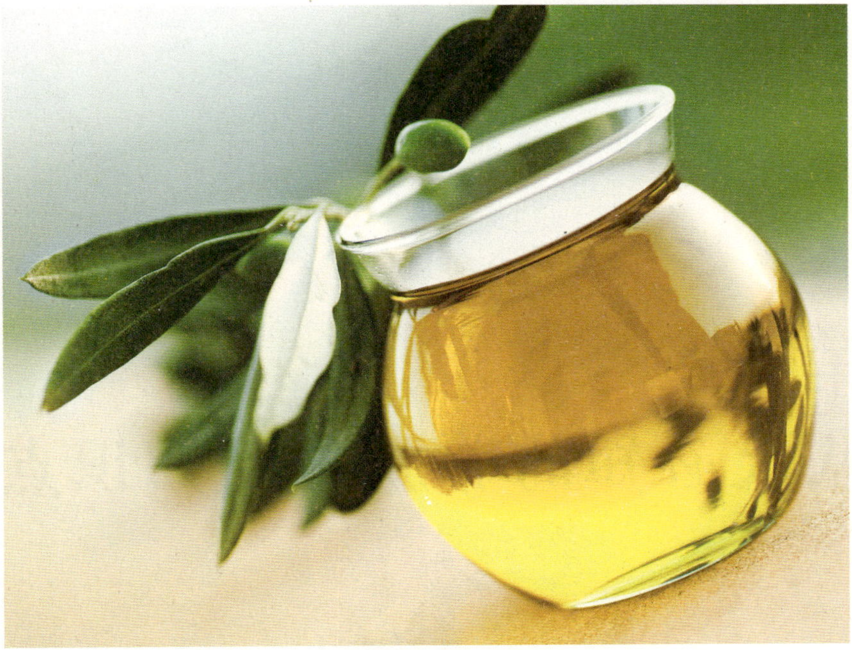

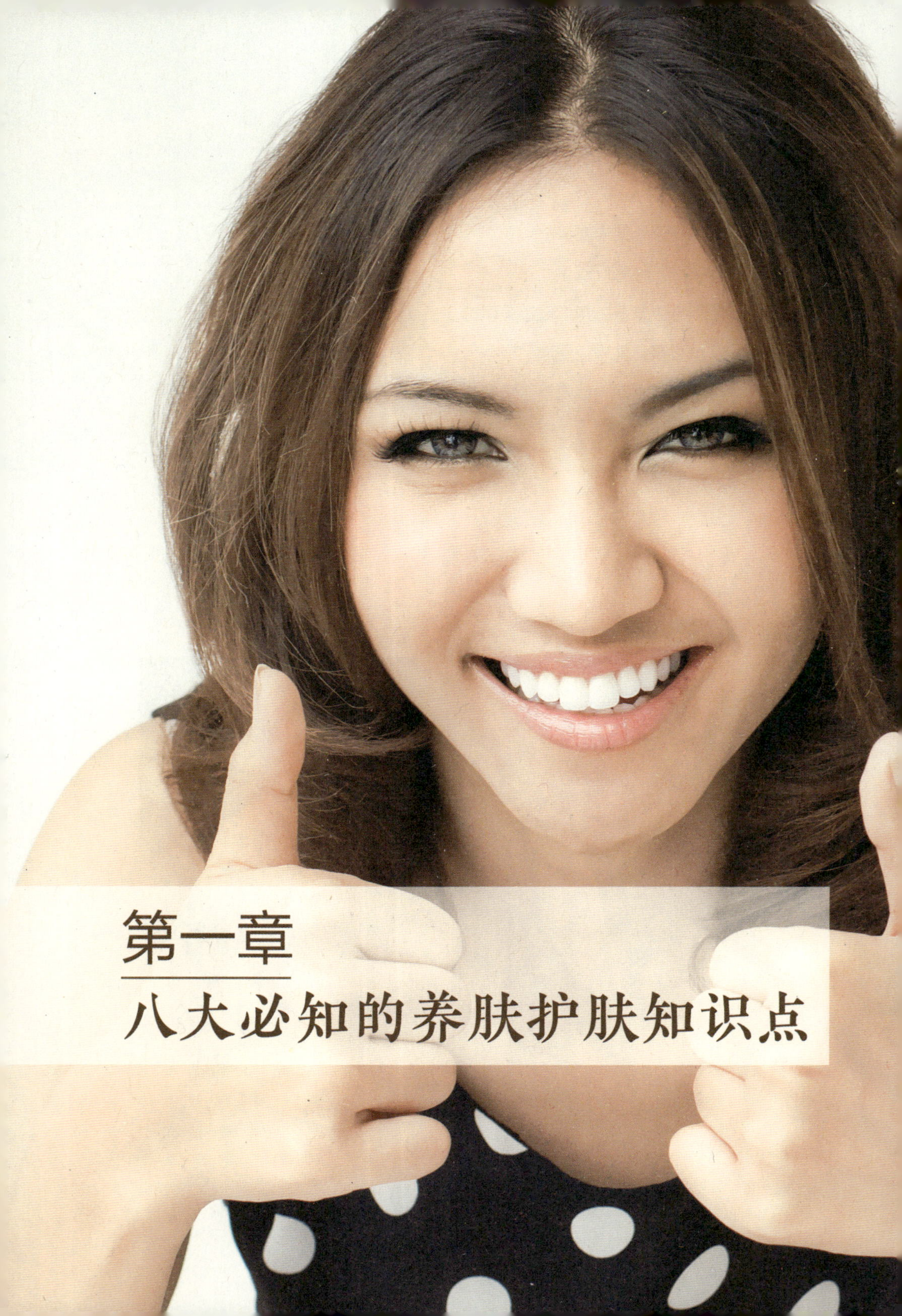

第一章

八大必知的养肤护肤知识点

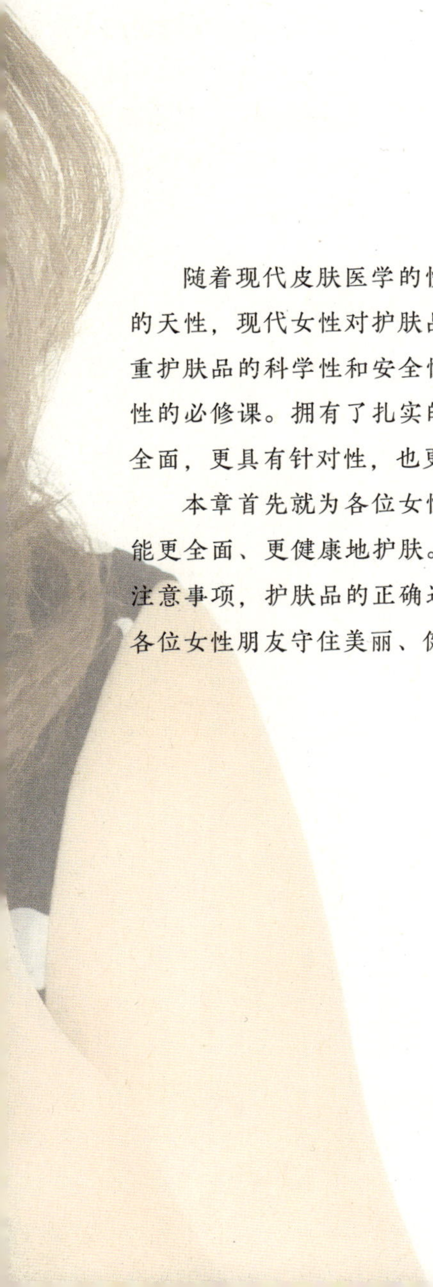

随着现代皮肤医学的快速发展，护肤已成为一门学问。爱美是女人的天性，现代女性对护肤品的关注已经不再停留于表面，开始越来越注重护肤品的科学性和安全性。掌握相关的护肤基础知识，也成为每个女性的必修课。拥有了扎实的护肤基础，能让自己为肌肤所做的保养更加全面，更具有针对性，也更为有效。

本章首先就为各位女性朋友准备了详尽的护肤基础的全攻略，让您能更全面、更健康地护肤。从肤质测试，不同季节、不同年龄段的护肤注意事项，护肤品的正确选择与使用以及食疗护肤等多方面入手，帮助各位女性朋友守住美丽、健康与自信。

皮肤测试带你彻底了解自己的肌肤

搞清楚自己的肤质类型，是购买护肤品前的首要准备工作。根据自己的肤质类型选择最适合自己的护肤品和护肤方式，才能做到对症下药，使护肤品的效果能更好地发挥出来。皮肤通常分为 5 种类型：油性皮肤、中性皮肤、干性皮肤、混合性皮肤和敏感性皮肤。然而皮肤类型会随着环境与季节的变化及皮肤状态的改变而发生变化。因此，肤质并不是一成不变的，日常护肤品应该根据皮肤类型而做出选择。

做一做下面的测试表，对自己的皮肤类型有个基本的了解吧。

1. 皮肤类型测试表

（1）脸上会泛油光吗？ 泛油光的部位是：鼻翼□　前额□　下巴□　脸颊□	是 □　否 □
（2）是不是经常觉得脸上油腻腻的？ 油腻的地方是：鼻翼□　前额□　下巴□　脸颊□	是 □　否 □
（3）容易长痘痘、粉刺、黑头或是暗疮吗？	是 □　否 □
（4）皮肤看起来干燥吗？ 干燥的部位是：鼻翼□　前额□　下巴□　脸颊□	是 □　否 □
（5）脸上有脱皮的现象吗？ 脱皮的地方是：鼻翼□　前额□　下巴□　脸颊□	是 □　否 □
（6）脸部常有紧绷感与脱屑现象吗？	是 □　否 □
（7）是不是脸部虽有紧绷感，但还算光滑，不至于太干燥？	是 □　否 □
（8）使用保养品时，皮肤常会有红肿等过敏现象吗？	是 □　否 □

2. 油性皮肤

您在第（1）~（3）题皆答“是”，而且泛油光的部位几乎是全脸；您在第（4）~（7）题皆答“否”，那么您是油性皮肤。

皮肤特征

毛孔较大，T 字部位（从额头到鼻子，再到下巴）可能会有较粗糙的毛孔。皮脂分泌较多，皮肤表面有光泽，油腻感颇重，夏季油光严重。易生暗疮、青春痘、粉刺等。但不易起皱，不易过敏，且不易出现衰老现象。

护理方法

油性皮肤由于皮脂分泌较多，护肤上应该以清洁、控油、补水为主。要做好深层清洁，清理附着在毛孔中的污物，防止毛孔堵塞。一周两次使用温和的产品去角质，并搭配无油的保湿产品。皮肤的控油护理要定期进行，可使用平衡水、控油露之类的锁水保湿、调节油脂分泌的护肤品。也要注意平衡油脂分泌，防止皮肤外油内干。在饮食方面，不偏食油腻或刺激性食物，多吃蔬菜、水果和含 B 族维生素的食物，养成有规律、良好的生活习惯。

3. 中性皮肤

您在第（1）、第（2）题皆答“是”，而且脸上只有 2~3 个地方有油光；第（4）~（8）题皆答“否”，则说明您是中性皮肤。

皮肤特征

细腻有弹性，不发干也不油腻。天气冷时皮肤偏干，天气热时可能出现少许油光。皮脂分泌正常，少有痘痘、暗疮等。比较耐晒，不易过敏，如保养适当，皱纹很晚才出现。

护理方法

中性皮肤的皮脂分泌正常，基本上没什么问题，日常护理以保湿为主。但应注意较易因缺水、缺养分而转为干性肤质，所以应使用保湿锁水效果好的护肤品。

4. 干性皮肤

若第（4）~（6）题皆答“是”，而且全脸皆有干燥感；第（1）、第（2）、第（7）题皆答“否”，那么，您属于干性皮肤。

皮肤特征

毛孔不明显，皮肤细腻。皮脂分泌量少而均匀，没有油腻的感觉，角质层中含水量少，在 10% 以下，皮肤较为干燥，不够光滑，缺乏弹性和光泽。易干燥、脱皮，易生红斑等，很少长粉刺和暗疮。季节变换时会出现紧绷，冬季易发生皲裂。容易生成皱纹，尤以眼部及口部四周明显。不易过敏。

护理方法

干性皮肤的日常保养应该以补水、滋养为主，防止肌肤干燥缺水、脱皮或皲裂，并延迟衰老。洁面产品应选用较为温和的，其他护肤产品应选保

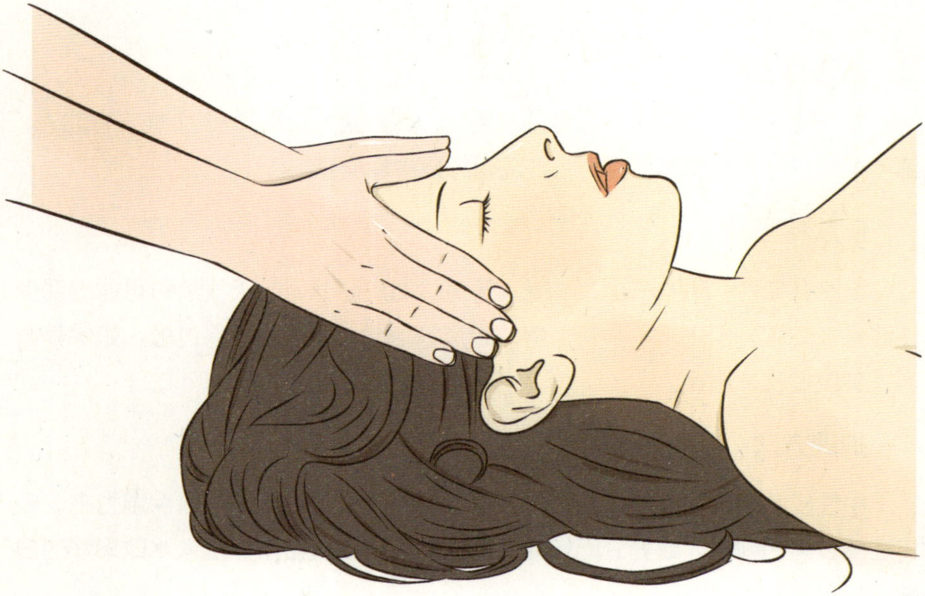

湿类型的，如滋润型的营养水、乳液、面膜等，以使肌肤滋润不紧绷，随后使用同样质地的保湿面霜、精华。每个星期定期去角质，坚持做面部按摩，以改善血液循环。冬季干燥，而北方城市的室内暖气设备让空气更加干燥，使肌肤变得更加粗糙，室内宜使用加湿器。旅行至干燥地方时，随身携带喷雾式的保湿产品，随时为肌肤补水，并避免风吹或过度日晒。在饮食方面，注意膳食营养的平衡，不妨多吃一些含脂肪多的食物以及润肤食物。

5. 混合性皮肤

第（1）、第（2）、第（3）题回答“是”，但症状出现的部位可能会有不同；第（4）、第（5）、第（7）、第（8）题答“是”，第（6）题答“否”。如果您的答案和上述答案相同，那您属于混合性皮肤。

皮肤特征

总体而言，混合性皮肤的毛孔大小为中等，面颊和额头上可能有粗糙的毛孔；色泽肌理健康匀称，代谢循环较佳；T 字部位（额头、鼻子、下巴）偏油，面颊稍偏干燥，各处有一些干燥斑驳的部位；不易受季节变换影响；不易生皱纹；T 字部位易生粉刺，比较耐晒，缺水时易过敏。

护理方法

大部分女性的皮肤都属于混合性。这类皮肤进行护理时，要区别对待 T 字部位和偏干燥部位。T 字部位应注意控油与收缩毛孔，并滋润干燥部位。干燥部位，如眼角、嘴角等，更要特别注重滋润保养，以防止干纹和细纹的出现。在洁面产品的选择上，应该选用性质较温和的洁面产品，定期进行 T 字部位的深层清洁，并使用毛孔收缩水帮助收缩细致毛孔。确保一周两次去角质，在干燥部位使用保湿力较强的保湿剂。日常护养宜选用清爽配方的润肤露、面膜等，注意保持肌肤水油平衡。

6. 敏感性皮肤

第（4）、第（5）、第（6）、第（8）题答“是”，其余题皆答“否”，那您属于敏感性皮肤。

皮肤特征

敏感性皮肤毛孔较细，皮肤比较薄，脆弱，保水能力差，缺乏弹性。容易出现小红血丝，皮肤易泛红，一般温度变化，换季或遇冷、遇热时皮肤都容易发红，易起红点、小丘疹或发痒。比较容易受太阳或一些化妆品刺激，易晒伤，易过敏。

护理方法

由于这类皮肤容易过敏，因此要特别小心，在日常护肤用品和清洁产品的选择上尤其需要小心谨慎。建议尽量选择一些温和舒缓、无酒精、无香精的产品。在使用护肤品前，应该先在耳朵后、手腕内侧等地方试用，在确定没有过敏现象后再使用。

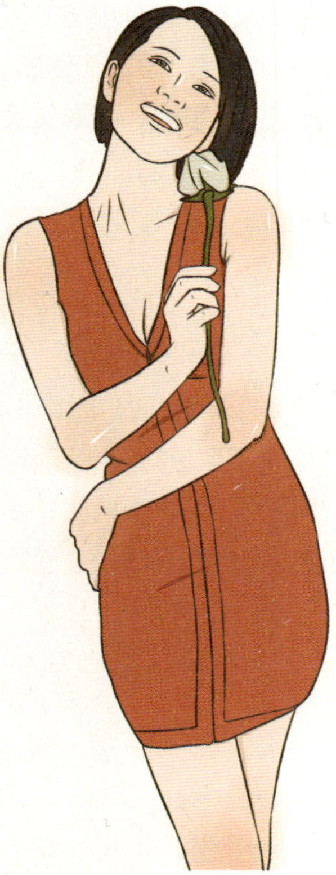

敏感性皮肤者在洁面时，不要太用力揉搓面部肌肤，以免产生红血丝。也应避免过度清洁以及使用清洁力强的产品，还应减少去角质的次数。在日常护理方面，做好基础保湿补水工作。

在护肤品使用过程中，一旦发现皮肤出现过敏症状，应立即停用所有的护肤品，情况严重者最好到医院寻求专业人士的帮助。同时，还要注意避免日晒、风沙、骤冷骤热等外界刺激。

换季护肤很重要

季节变化，皮肤也需要不断调整，适应环境、气候的变化。而两季交替的那段时间，正是皮肤最容易出现问题，也是最需要呵护的时候。与此同时，在不同的季节，由于皮肤的状态不同，护理方式也不尽相同。

1. 春季护肤重点：美白、保湿、防过敏

皮肤状态

刚结束冬眠状态的皮肤，处于较敏感的状态。加之春季天气多变，皮肤容易出现各种问题。

护理方式

以美白保湿防敏为护理重点，增强皮肤的抗敏感能力和适应能力。春季也应该注重防晒，强化肌肤抗晒能力，采用复合美白因子从多环节阻断皮肤中的黑色素形成，减少夏季皮肤晒黑。在对皮肤的日常护理中需要唤醒肌肤细胞，提高皮肤的适应性与抵抗力。高效保湿的护肤品正好能满足这方面的需求，是春季护肤不可缺少的佳品。

2. 夏季护肤重点：防晒、控油、抗氧化

皮肤状态

夏季紫外线强烈，皮肤容易晒伤。气候炎热，毛孔持续扩张散热，皮脂分泌旺盛，容易产生粉刺、暗疮。由于夏季皮肤代谢快，因此皮肤也容易氧化产生过多的自由基等。

护理方式

夏季护肤应以防晒、控油、抗氧化为重点。做好全面的防晒工作，防止

皮肤晒黑、晒伤。晒后及时使用晒后修复凝胶及保湿乳液，是明智的选择。平衡控油，细致毛孔的产品有助于缓解皮肤油光以及粉刺、暗疮的频繁发生。在控油时也需注重保湿，维持皮肤的水油平衡。夏季肌肤护理的重点之一就是提高肌肤的抗氧化能力。早上，清新的日间乳液适合偏油性肌肤者使用，晚上则使用夜间面霜，将自身分泌的油脂有效地转化为自身代谢所需养分。偏干性肌肤者在早上使用注氧系列面霜的同时，夜间加用强效补水精华直接为肌肤提供快速代谢所需的养分。

3. 秋季护肤重点：防敏、保湿、晒后修复

皮肤状态

皮肤在经过夏季的旺盛期后，处于一个疲劳状态，皮肤进入了第二个敏感时期。秋季天气虽开始转凉，但紫外线仍旧不容忽视。另外，秋季风大干燥，皮肤内水分丧失，保湿显得尤为重要。

护理方式

在护肤品选择上，应该注重防敏和保湿的双重特性。降低肌肤敏感现象发生的同时，强化皮肤的储水能力，给予肌肤充足的水分不仅能提高皮肤的抵抗力，亦能很好地预防冬季皮肤缺水现象的发生。秋季也是消除夏日日晒痕迹的好时机，高效精华液和晒后护理都是不错的选择。秋季仍需要注重防晒，特别是此时的皮肤处于疲劳期。做好防晒工作，能有效避免因光老化形成的各类晒斑。

4. 冬季护肤重点：高效保湿、营养肌肤

皮肤状态

冬季皮肤属于冬眠状态，皮肤细胞代谢减慢，自身分泌保湿因子的能力减弱，再加上天气寒冷干燥，皮肤缺水干燥。

护理方法

在冬季护肤品的选择上，尤其应注重保湿特性，让皮肤不在这寒冷干燥的季节失去水分，从而出现干纹、细纹，早晚都要使用保湿霜。同时，也要以强化自身保湿因子分泌和完善皮肤脂质膜为主，涂上一层薄薄的油质护肤霜，形成一层保护层很重要，可以修复肌肤的伤害及强化自身的锁水能力。由于冬季皮肤代谢缓慢，在日常护理过程中利用按摩刺激肌肤细胞、纤维的代谢和再生也尤为重要。

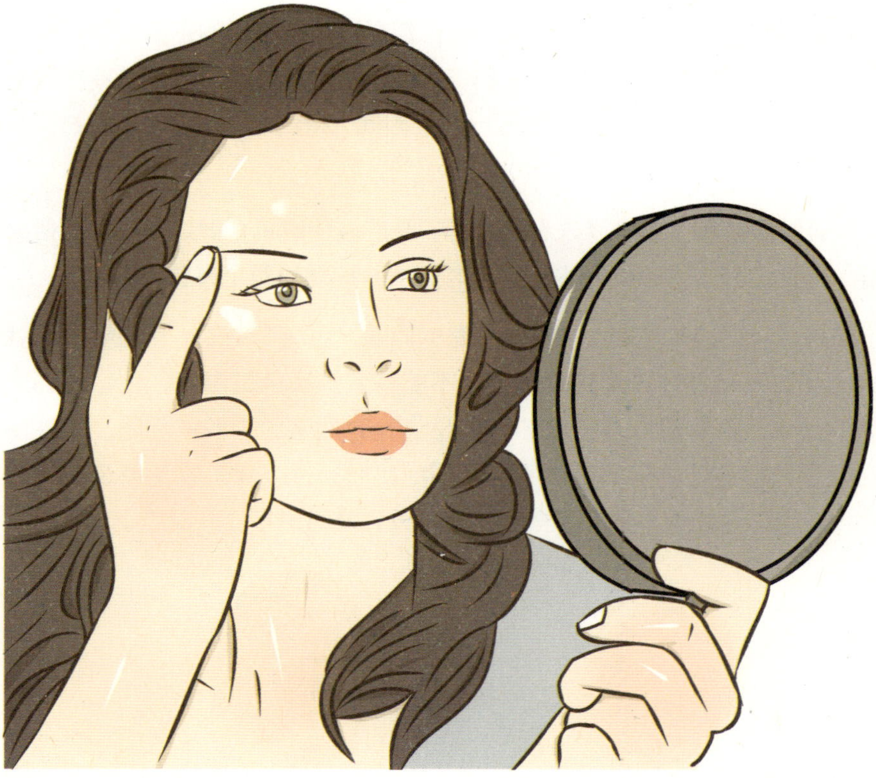

分年龄养护肌肤

美是不分年龄的，但是，皮肤的护理却要区分年龄段。在不同的年龄阶段，皮肤的状态、皮肤对营养的需求也不尽相同。拥有美丽肌肤，不仅需要了解自己的皮肤类型及其相关的护理方法，也需要学习不同年龄阶段的皮肤养护方法，让护肤的效果最大化，让美丽健康的肌肤一直伴随您。

1.20~30 岁，轻龄肌

20 岁左右的皮肤细胞非常活跃，新陈代谢也很旺盛，皮肤水润光滑，富有弹性，因此 20 岁左右是人一生中皮肤的黄金时期。但由于这一阶段性激素比较活跃，皮脂分泌量也较大，青春痘是这个年龄段的主要肌肤问题。而 25 岁以后，肌肤角质层含水量和皮脂分泌量均开始减少，肌肤变得容易干燥，甚至脱皮、皱纹也开始慢慢出现。因此，25 岁是一个女人肌肤保养的关键期。

在轻龄肌阶段，肌肤尚未老化，是护肤的最佳时机，做好基础保养最为重要。除此之外，防晒与补水是这个时期皮肤护理的两个重要方面。

防晒是容易被年轻的女性朋友忽略的问题。色斑产生的一个重要原因就是光老化，没有做好日常防晒，不但不能有效防止色斑出现，也容易加速皮肤的老化。青春痘以及皮肤油光重是这一时期常见的皮肤问题，女性朋友在注重祛痘控油的同时，也不能忽视给肌肤补水。年轻难免熬夜，作息不规律，但无论如何不要忘了多多补充水分，及时进行皮肤清洁。

2.30~40 岁，轻熟龄肌

30 岁以后，女性的皮肤顶峰期已经过去。工作生活的压力，使黯沉、细纹、色斑等皮肤问题开始出现。进入这个年龄段需要提高警惕，深入保养，才有助于解决各类肌肤问题。

保湿补水，仍是这个年龄段不容忽视的问题。进入这个年龄段，皮肤水分流失快，做好保湿补水工作能避免肌肤干纹的出现。然而，轻熟龄肌出现了对保养品吸收难这一瓶颈问题。按摩是解决这一问题的良方，除了能促进护肤品的吸收，也起到淡化皱纹、促进血液循环、抗衰老的作用。去角质也是这个年龄段的一个护肤重点，定期去角质，软化皮肤角质，改善皮肤过度角质化的现象，有利于促进皮肤对保养品的吸收。切记，去角质后要使用温水清洗肌肤，把去角质对肌肤产生的刺激降到最低。

只要保养得当，皮肤在这个阶段仍能保持光滑水嫩，看不出岁月在您脸上留下的痕迹。

3.40 岁以后，熟龄肌

40 岁以后，皮肤逐渐衰老。皮肤的角质层由于体内微循环变缓的原因，开始变得很厚，皮肤因此显得黯淡。随着胶原蛋白含量的降低和水分的流失，肌肤也变得松弛，各类色斑也变得更加严重。女性朋友们要面临更加严重的肌肤问题。

40 岁以后的肌肤问题与来自工作和家庭的压力密切相关。作息与情绪的紊乱会对肌肤的代谢产生不良的影响。因此，除了选择适合自己肤质的护肤品，做好日常皮肤护养工作外，调整作息与控制自己的情绪，都有助于改善皮肤的状况。在饮食上，应多补充胶原蛋白，以预防肌肤变得松弛。戒烟少酒，因为烟酒过度是皮肤变黄、发涩的诱因。

体质和五脏是护肤术之本

女性的美与皮肤有着非常密切的关系。光滑细腻、有弹性的皮肤给人以美的感受。而黯沉粗糙、不洁净的肌肤则容易使人产生负面的感觉。为了拥有美丽的肌肤，不少女性朋友在护肤方面可谓毫不吝啬，可惜往往收效甚微。这是因为女性在重视外在美容时，忽略了内在的调理。

中医认为“诸内者，必形诸外”，意思是人体内部的变化必然会通过外部表现出来。皮肤与人体各个器官关系密切，如同一面镜子，诚实地反映了人体内部健康的状况。人的五脏即心、肝、脾、肺、肾的功能强弱，病理变化都会直接影响皮肤的状况。想要拥有美好肌肤，首先应该调理自身体质、五脏功能。

1. 养心补气，面若桃花气色好

《黄帝内经》中说：“心主血脉，其华在面。”心脏主宰人体内血液的运行。人的脸部皮肤毛细血管极其丰富，所以心脏功能的盛衰，容易在脸部皮肤上反映出来。心脏功能正常，脸部血液循环旺盛，则皮肤红润光彩，中医的说法是气血充盈。反之则皮肤黯淡枯槁，无光泽，即是心气不足、心血亏损的表现。同时，若气血不足，血液循环不顺畅，易面颊及口唇紫绀及面部毛细血管显露。

中医提倡“药食同源”，对于心血亏虚者，建议多摄入养心补气的食物。最典型的养心补气佳品当属桂圆。桂圆有润肤安神、滋阴补血的功效，适合体弱体虚、心悸失眠、面色无华的女性进补。生姜也有很好的养心功效，生姜中含有姜辣素，对心脏和血管具有一定的刺激作用，可扩张血管，增加皮肤营养，能使身体脉络通畅，使人容光焕发。

2. 养肝护肝，防皱抗斑明双目

肝，主藏血，主疏泄，主筋，开窍于目。因为其有贮藏血液和调节血流量的作用，肝脏被称之为“人身血库”。气血平和，血液运行充足，脸色则红润光泽。肝血不足，脸部皮肤缺少滋养，则面色无华，黯淡无光，两目干涩，视物不清。若是肝脏疏泄功能失常，皮肤则会出现青色或黄褐斑等症状。肝脏也是负责排毒的器官，若肝脏负担过重，肝功能无法净化血液或供给血液足够的氧分，体内毒素不能顺利地排出体外，血液会变混浊，体内新陈代谢速率降低。皮肤敏感性增高，皱纹也因此出现。

养肝护肝，为肝减负。提倡戒烟戒酒，饮食清淡，少吃零食。同时，中医还建议食用“银耳菊花粥”。其做法为：银耳、菊花各 10 克，糯米 60 克。同放锅内，加水适量煮粥，粥熟后调入适量蜂蜜服食。常服此粥有养肝、补血、明目、润肤、祛斑、增白之功效。醋能护肝。中医认为，酸能入肝，酸味的东西对肝脏有损害的人来说具有修复作用。但食醋一定要适量，一旦过量，便不利于肝细胞的再生修复。

3. 健脾养胃，肌肤润泽唇色佳

《黄帝内经》说脾胃是“后天之本”“生化之源”。中医所谓的脾脏与西医不同，讲的是整个消化系统。脾吸收了营养，再滋养其他的脏腑。脾胃功能健康，则气血旺盛，面色红润，肌肤弹性良好。若饮食失调影响消化功能，就产生脾虚湿蕴的现象。气血津液不足，不能营养颜面，必定精神萎靡，面色淡白，萎黄不泽。《素问·五脏生成篇》中这样描述：“脾之合肉也，其荣唇也。”脾的状况会表现在口唇上。脾胃强健则唇色红润丰满，干湿适度。当脾胃受损时，唇色就会有明显的变化。脾弱脾虚者口气不清新，唇色浅，呈淡白色。寒气凝聚在脾中，则嘴唇深暗，有的甚至呈现紫色。可见，健脾护脾，对改善唇色、肤色，起着关键作用。

健脾应注意避免“饮食所伤”：一是避免饮食规律失常，二是避免饮食偏嗜，三是避免饮食不洁。脾虚的人食用淮山、茯苓、甘草、薏米、山楂等补脾养胃的食物，可改善肌肤粗糙的状况，让肤质更细腻。也可服用三七人参鸡汤，这款汤温补脾肾、活血化瘀，是适合女性朋友的温和进补方式。

4. 润肺补肺，美发养颜脸光润

《黄帝内经·素问·六节藏象论》云：“肺者，气之本，魄之处也，其华在毛，其充在皮。”肺主呼吸，又主一身之气，外合皮毛，其功能充足于皮，通调水道，开窍于鼻。肺气盛则气、血、津液充足而通畅。皮肤毛发得到肺的精气充养，就会皮肤润泽、毛发黑亮，人体的抗病能力也相应增强。若肺功能失常，则呼吸困难，难以维持生命。就脸部皮肤而言，肺功能失常，面容憔悴黯黄，容易出现粉刺与痤疮。

加强肺功能，需要补肺气、养肺阴，可以食用“冰糖百合莲子粥”。此粥不但补肺健肺，养颜美容，而且口味绝佳。“鲜人参燕窝粥”更是养肺上品，此粥补中益气、补肺养颜，对肺气虚、神疲乏力、失眠健忘、颜面无华具有极好的作用。

5. 养肾固肾，明眸善睐驻青春

肾藏精，主水，纳气，主骨生髓，其华在发，开窍于耳及二阴，与人体生长发育和生殖能力密切相关，故称为“先天之本”。肾精充盈旺盛时，五脏功能也将正常运行，气血旺盛，容貌不衰。肾的精气不足，脏腑功能低下，周身乏力、倦怠，容易产生黑眼圈。而肾虚，分肾阴虚与肾阳虚两种，肾阴虚则头发脱落，面颊消瘦；肾阳虚则面白而水肿，两目失神等。

肾脏不好，容易容颜受损。多服食芝麻、核桃等，使皮肤白皙、丰润，还能帮助毛发生长。而桂皮、艾叶等补肾阳的食材，也能收到改善肌肤、淡化皱纹、青春永驻的效果。

适合自己的护肤品才是最好的

许多女性朋友在选择护肤品时，往往有“贵的才是好的”“大牌才一定有效”这些观念。殊不知，再贵再大牌的护肤品如果不适合自己的年龄，跟自己的皮肤类型不相适应，其效果也将不尽如人意，甚至还会对皮肤造成伤害。因此，挑选最适合自己的护肤品才是关键所在。为了能让护肤品的功效得到最好的发挥，还必须掌握正确的护肤品使用方法。正确的方法能让肌肤得到更多的营养和更全面的呵护。

1. 温水洗脸法

使用温水洗脸能提升皮肤的表面温度，使得脸部肌肤的毛孔打开，一方面能达到更好的清洁目的，清除毛孔中的污垢、油脂；另一方面，细胞与细胞间的空隙打开，也能使得保养品更易被吸收。

2. 双手加温法

在使用爽肤水或化妆水前，将洗净的双手合十来回搓动，让双手慢慢加温，约 10 秒钟后，再把化妆水放在掌心中，接下来再将手心的化妆水轻轻按压在脸上。这种方法通过手掌的温度让化妆水更好地渗透肌底，能帮助打通护肤通道。

3. 化妆棉辅助法

化妆棉的作用是让化妆水渗进肌肤，脸部的角质在经过化妆水的软化后，角质层就会有所松动，此时借化妆棉的纹路赶走肌肤表面老旧的角质层。所以，并非每次使用化妆水时，都需要用上化妆棉，角质层过薄的皮肤若经常使用化妆棉，肌肤就会变得更脆弱了。

4. 覆盖法

日常护理收尾时用厚重的护肤品覆盖住皮肤是一个很好的促进保养品吸收的方法。可以选择较为厚重的膏状霜或面霜，它里面含有大量的凡士林、天然油脂和蜡，能很好地锁住保养品的养分、水分，使肌肤保持水嫩。但在皮肤有炎症或处于敏感期时，不要这样做。而在面霜的选择上，最好不要选择含有维生素 C 或者祛痘成分的，因为在增加厚度的同时还会使其变得更有刺激性。也不要选择纯凡士林的面霜，会过于厚重。

5. 按摩法

按摩能促进毛细血管和淋巴管对养分的吸收，促进血液循环系统对皮肤养分的输送。有红润肌肤功效的护肤品通常含有很多的微量元素，如锰、多聚糖、高效保湿剂等，起到充盈并锁住水分的作用，让皮肤变得光滑健康。若配以按摩，会收到更显著的效果。

6. 去角质法

角质一方面是皮肤的保护膜，另一方面也影响着护肤品的吸收，所以定期去角质，能让护肤品更充分地被皮肤吸收。一般的洗面奶能去除在皮肤表层的脏物和油脂。若想更加彻底地清洁，可以使用啫喱、油状的洗面产品或专门的去角质产品。

7. 精华辅助法

精华，由保养品中的有效成分浓缩集结而成，更纯粹。穿透皮肤的能力也更加强劲，能起到深入保养、加速细胞代谢、补充肌肤营养的作用，也能让其他护肤品中的成分更好地渗透到皮肤中。然而，精华素只有在护肤程序中的第三层才有效果，即在洁面，化妆水后使用。精华素的精华成分不能单独被皮肤吸收，只能被乳液吸收，并作用于肌肤。为了能够让精华素充分发挥其功效，勿单独使用。

8. 按照正确的顺序与方式护肤

护肤也讲究规律，讲究顺序。一般护肤品使用顺序是从密度最小的精华到密度最厚重的防晒或者晚霜。日常护肤顺序如下：

Step 1	Step 2	Step 3	Step 4	Step 5
洁面	爽肤	精华	眼部护理	乳液/面霜

但是，皮肤用的医用药膏，是使用在护肤品之前的，这是唯一的例外。若要使用两种产品对抗两种皮肤问题时，最好是早上用一种，晚上用另一种。这样可以避免护肤品成分发生对抗冲突，从而收到 100% 的产品功效。

9. 不用陈旧的防晒产品

防晒产品最好每年都进行更换，开封后的防晒产品，在半年内用完为最佳。因为，即使还在保质期内，久置不用的防晒产品的防晒功效也已经被打折。若是夏季要出去旅行，或是去紫外线强的地方，还是要更换新的防晒产品才行。

10. 面膜加分法

面膜种类繁多，对皮肤也能起到立竿见影的作用，深受广大女性朋友的欢迎。有一种方法能够使面膜的功效更为显著：在敷好面膜后，把一张保鲜膜铺在面膜之上，并将其裹紧；然后，用一条热毛巾敷在保鲜膜上。通过这种加热的方法，能够让面膜中的营养成分更好地被皮肤吸收。敷完面膜后，脸部肌肤会变得更加光彩照人。

护肤品的使用不是简单地，一层一层地涂在脸上，这样可能只是收效平平。因此，面对各式各样、种类繁多的护肤品，不能就这么随随便便地往脸上抹。不妨研究一下，学习一下，掌握其中的奥秘，让各类护肤品各司其职，充分发挥它们的最大潜能，让自己的肌肤也变得更加明艳动人。

护肤，补水先行

常言道：女人都是水做的，女人如水。可见，女人与水有着非常紧密的关系。在护肤问题上也是如此，充足的水分是拥有健康美丽肌肤的保证。水润有光泽的肌肤更是每个女人都渴望的。皮肤若缺水，不仅会变得干燥，也会导致皮肤过早衰老，长出难看的干纹。若不注意保养，干纹会变成无法消除的皱纹。既然知道水是那么重要，那应如何补水呢？

1. 清早一杯水，排毒养肠胃

俗话说得好："晨起不喝水，到老都后悔。"早上起床后的第一杯水起着非常重要的作用。经过彻夜消耗，身体已经处于缺水的状态。早起一杯水能补充夜间的消耗；也可降低血液黏度，增加循环血流量；还起着加快肠道蠕动的作用。由于肠胃处于尚未完全苏醒的状态，不能让它马上投入工作，也不能接受太多刺激。因此，这杯水最好是温的，太热或太凉都会刺激胃肠。也不推荐喝其他饮品，会加重肠胃的负担。但之后的早餐时间，可以搭配可口的饮品。早餐是一天充足精力的保证，应当以营养丰富、高能量的食物为主。牛奶、豆浆、鲜榨果汁都是非常值得推荐的早餐饮品选择。麦片是健康的食品，搭配牛奶冲调，更加利于健康。

2. 晚上一杯水，滋润助睡眠

晚上为了避免增加肾脏负担，尽量避免喝过多的水。尽量在睡前两个小时喝水，否则你可能需要起夜上厕所，影响睡眠。睡前喝太多水，第二天起床后也可能会出现水肿的情况。而晚上最好的饮品当然是温牛奶。虽然关于牛奶是否含有助眠的成分仍有争议，但牛奶可以通过增加肠胃供血的方式，起到帮助睡眠的作用。同时，作为古老的天然饮品之一，牛奶也是众所周知的美容上品。牛奶中富含的维生素 A、维生素 E、锌和脂肪等都能起到美容护肤的功效。虽然牛奶好处多多，但有些人对牛奶中的乳糖不耐受，喝了牛奶后会有肠胃不适的状况，这种情况下只能喝水。

3. 一杯鲜果汁，缓解熬夜疲劳

经常熬夜，作息没有规律，容易引起皮肤油脂分泌过量，导致痤疮粉刺的产生，也会造成皮肤疲劳。而在夜间喝一些鲜榨果汁，可以使上述症状得到一定的缓解。虽然吃水果也可收到同样的效果，但夜间人的肠胃处于休息状态，直接吃水果，容易对肠胃造成过大的负担，若改成鲜榨果汁，既方便吸收营养，又减轻了肠胃负担。柠檬水也是很好的选择。柠檬中含有大量的维生素，热量低，有止渴、美白的功效，是护肤佳品。然而柠檬直接食用或直接榨汁都让人难以接受，若切成薄片，喝水时加一片进去，自制柠檬水，则既有很好的口感，且补水醒神。

4. 喝水的学问

不要口渴了才喝水

口渴说明人体水分失去平衡、细胞已经脱水到一定程度了，中枢神经在此时发出要求补水的信号。若此时才喝水，细胞缺水造成的伤害不能马上恢复，只是缓解口渴症状。真正有效的饮水方法，是小口小口地喝，因为一次喝下太多水，肾脏收到进水太多的信号，便会加速排尿的速度，使刚喝的水立刻流失，且喝水太快，容易引起胀气。

空腹宜喝温水

过冷过热的水刺激到肠胃，易引起肠胃不适。清淡的饮料如果汁、淡茶、菜汁等可以起到替代的作用。浓茶、盐水则不可空腹饮用。浓茶利尿，空腹喝浓茶会影响人体水平衡，引起细胞脱水。盐即氯化钠，细胞含钠量很低，人空腹喝了盐水后，盐水能进入血液和组织，却不能进入细胞，盐分过浓也会引起细胞脱水。牛奶、豆浆等空腹饮用时，营养成分不能被很好地吸收，因此应在进餐时或进餐后饮用。

餐前 1 小时喝水

食物消化要靠消化器官的消化液（唾液、胃液、胆汁、胰腺液、肠液）来实现，这就需要足够的水分。吃饭前 1 小时补水，水在胃内停留 2~3 分钟便进入小肠并被吸收进血液，1 小时左右，便可令全身组织细胞都得到水分补充。这样既不会冲淡胃液影响消化，还能调动食欲，调节体内无机盐浓度，减轻饭后盐分摄入过多引起的口渴。

按体质喝水

很多年轻朋友因为白开水没有味道而喜欢喝各类饮料。而喝饮料无异于花钱买病，多喝饮料容易降低食欲，影响消化和吸收。想喝有味道的水，大可根据自身体质来自我调配。如果经常便秘可多喝蔬果汁，促进肠道蠕动，加速排便；若胃寒则要多喝红茶、黑茶、姜糖水，少喝性寒凉的绿茶、凉茶等。

吃咸了马上喝水

吃太咸容易导致唾液分泌减少、口腔黏膜水肿等，长期吃太咸会导致高血压。若吃咸了，首要之事就是多喝水，以纯水与柠檬水为佳。含糖饮料以及酸奶中因为糖分过高会加重口渴的感觉。90% 以上都是水分的淡豆浆也是不错的选择，其中含有较多的钾，还可促进钠的排出。

喝水时间表

- 6:30晨起先喝250毫升温开水，半个多小时后用早餐。
- 8:30从起床到办公室，时间紧凑、情绪紧张，身体无形中会出现脱水，所以到达办公室后，先喝至少250毫升水。
- 11:00工作一段时间后喝1杯水，补充流失的水分，也有助于放松情绪。
- 12:40午餐后约半小时可少喝些水，加强消化功能，也有助于保持身材。
- 14:40代替咖啡等提神饮品，喝上一大杯水，有助清于醒头脑。
- 17:30离开办公室前再喝杯水。想减轻体重的朋友可多喝几杯，以增加饱腹感，吃晚餐时，自然不会暴饮暴食。
- 21:30睡前再喝一杯水，但别喝太多，以免造成第二天面部水肿。

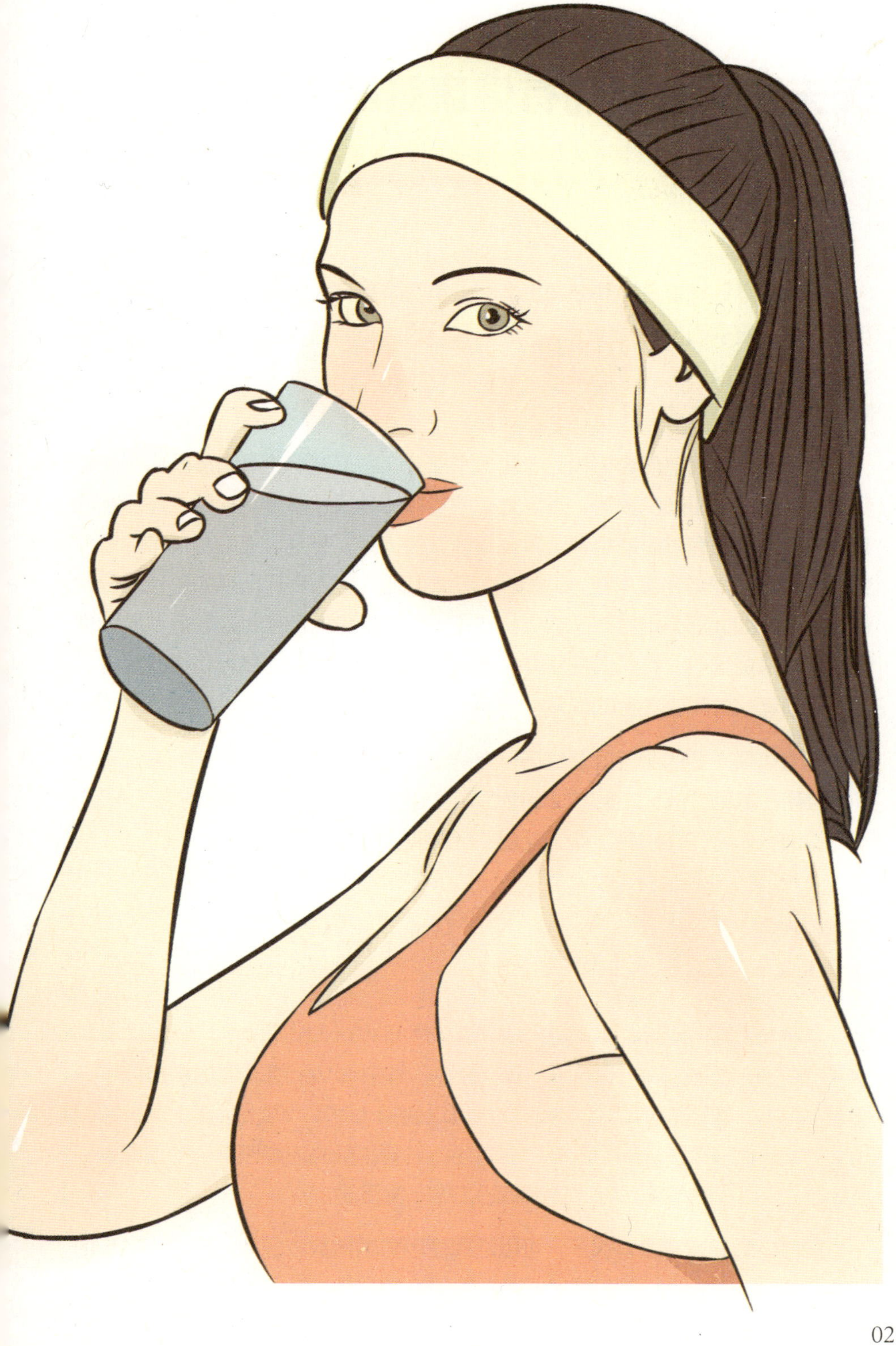

天天防晒才能拥有健康肌肤

防晒并不只是夏日护肤专属工作。一年四季都有太阳，因此紫外线也是全年存在的。夏季因为阳光猛烈，紫外线强，因此防晒被列为夏季皮肤护理的重点。但绝不能以为炎炎夏日度过以后，便可松懈下来。很多皮肤问题就是由于防晒不到位而造成的。

皮肤老化包括自然老化和光老化两个部分。所谓光老化是指皮肤由于长期受到日光照射所引起的损害，表现为皮肤粗糙、角质层增厚、松弛、深而粗的皱纹，皮肤局部有过度的色素沉着或毛细血管扩张，甚至可能会出现各种良性或恶性肿瘤。光老化最早在 30 岁前就可能出现。首先表现出来的是色素异常和紊乱，比如面部开始出现一些点状或不规则的褐色的色素斑。随后，皮肤慢慢松弛并形成皱纹，有些人皮肤开始变得粗糙，毛孔粗大，甚至呈橘皮样等，皮肤逐渐老化并失去往日的靓丽。

光老化最主要的原因就是疏于日常防晒。虽然改善皮肤光老化的方法有很多，但存在着见效慢、效果差或治疗后并发症多等问题。因此，应防患于未然，不要偷懒，做好日常防晒工作，让皮肤远离光老化带来的伤害。

防晒小常识

UVA 与 UVB

紫外线种类很多，能到达地表的只有 UVA（UVaging，即老化）和 UVB（UVburning，即晒伤、晒黑）两种，其中 UVA 能够到达真皮以下，伤害 DNA，造成光老化。普通的玻璃可以遮挡 UVB，防止晒伤、晒黑，但是 UVA 却能够穿透玻璃，就算是在室内，只要是阳光还能照射到的地方，都还会产生 UVA 的伤害，因此日常防晒工作非常重要。

室内防晒的方法也有很多，可以选择使用防晒指数较低的，如 SPF15 的防晒用品，或者在玻璃窗上贴防紫外线膜，或是将普通玻璃换成防紫外线玻璃。最简单的方法是直接使用遮光效果好的窗帘。

正确使用防晒霜

一般在早上做完日常皮肤护理后应搽防晒霜，一是因为防晒霜质地较厚，二是因为防晒霜是用于覆盖在皮肤表面反射或吸收降解阳光。因此，涂抹防晒霜应该放在日常皮肤护理的最后一步。一般正规防晒产品上都会注明防晒霜的使用量，在使用防晒霜时，一定要用够量，不能偷工减料，否则不能起到防晒产品应有的作用。若是没有注明，起码要用 1/4 汤勺的分量来涂抹全脸与脖子。许多年轻白领因为赶时间上班，经常边走边涂抹防晒产品。事实上不论是物理防晒还是化学防晒的防晒品，在涂抹以后都需要一段时间用来等待产品在皮肤表面固定，这样防晒品才能起到完美反射或吸收降解阳光的作用。一般涂抹了防晒品后半小时才有效果。最后，使用了防晒产品后，睡前一定要使用卸妆品将防晒品卸干净，确保肌肤上没有防晒品残留，以防止阻塞毛孔的状况发生。其中特别是使用了防水型的防晒品，更应该注意清洁。

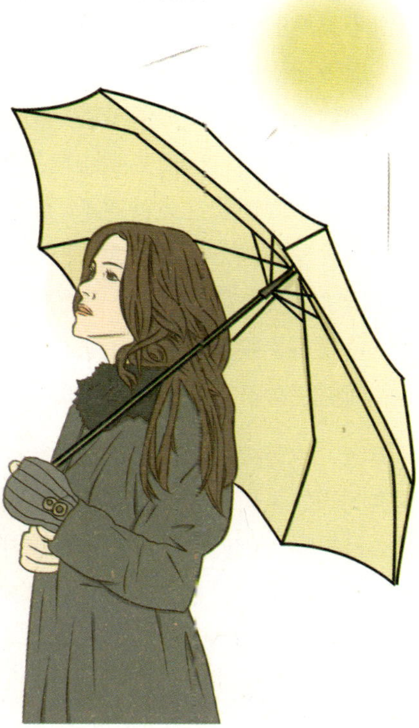

十大润肤食物助你吃出弹力雪肤

工作繁忙、生活压力大是现代都市生活的标志。在忙碌的工作和沉重的压力下，现代都市人的日常生活作息较无规律，熬夜加班、通宵达旦实为常态。人们在饮食方面也不注意，常吃路边摊与各类快餐，暴饮暴食，饮食不规律。长期如此，再年轻健康的身体也会吃不消。当身体内部机能不堪重负时，便会通过脸部肌肤表现出来。卸下美丽的妆容后，不少年轻都市女性都有肤色黯沉，脸部肌肤干燥不光洁，长有小疙瘩、粉刺等肌肤问题。出现了这些问题，女性朋友往往会用化妆品来将其掩盖。然而，效果却不尽如人意。

为了拥有柔润、有光泽的肌肤，女性朋友们都千方百计地寻找各种滋润皮肤的护肤品、保养品。其中不乏价格不菲的护肤品、保养品，虽然有不错的效果，然而过于高昂的价格，还是让不少普通白领望而却步。其实，养成良好的作息规律，培养正确的饮食习惯，对我们的皮肤保养都有很好的作用。将肉类换成豆腐，煎炒类的菜肴换成清蒸类菜肴，吃西餐时把奶酪换成番茄汁，把炸鸡换成烤鸡，多食蔬菜，远离高脂肪食品……健康美丽的肌肤都是由内而外透出来的。在饮食方面也要注意针对不同的肤质，有意识地进行饮食调理。油性肤质的人皮脂分泌旺盛、毛孔粗大，易生粉刺，饮食宜以平和、凉性的食物为主。中性肤质的人皮肤柔软光滑、组织紧密、富有弹性，但干性皮肤中水分含量少，表皮角质屑易脱落，易产生皱纹。中性皮肤、干性皮肤的人宜常吃豆类食品、各种新鲜蔬菜，以及水果、海藻等碱性食物。

食可美容，也可损颜。不良的饮食会给人带来不少的困扰和麻烦。中医也讲究“医食同源”，可以通过食补吃出润泽美丽肌肤。而这些食材也绝非是重金难求的稀有材料，它们就在我们的日常生活中，是一些随手可得，能够滋润皮肤、提亮肤色的天然食物。下面为大家介绍 10 种天然润肤食物。

1. 蜂蜜

蜂蜜能保持皮肤红润有光泽。蜂蜜被誉为“大自然中最完美的营养食品”，由单糖类的葡萄糖和果糖构成，可以被人体直接吸收，而不需要酶的分解。含有大量易被人体吸收的氨基酸、维生素及糖类，营养全面而丰富，常食可使皮肤红润细嫩，有光泽。

食用方法：《神农本草经》指出，蜂蜜有“除百病、和百药”的作用，且“多服久服不伤人”。蜂蜜是男女老少喜食的滋补佳品，它的服用量每次最好在 25~50 克，一般不要超过 100 克。否则人体将无法吸收过多营养，还有可能引起轻微腹泻。食用时，一般可用温开水冲服，亦可调入豆浆、牛奶、稀饭中，还可以涂抹于食品表面。但切忌高温，以不超过 60℃为宜，否则，蜂蜜中的维生素和酶将受到破坏。

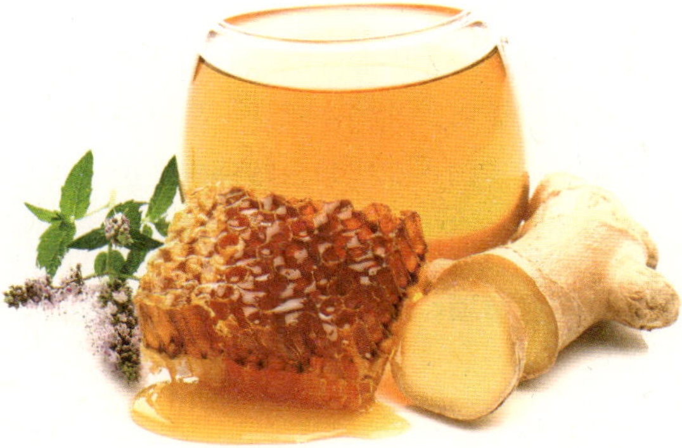

注意事项：蜂蜜不能用开水冲泡，一般水温要控制在 40℃左右。蜂蜜下面有沉淀，并不一定是质量问题，而是葡萄糖结晶，是蜂蜜的一种物理特性。蜂蜜不适宜湿阻中焦的脘腹胀满、苔厚腻者食用。

2. 胡萝卜

胡萝卜是一种质脆味美、营养丰富的家常蔬菜，含有的大量胡萝卜素有助于维持皮肤细胞组织正常机能、减少皮肤皱纹、刺激皮肤的新陈代谢、保持皮肤润泽细嫩。除维生素 A 外，胡萝卜所含的 B 族维生素和维生素 C 等也有润皮肤、抗衰老的作用。

食用方法：在众多吃法中，最推荐的是用胡萝卜做馅包饺子、蒸包子。主要原因有三个：首先，胡萝卜中富含的 β- 胡萝卜素只有溶解在油脂中才能

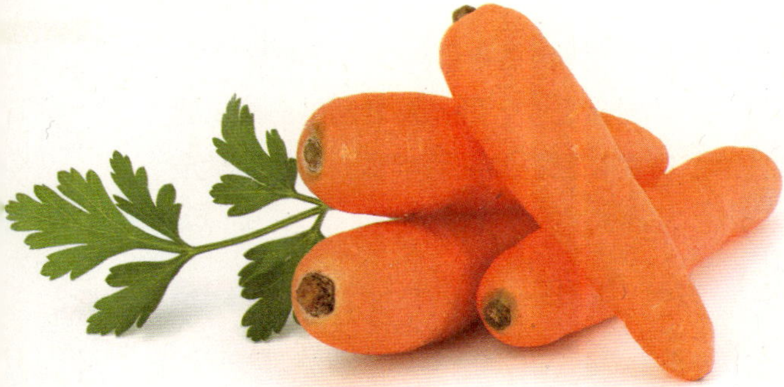

被人体吸收。与肉类混合做馅，动物油脂会提高 β- 胡萝卜素的吸收率。若是做素馅，最好先将切碎的胡萝卜在油锅中翻炒几下，使 β- 胡萝卜素溶解出来，再调成馅。其次，胡萝卜切碎后，营养更容易吸收。最后，由于胡萝卜有种特殊味道，有些人不喜欢。把胡萝卜混在馅里，肉和鸡蛋的味道都能有效“掩盖”这种胡萝卜味儿。这样，营养和口味可以兼得。此外，胡萝卜与其他食材一起炖煮，如牛、羊肉，也是不错的选择。但不妨先把胡萝卜整根煮熟后，再切块放入锅中与肉一起稍炖几分钟。据英国纽卡斯尔大学研究，这样可使胡萝卜中的抗癌物质比先切再煮多 1/4。

注意事项：胡萝卜怕酸，炒时勿放醋。

3. 三文鱼

三文鱼（鲑科鱼）中含有丰富的不饱和脂肪酸，能有效降低血脂和血胆固醇，防治心血管疾病。每周两餐，能有效降低因心脏病而死亡的概率。三文鱼还含有一种叫作虾青素的物质，是一种非常强力的抗氧化剂。三文鱼能消除损伤皮肤胶原及皮肤保湿因子的生物活性物质，防止皱纹产生，避免皮肤变得粗糙。

食用方法：刺身当然为三文鱼的首选吃法，新鲜三文鱼做成的刺身口感香醇，味道鲜美。当然也可以用红烧、煎、烤等方法来制作，只需把鱼做成八分熟，这样既保存三文鱼的鲜嫩，也可去除鱼腥味，同样惊艳美味。

注意事项：选购三文鱼时，用手指轻轻地按压三文鱼，鱼肉不紧实，压下去不能马上恢复原状的三文鱼，就是不新鲜的表现。过敏体质、痛风、高血压患者不适宜食用三文鱼。孕妇忌生食三文鱼。

4. 海带

海带是一种营养价值很高、矿物质含量丰富的碱性食物，同时具有一定的药用价值。海带的热量低、蛋白质含量中等、矿物质丰富，具有降血脂、降血糖、调节免疫力、抗凝血、抗肿瘤、排铅解毒和抗氧化等多种生物功能，常吃海带还能调节血液酸碱度，防止皮肤过多分泌油脂。海带富含硒，能有效清除自由基，而自由基正是人体衰老的罪魁祸首，所以海带有延缓衰老的作用。

食用方法：韩国人很注重食疗，看到鲸鱼受伤时会找海藻类食物疗伤，就用海带来调理身体。凭多年经验，更相信海带有助孕妇去污血，对抗落齿、脱发的功效。海带目前最常见的做法是煮汤和凉拌。由于海带含碘多，过量食用可诱发甲状腺肿大，与豆腐二者同食，可使体内碘元素处于平衡状态。

注意事项：吃海带后不要马上喝茶或立刻吃酸涩的水果。因为海带中含有丰富的铁，以上两种食物都会阻碍人体对铁的吸收。孕妇和哺乳期女性不宜多吃海带。海带中的碘可随血液循环进入胎儿和婴儿体内，引起婴儿甲状腺功能障碍。甲亢的病人不要吃海带，会加重病情。

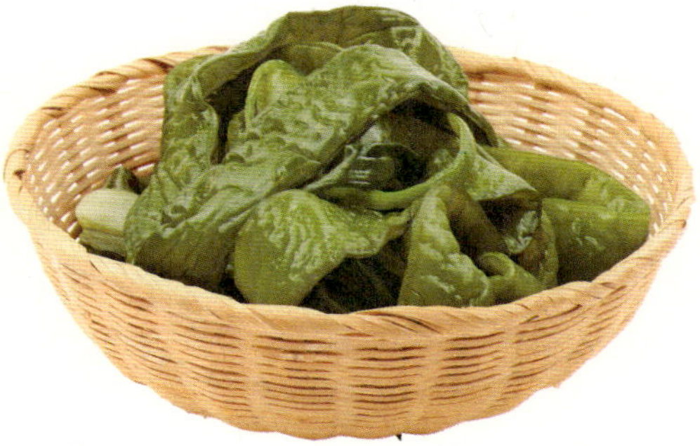

5. 牛奶

牛奶是皮肤最喜爱的食物，牛奶中富含维生素 A，可以防止皮肤干燥及黯沉，能使皮肤白皙，有光泽。牛奶中含有大量的维生素 B_2，可以促进皮肤的新陈代谢。牛奶中的乳清对黑色素有消除作用，可防治多种色素沉着引起的斑痕。常喝牛奶能改善皮肤细胞活性，有延缓皮肤衰老、增强皮肤张力、消除小皱纹等功效。

食用方法：一般来说，成年人一天应喝 400~500 毫升，即两瓶牛奶。牛奶是一种基础食品，以饭后饮用为宜。先吃些富含淀粉的食物后再喝牛奶，使牛奶在胃中有较长的停留时间，有利于营养素的全面吸收和利用。简单地理解，就是“早中晚都行，最好饭后饮”。牛奶消毒的温度要求并不高，70℃时用3分钟，60℃时用6分钟即可。饮用牛奶宜小口，让牛奶与唾液消化酶充分接触，能让牛奶在消化道中停留更久，有助于养分的吸收。

注意事项：乳糖不耐受者不宜饮用过多牛奶，反流性食管炎患者也不宜饮用牛奶，胰腺炎患者、腹腔和胃切除手术术后患者亦不宜饮用牛奶，脾胃虚寒泄泻、痰湿积饮者慎服。

6. 黄豆

据《食疗本草》中记载，黄豆可以“益气润肌肤”。黄豆营养丰富，其中蛋白质含量不仅高，而且质量好。黄豆中含有丰富的维生素E，不仅能够破坏自由基的化学活性，抑制皮肤衰老，更能防止色素沉着于皮肤。黄豆异黄酮是一种植物性雌激素，能够减轻女性更年期综合征症状，使皮肤保持弹性。

食用方法：用黄豆制作的食品种类繁多，可用来制作主食、糕点、小吃等。生黄豆含有不利于健康的抗胰蛋白酶和凝血酶，所以黄豆不宜生食，夹生黄豆也不宜吃，也不宜干炒食用。黄豆通常有一种豆腥味，很多人不喜欢。在炒黄豆时，滴几滴黄酒，再放入少许盐，这样豆腥味会少得多。或者，在炒黄豆之前用凉盐水洗一下，也可收到同样的效果。烹调黄豆时宜高温煮烂。黄豆不宜食用过多，否则易防碍消化而致腹胀。

注意事项：消化功能不良、有慢性消化道疾病的人应尽量少食黄豆；患有严重肝病、肾病、痛风、消化性溃疡、低碘者应禁食黄豆；不要让婴儿多喝豆奶。

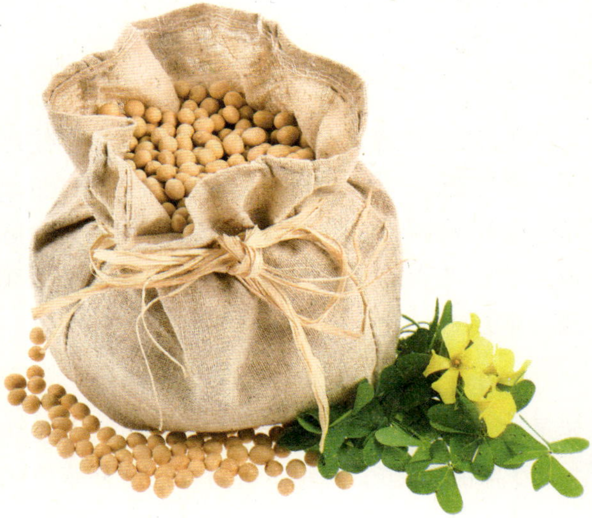

7. 猕猴桃

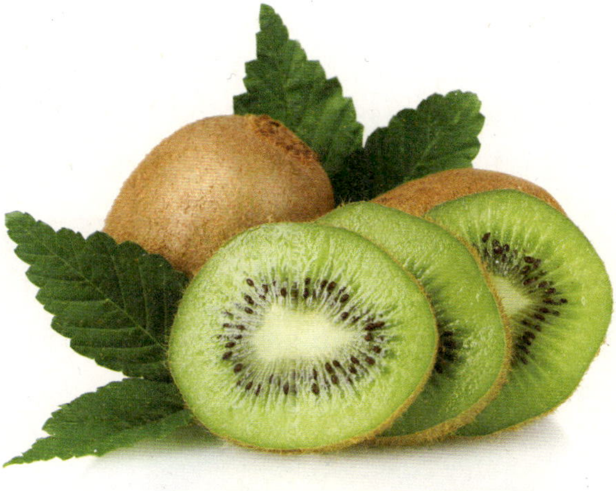

猕猴桃富含维生素C，平均每500克红心猕猴桃的维生素C含量高达95.7毫克，号称“水果之王”。维生素C可干扰黑色素生成，预防色素沉着，有抗氧化、有效增白、消除雀斑和暗疮及增强皮肤抗衰老能力的作用，因此猕猴桃具有增白、淡斑、除暗疮、排毒、抗衰老的作用。

食用方法：猕猴桃一般鲜食或榨汁饮用。不成熟的猕猴桃果实酸涩，其中含有大量蛋白酶，会分解舌头和口腔黏膜的蛋白质，引起不适感。猕猴桃也不宜多食，每日1~2个猕猴桃是能被人体充分吸收的量。猕猴桃不能空腹吃，饭后1~3小时吃比较合适，它含有的大量蛋白酶可以帮助消化。

注意事项：猕猴桃虽好，但非人人皆宜。由于猕猴桃性寒，故脾胃虚寒者应慎食，经常性腹泻和尿频者不宜食用，月经过多和先兆流产的病人也应忌食。有些人食用猕猴桃过多会引起严重的过敏反应，表现为舌头发麻、喉咙发痒。这是过敏性咽喉炎的症状，进而可能发展为口腔黏膜水肿，就会感觉呼吸困难、透不过气，严重者甚至死亡。

8. 含胶原蛋白丰富的食物（蹄掌类、肉皮等）

蹄掌类食物是富含胶原蛋白和弹性蛋白的食物。肉皮中除胶原蛋白外还含有蛋白多糖，有纯天然保湿、美白、防皱、祛斑等作用。胶原蛋白能使细胞变得丰满，从而充盈皮肤、减少皱纹，但食用过多对身体不利。

食用方法：胶原蛋白吃到肚子里会被水溶解掉，不可能直接变成皮肤的胶原蛋白，必须依靠维生素C和维生素E的辅助，才能促使胶原蛋白被身体充分吸收利用。因此食用富含胶原蛋白的食物后，还需要补充天然维生素C和维生素E。

很多食物，诸如牛蹄筋、鸡翅、鸡皮、鱼皮及软骨等含胶质的食物中都含有胶原蛋白。但属鱼类胶原蛋白最好，组成结构与人体最接近，是最容易为人体组织所吸收的胶原蛋白。而鸡脚、鸭掌中也含有丰富的胶原蛋白，食用它们不增加胆固醇，又不使人发胖，也是补充胶原蛋白很好的方式。

注意事项：专家特别指出，组成胶原蛋白的大部分物质都是非必需氨基酸，人体可以自行合成，不需要刻意多吃这一类食物，保持饮食正常均衡才最重要。

在食物烹煮过程中，醋和盐的用量大、高温长时间熬炖，都容易破坏食物中的胶原蛋白。

9. 西蓝花

西蓝花营养丰富，含蛋白质、糖、脂肪、维生素和胡萝卜素，营养成分位居同类蔬菜之首，被誉为“蔬菜皇冠”。西蓝花中丰富的维生素 A、维生素 C 和胡萝卜素，能增强皮肤的抗损伤能力，还有助于保持皮肤弹性。

食用方法：西蓝花纤维少，水分多，主要用于西餐配菜或做色拉。西蓝花容易生菜虫，所以在吃之前，可将其放在盐水里浸泡几分钟，菜虫就跑出来了，还有助于去除残留农药。吃西蓝花时要多咀嚼几次，这样才更有利于营养的吸收。西蓝花焯水后颜色会变得更加鲜艳，但西蓝花的焯水时间不宜太长，否则西蓝花失去脆感，会令口感大打折扣；西蓝花焯水后，应放入凉开水内过凉，捞出沥净水再食用，烹饪与加盐时间也不宜过长，才不致丧失和破坏其防癌抗癌的营养成分。

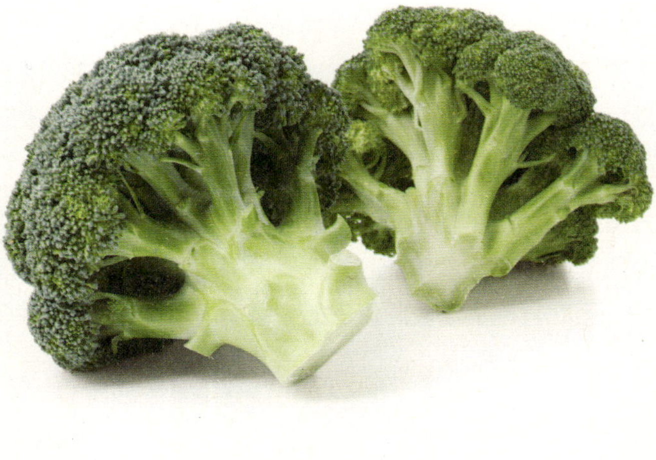

注意事项：不能过度烹饪，比如把西蓝花炒得泛黄，这会让蔬菜带有强烈硫黄味且损失营养。选择短时间加热的方法，西蓝花断生之后马上盛出，保持蔬菜的脆嫩感，这种口感与抗癌物质的最高效状态是一致的。

10. 番茄

番茄含有胡萝卜素和番茄红素，有助于展平皱纹，可使皮肤细嫩光滑。番茄中含有丰富的谷胱甘肽，谷胱甘肽可抑制黑色素，从而使沉着的色素减退或消失。同时，番茄中含有丰富的抗氧化剂。抗氧化剂可以防止自由基对皮肤的破坏，具有明显的美容抗皱效果。常吃番茄，还不易出现黑眼圈，且不易被晒伤。番茄鲜嫩多汁，并且含有苹果酸、柠檬酸等弱酸性成分，这些对肌肤十分有益，能使皮肤保持弱酸性，是使肌肤健康美丽的重要因素。

食用方法：对番茄来说，熟吃比生吃的总体营养价值要高。将番茄加热至88℃，虽然加热过程会导致番茄中的维生素 C 含量减少，但番茄中的番茄红素和胡萝卜素都是脂溶性的，生吃吸收率低，与蛋同炒或者做汤吸收率较高。其他抗氧化剂含量在加热过程中出现显著上升。番茄红素作为一种抗氧化剂，可降低人患癌症和心脏病的风险。

注意事项：番茄不宜生吃、空腹吃，尤其是脾胃虚寒及月经期间的妇女。番茄含有大量可溶性收敛剂等成分，与胃酸发生反应，凝结成不溶解的块状物，容易引起胃肠胀满、疼痛等不适症状。不宜和青瓜、黄瓜同食。黄瓜含有一种维生素 C 分解酶，会破坏其他蔬菜中的维生素 C，如果二者一起食用，有降低补充营养的作用。

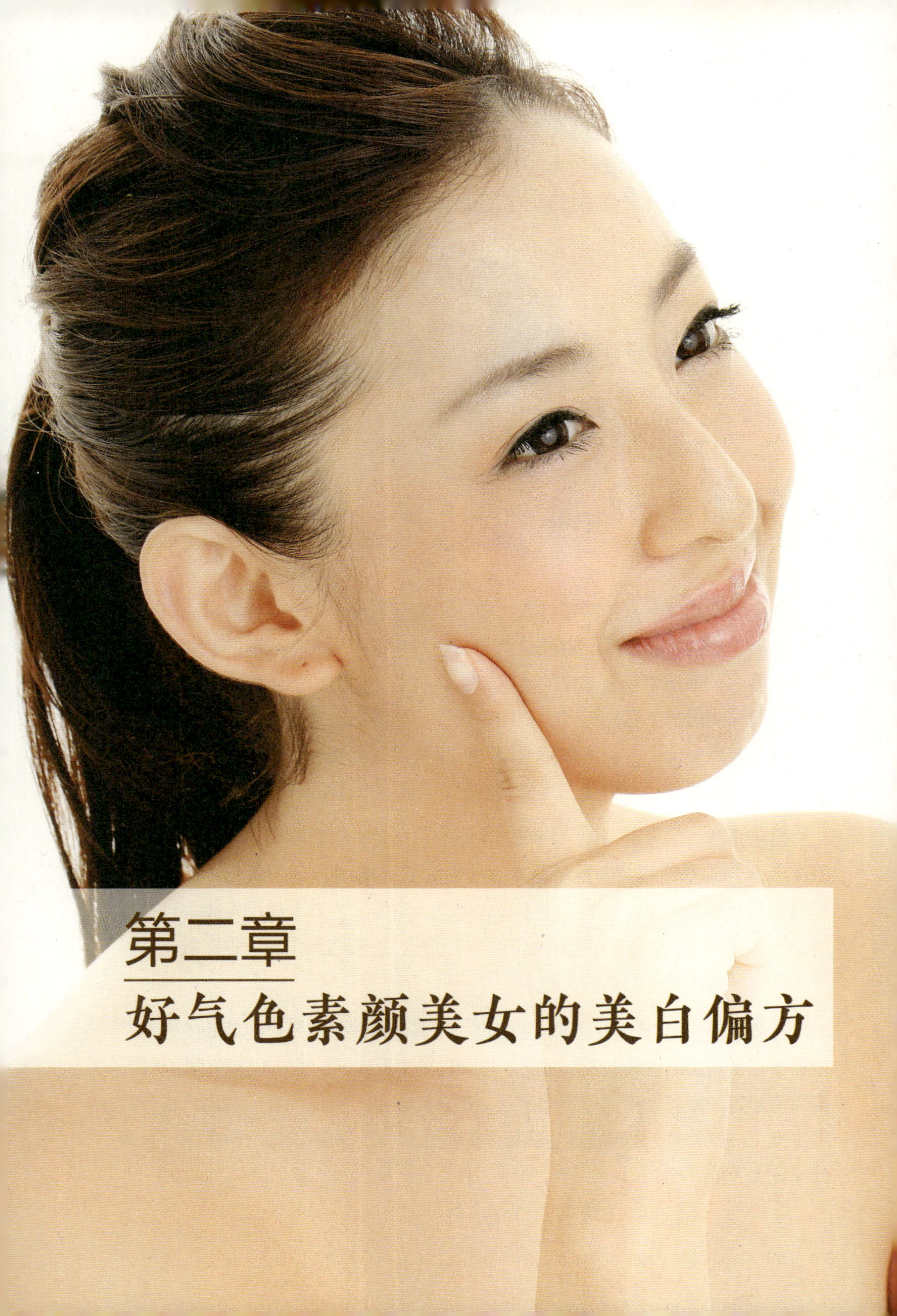

第二章

好气色素颜美女的美白偏方

俗话说“一白遮三丑”。东方女性一直对白皙的皮肤充满向往，白皙的肌肤容易给人带来一种眼前一亮的感觉。美白也成了广大女性的毕生事业。正是由于女性对美白肌肤孜孜不倦地追求，使得美白护肤产品的市场异常繁荣，市面上的美白产品琳琅满目，功效也被吹得天花乱坠。然而实际上，广告跟现实却有着天壤之别。

本章介绍了各种美白的偏方，使用天然无害的材质，针对皮肤黯沉、暗黄、黑眼圈、眼袋、排毒美白、晒后修复、去角质等 9 个针对美白相关的问题“对症下药”。罗马不是一日建成的，美白也不是一朝一夕就可以实现的。只要愿意花点儿心思，必定能够有所收获。

甘麦红枣改善更年期脸色

有一天，我在小区小花园里晨练，发现小区居委会的几位阿姨正聚在一起热火朝天地聊天。有眼尖的看到我，立刻招呼我过去。一见到我，这几位阿姨就更激动了，特别是住在我楼上的张阿姨，马上说道："老中医啊，您医术高明，能不能帮帮忙啊？"细问之下，原来她们都在被更年期的肌肤问题所困扰。

进入更年期后，由于内分泌发生了变化，身体的各项机能都会出现相应的变化，而皮肤上的变化更深深困扰着每位爱美的女性。中医理论认为，女性进入更年期后，肾气逐渐衰竭，冲任亏虚，精血不足，而致肾亏虚。再加上更年期女性的情绪波动较大，容易情志不畅，使肝郁气滞，久而久之，致使气血瘀滞其中，造成经期紊乱、烦躁易怒、心悸失眠等问题。在皮肤上则表现为脸色黯淡，色素沉淀，色斑增多。

张阿姨跟我说，脸上斑块越来越多，让原本已经土黄无光的脸变得更加黯淡。每天看着镜子里的自己，心情都变得烦躁起来，就别提家里那些烦心事了。别的阿姨也随之点头附和。针对她们的情况，我给她们推荐了甘麦红枣茶这个方子。小麦味甘，性凉，能养心益脾，除烦，主治心神不宁、失眠、妇女脏躁。未精制的小麦能有效缓解更年期各种症状；而甘草中含有的甘草甜素，是一种类似激素的化合物，有助于平衡女性体内的激素含量；红枣性温味甘，

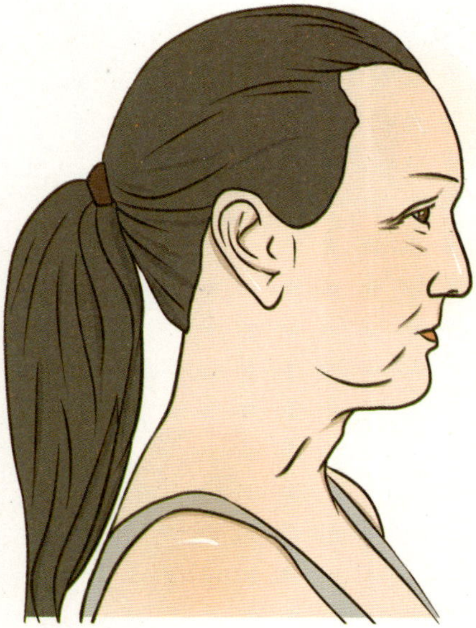

有补益脾胃、调和药性、养血宁神的功效，常食红枣亦可养颜美容。红枣中含有蛋白质及多种微量元素，能促进女性激素的分泌。这个偏方很适合绝经前后的妇女食用，能除烦宁神，疏解情志，改变面色无华、黯沉。张阿姨她们如获至宝，决定立刻回家就冲泡饮用。

两周后，我下楼时遇到了张阿姨，张阿姨说喝了两个星期，感觉人没有之前那么容易烦躁了，精神状态好了很多，皮肤看起来也有光泽了，肤色也提亮了。我告诉她，更年期的症状需要内外调理，保持愉悦的情绪、平和的心境也非常重要。良好的情绪能激发神经系统的兴奋性，增强活力，促进睡眠。精神状态好了，也能更好地适应更年期生理和心理上的变化。更年期女性也应该注意合理饮食，适当用药膳调理身体。我又给张阿姨开了几个食疗方，告诉她，更年期更需要精心呵护自己，希望她能持之以恒，才能有持久的效果，永葆健康和美丽。

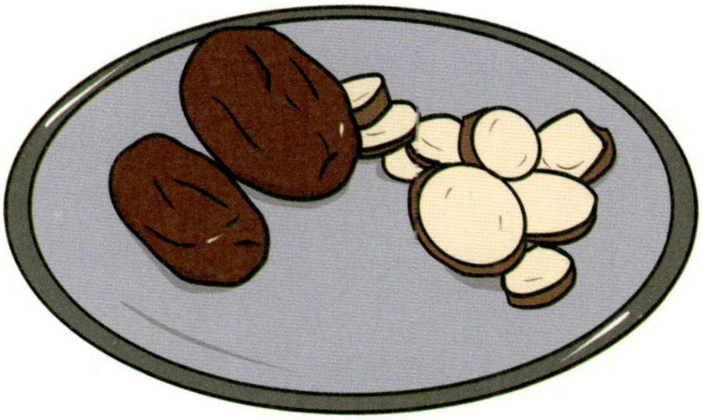

最灵老偏方：甘麦红枣茶

- 小麦 30 克，红枣 10 个，甘草 10 克，水煎。每日早晚各服 1 次，7 天为 1 个疗程。此方适合绝经前后的妇女食用，能改变面色无华、黯沉。

更多老偏方

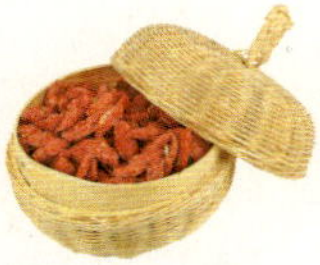 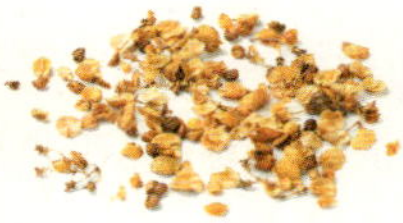 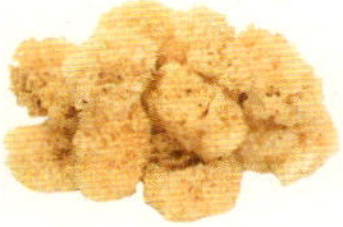 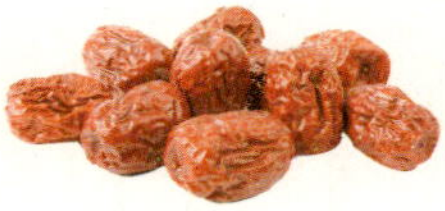

莲子百合粥

取莲子、百合、粳米各 30 克。放入锅中同煮，每日早晚各服 1 次；本方适用于绝经前后伴有心悸不寐、烦躁不宁、脾胃虚弱、皮肤粗糙者。

枣仁粥

取酸枣仁 30 克，粳米 60 克。酸枣仁洗净，水煎取汁，与粳米共煮成粥，每日 1 剂，连服 10 日。本方适用于更年期喜怒无度、面色无华、食欲欠佳等症。

杞枣汤

取枸杞子、桑葚子、红枣各适量。用水煎服，早晚各服 1 次；本方适用于更年期有头晕目眩、饮食不香、困倦乏力及面色苍白者。

赤小豆薏米红枣粥

取赤小豆、薏米各 30 克，粳米 100 克，红枣 10 个。将所有食材洗净，赤小豆、薏米用清水泡发备用。将所有食材一同放入锅中，加入适量清水，熬煮成粥。可每日食用。此方对更年期皮肤松弛、脸色黯沉有较好的治疗作用。

合欢花粥

取合欢花干品 30 克或鲜品 50 克，粳米 50 克，红糖适量。将粳米与合欢花洗净后一同放入锅中，再加入适量红糖熬煮成粥。可佐餐食用。此方可治疗更年期皮肤黯沉的状况。

附片鲤鱼汤

取制附片 15 克，鲤鱼 500 克，葱、姜、盐各适量。先用清水煎煮制附片 2 小时，鲤鱼收拾干净，再用药汁煮鲤鱼，食用前加入作料调味即可。可佐餐食用。此方适合更年期面色无华、头晕目眩者服用。

红枣银耳汤

取红枣 60 克，银耳 20 克，冰糖适量。红枣洗净去核，银耳泡发洗净，将红枣放入锅中加适量清水，烧开后去浮沫，改小火煮 15 分钟，再加银耳、冰糖煮 5 分钟即可，每日 1 次，连服 15 天。本方能祛除脸部黄褐斑、雀斑。

土豆消除你的黑眼圈

暑假的一天，我侄媳妇带着她女儿小玫来我家，说是要我帮小玫好好调理一下。18 岁的小玫刚刚高考结束，经过一年的拼搏考上了重点大学，让我们做长辈的都深感欣慰。小玫也非常兴奋，对即将到来的大学生活充满向往。然而，一对大大的黑眼圈在这张兴奋稚嫩的脸上显得非常突兀。"之前以为是高考复习时太辛苦、太累了，考完后好好睡几天就没事了。可是谁知道这黑眼圈一直消不掉，年纪轻轻的就顶着这么重的黑眼圈，看起来不仅没精神、不好看，似乎身体也出问题了。所以啊，想找您帮忙看看，给这孩子好好调理一下。"小玫妈妈一脸期待地看着我。

一般认为，黑眼圈的产生与肾气亏损、精气不足、目失所养有关。我为小玫诊断后发现，她脉细弱，舌淡白，是肾气虚的表现。黑眼圈一般分成青黑色黑眼圈与茶色黑眼圈两种，前者多发于 20岁左右的年轻人身上，是由于作息时间不正常，睡眠不足，学习工作压力大，导致血液滞留，使眼周出现黑眼圈。后者与年龄增长、色素沉淀有关。我认真观察了小玫的黑眼圈，发现她的黑眼圈呈青黑色，属于前者。于是我又细问小玫最近的情况，孩子一脸激动地说："考完试虽然很累，但是想到有好长的暑假，特别激动！爸爸妈妈最近也不怎么管

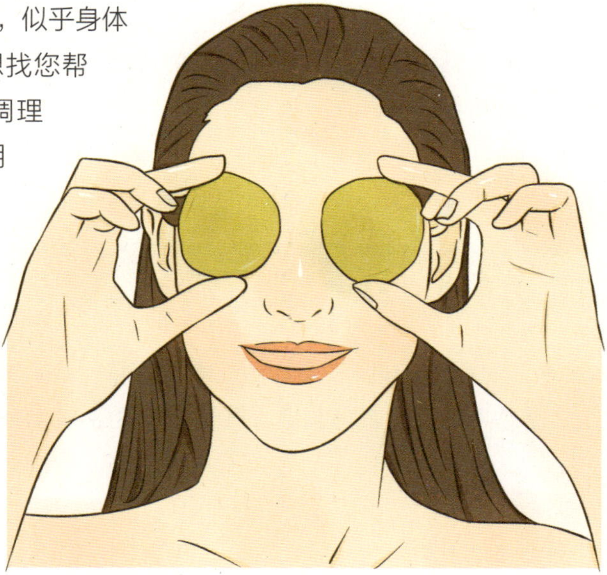

我了，让我放松放松。所以，晚上经常跟同学商量玩的事情，微信和 QQ 聊天到挺晚的。而且最近好多同学聚会，我跟着大伙儿烧烤啊、涮火锅啊什么的，特别开心。”

我拍拍小玫的头，告诉她：“不想这黑眼圈一直挂在脸上，可要好好调整一下现在的作息时间呀！”然后我给小玫推荐了一个法子，用土豆片敷眼睛。这个法子适合夜晚敷，有助消除眼睛疲劳，但记住要在水分完全干掉前换土豆片，否则对皮肤不好。土豆富含维生素 A 和 B 族维生素，具有保护眼睛的功效。而且 B 族维生素是天然的抗衰老元素，土豆中含有的丰富淀粉，也是皮肤的天然安抚剂，能保护角质层，锁住水分，使皮肤保持弹性，延缓衰老。“调整作息，敷土豆片真的就可以吗？”小玫半信半疑地跟着她妈妈回家了。

1 周后，我接到小玫的电话，电话那头的小玫很兴奋：“大伯公！你的土豆片真的很有用啊！”原来，小玫虽然很怀疑，但是回到家后，在她妈妈的监督下，还是重新调整了作息时间，再加上敷土豆片，1 周左右的时间黑眼圈就消失得差不多了。

我提醒她，睡眠不足、疲劳过度、眼睛没有得到很好的休息，都容易出现黑眼圈，因此一定要保证充足的睡眠。晚上 11 点到凌晨 3 点是睡眠的黄金时间，要尽可能在这段时间睡觉，即所谓的美容觉。还要注意不要用眼过度，避免长时间用眼。肾气虚也会导致黑眼圈的出现，因此注意补肾养肾，配合补肾的食疗方，对消除黑眼圈能收到很好的功效。随后我又给小玫开了几个补肾的食疗方，让她试试。小玫都愉快地答应了，说要跟她的小闺蜜分享。

最灵老偏方：土豆片敷贴法

- 将土豆洗净，去皮，切成薄片，敷在眼睛上，5 分钟后即可洗去。适合夜晚敷，此方有助于缓解眼睛疲劳、消除黑眼圈。

更多老偏方

枸杞猪肝汤

取猪肝400克，生姜2片，枸杞子适量，盐少许。猪肝洗净，切片；先将枸杞子、生姜与适量清水放入锅中，大火煲30分钟左右，改用中火煲45分钟左右，再放入猪肝。待猪肝熟透，加少许盐调味即可。早晚各1次。本方可预防肝肾亏虚所引起的黑眼圈。

桂圆莲子粥

取桂圆30克，莲子60克，陈皮30克，糯米适量，盐少许。将桂圆、莲子、糯米、陈皮分别用清水淘洗干净，莲子去心，保留红棕色表皮；将所有材料一同放入锅内，加适量清水，用猛火煮至水滚，然后改用中火继续煮至糯米开花，成稀粥，食用前加盐调味。此方有养血补虚、补益身体、防治黑眼圈的功效。

西洋参猪血豆芽汤

取西洋参15克，新鲜猪血250克，豆芽（去根和豆瓣）250克，瘦猪肉200克，生姜2片，盐少许。将所有材料用清水洗净，西洋参切片，瘦猪肉切片，生姜去皮，切片；在锅内倒入适量清水，用猛火煲至水滚，然后放入所有材料，改用慢火继续煲1小时左右，加入盐调味。此方有缓解心烦气躁、失眠、黑眼圈、精神疲乏无力的作用。

马蹄莲藕渣敷眼

取马蹄20克，莲藕30克。将马蹄和莲藕洗净，去皮，切碎，再放进榨汁机中，榨成汁后，将水隔渣，然后敷眼10分钟后，用清水洗净眼周即可。本方可淡化黑眼圈。

苹果片敷眼法

将含汁量多的苹果切片。彻底洁面后，将苹果片敷于双眼，每次15分钟，敷完取下苹果片，用清水洗净眼周即可。本方可消除黑眼圈。

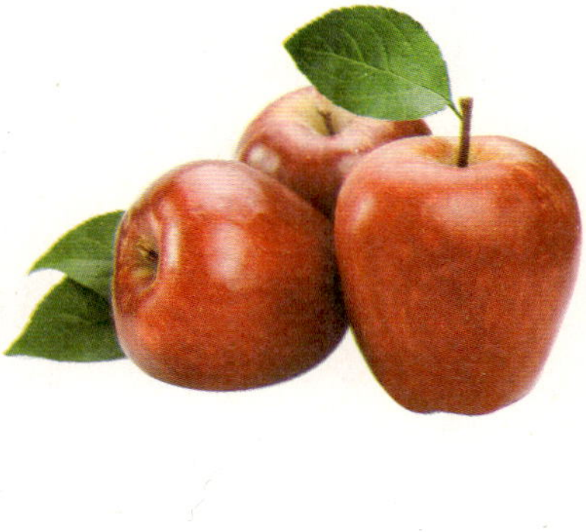

● 艾灸特效穴：四白穴、涌泉穴

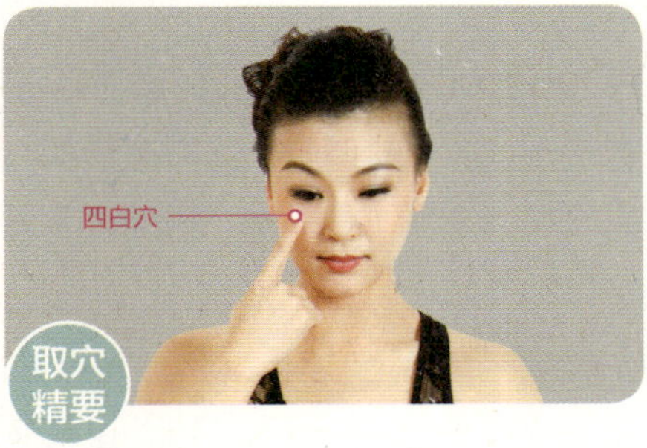

四白穴：祛风明目，通经活络。穴位位于瞳孔直下，当颧骨上方凹陷中。

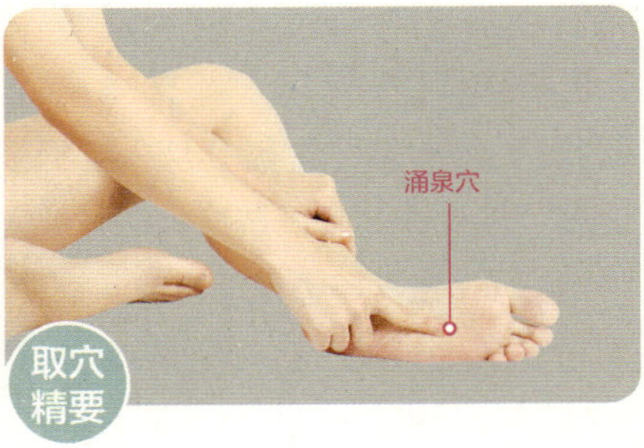

涌泉穴：苏厥开窍，滋阴益肾，平肝息风。穴位位于大足底前 1/3 的凹陷中，第二、第三趾趾缝纹头端与足跟连线的前 1/3 处。

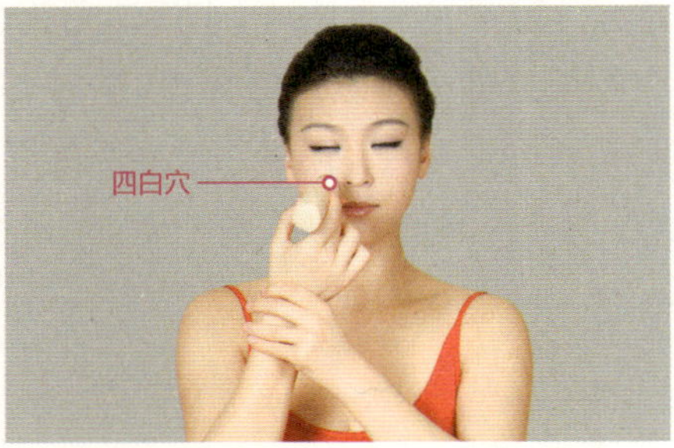

Step1 ：取坐位，大拇指置于穴位上，以大拇指指腹按揉穴位 5 分钟后，用艾条灸穴位 5~10 分钟。

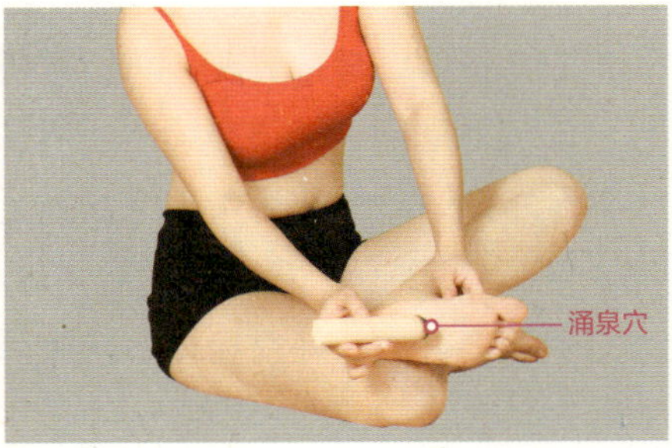

Step2 ：取坐位，大拇指置于穴位上，以大拇指指腹按揉穴位 5 分钟后，用艾条灸穴位 5~10 分钟。

操作要领

①按摩穴位的同时用酒精灯点燃艾条。②注意观察受灸者的温度反应，适时调整。③注意随时清理艾条上的艾灰，以免掉落烫伤受灸者。④手法上采用定点温灸、回旋灸、雀啄灸配合运用。⑤每穴以皮肤红润为度。

冰茶水有效去眼袋

熬夜，睡眠不足，作息时间不规律，往往会带来各种不同的肌肤问题。有些肌肤问题可以通过及时修复、保养得到解决，有些肌肤问题则非常顽固，例如眼袋。

一天晚饭后，我在院子里散步，正好遇见了楼上的邻居小曼。小曼是市里重点小学的一名语文老师，今年 27 岁。我俩边走边聊，小曼跟我诉说了她的苦恼。小曼工作认真负责，且工作能力强，年纪轻轻就当上了语文科组长，这让本身已经是班主任的她工作更加繁忙。虽然教师的生活作息很有规律，但为了兼顾班主任工作、科组工作，还有自己的日常教学，小曼变得越来越忙，不得不熬夜加班。每晚都工作到 12 点才睡，第二天 6 点多又醒了。出于对教育事业的热爱，小曼对此毫无怨言，非常完美地兼顾了三方面的工作。可谁知道一个学期下来，小曼脸上留下了拼搏的痕迹，其中最明显的就是那厚重的眼袋，使小曼看起来非常憔悴、疲惫。她试过了很多去眼袋的护肤品，结果都令她大失所望。前几天跟男朋友出去吃饭，俩人用手机自拍合影时发现，由于受眼袋的影响，自己的样子居然比大自己 3 岁的男朋友看起来还要老。

眼袋常见于 40 岁左右的中年人，是由于皮下组织、肌肉及眶膈松弛，不能托住脂肪，最终脂肪溢出而产生的。女性在 25~30 岁时也会出现眼袋，这多半是脂肪堆积的结果。小曼由于长期睡眠不足，眼周组织慢性疲劳，眼部肌肤新陈代谢减缓，血液循环发生障碍，使得各

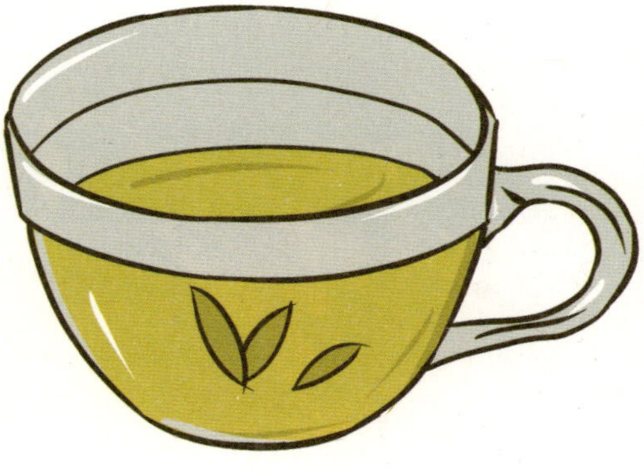

层组织发生退行性衰老改变；再加上重力的作用，使得眼袋过早出现。若就此忽略不顾，拖延的时间越长，治愈的难度也会变大。

看着小曼愁容满面，我向她介绍了一个方法——冰茶水敷眼法，虽然很简单，但是若能长期坚持，收效甚好。茶叶中含有茶多酚，有抗氧化作用，可防止肌肤衰老。茶叶还能抗辐射，适合长期用电脑的女性，可抑制皮肤色素沉着，减少过敏反应的发生。不过，若是能保证睡眠充足，效果会更好。发现这个偏方很简单，小曼打算试试。

1 个月后小曼告诉我，她坚持使用冰茶水敷眼一段时间后，眼袋重的情况果然有明显缓解。她现在也不敢经常熬夜了，尽量保证充足的睡眠。我告诉她，延缓、缓解眼袋不是一朝一夕的事，需要坚持。不妨尝试一下眼部按摩，眼部穴位按摩能刺激眼部经络和穴位，调节眼部皮肤的气血，并起到去眼袋、美容养颜的作用。饮食上，可以常吃胶体、动物肝脏及番茄、土豆之类等富含B族维生素和维生素A等有益于保护眼睛的食物。小曼又问我要了几个食疗方，决心要继续解决眼袋的问题。

最灵老偏方：冰茶水敷眼法

- 把一小杯茶放入冰箱中冷冻约 15 分钟，然后用一小块化妆棉浸在茶中，再把它敷在眼皮上，长期使用效果更好。此方能减轻眼袋水肿的程度。

更多老偏方

冬瓜薏米排骨汤

取冬瓜 50 克，薏米 50 克，猪排骨 150 克，盐适量。将猪排骨洗净切块，入沸水中汆去血水备用，冬瓜去皮洗净，切块；薏米洗净，入清水中浸泡备用，锅中加水适量，放入猪排骨，慢火炖 2 小时，放入薏米，再炖半小时，再放入冬瓜块炖 15 分钟，加入适量盐调味即可。每周食用 3~4 次。本方利水消肿，可补充营养，消除眼袋水肿。

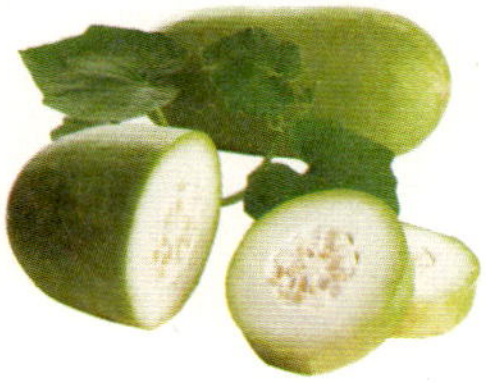

苹果生鱼汤

取苹果 3 个，生鱼（150 克以上）1 条，生姜 2 片，红枣 10 个，盐少许。将生鱼去鳞、去鳃，用清水洗净，用油锅煎至鱼身呈微黄色；苹果、生姜、红枣洗净后，将苹果去皮去核去蒂，切成块状，生姜剥去姜皮，切片，红枣去核；在锅内加入适量清水，用猛火煲滚，然后加入全部材料，改用中火继续炖 2 小时左右，加入盐调味即可饮用。此方治脾虚血不足，预防眼袋出现。

盐水眼膜法

取盐适量，化妆棉 2 片。将盐放入热水中溶解后，用化妆棉浸泡其中，浸泡充分后敷于眼部，10~15 分钟后将其取下，洗净眼部肌肤即可。本方可促进肌肤新陈代谢，消除眼袋。

冰敷消眼袋

取小冰块 2~3 块。用保鲜膜包好冰块，把毛巾对折盖在眼部，然后把冰块放在上面。冰敷 10 分钟左右即可。亦可使用浸泡过冻牛奶的化妆棉敷眼。此方有消肿、去眼袋的作用。

红枣枸杞茶

取枸杞子 5 克，红枣 5 克。将枸杞子、红枣分别洗净，一起放入玻璃杯中，以开水冲泡，加盖闷 5~10 分钟后即可饮用，或者用水煮沸后服用。每日 1 次。此方可缓解眼睛疲劳、水肿的情况。

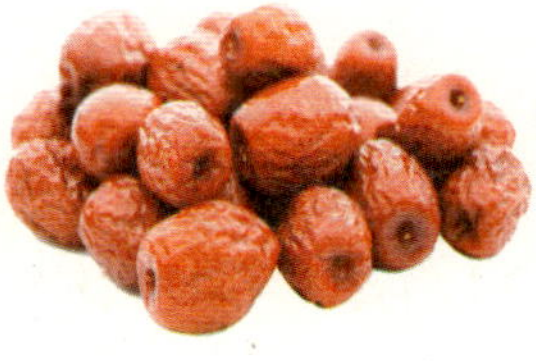

芝麻核桃就能提亮你的肤色

说到肾虚固肾，人们总会认为这是男人的事情，与女人无关。然而这种观念是错误的。中医认为，肾对女人而言，同样至关重要。女性易患肾虚，肾虚对女性的生殖系统会产生重大影响，使女性出现性冷淡、不孕、月经不调、痛经等症状。肾不好也会对女性的外貌造成影响，如头发稀少、头发变白以及皮肤黯沉等。

不要以为肾虚只是中老年常见病。肾虚跟年纪大小并无太大关系。爱爱今年 26 岁，是一家知名外企的白领。聪明能干、上进心强的爱爱希望能在公司闯出一片天地，因此经常熬夜，加班加点。所幸的是得到了领导的赏识，职业前景一片光明。就在这事业即将展开新篇章之时，爱爱来到医馆找我治病。

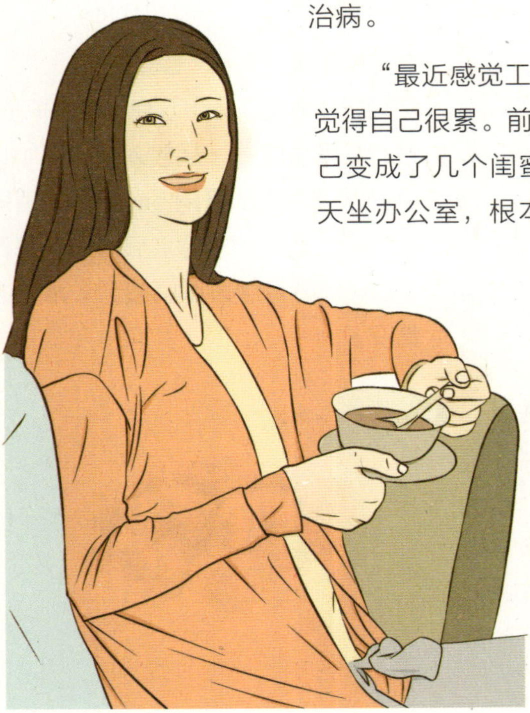

“最近感觉工作上有点儿力不从心了，经常觉得自己很累。前几天去参加同学聚会，发现自己变成了几个闺蜜中长得最老的一个！虽然天天坐办公室，根本晒不到太阳，但是脸看起来却很黑，很黯沉，头发也变干枯了，脸上也开始出现色斑了。”一个正值青春的姑娘，理应不该出现这些症状。爱爱还说，除了觉得四肢酸软乏力，她手脚也时常觉得冰凉。我为爱爱号脉，发现她的脉沉弱而迟，而且她舌淡苔白。我告诉爱爱，她的这些情况是肾阳虚的表现。

爱爱听了皱着眉头问：“那治起来会不会很麻烦，而且我也不太喜欢吃药。”我给她推荐了一个简单美味的老偏方，就是芝麻核桃粥：将芝麻、核桃仁、糯米洗净后一起放进砂锅中，加适量水，熬煮成粥，代早餐食。中医理论认为，黑芝麻具有补肝肾、润五脏、益精血、润肠燥等作用，可用于治疗肝肾精血不足所致的眩晕、头发早白、脱发、四肢乏力、皮燥发枯等病症。其中还含有丰富的维生素 E，是抗氧化剂，可起到维护皮肤柔嫩与光泽的作用。《开宝本草》中记载，核桃仁“食之令肥健，润肌，黑须发”。核桃仁中也含有大量维生素 E，经常食用也有黑发、滋润肌肤的作用。糯米则有益气补脾肺的功效。

爱爱回家后，立刻就煮起了芝麻核桃粥。两周后她过来告诉我，她感觉有精神多了，工作效率又回到了以前的水平。脸上的皮肤也开始变得有光泽，肤色也提亮了许多，不再跟之前一样黯沉了。她不仅打算继续坚持喝芝麻核桃粥，还把芝麻核桃当成小零食，有空就吃一点儿。

我笑着点点头，顺便提醒她，为了保护肾脏，最好不要久坐，“久坐伤肾”。特别是对于久坐办公室的白领一族来说，每隔 1 小时左右就应该站起来活动一下身体，促进身体血液循环。除了喝芝麻核桃粥外，还应多吃其他“黑色食品”。“黑色食品”多具有补肾固肾、护发养颜的功效。爱爱记下了我为她推荐的一些“黑色食品”的食疗偏方，决定要好好调养自己的肾阳虚体质。

最灵老偏方：芝麻核桃粥

- 取黑芝麻 30 克，核桃仁 30 克，糯米 100 克。洗净后一起放进砂锅中，加上适量水，熬煮成粥，代早餐食，可长期食用。此方功效：补肾固肾、乌发生发、润肤、防早衰。

更多老偏方

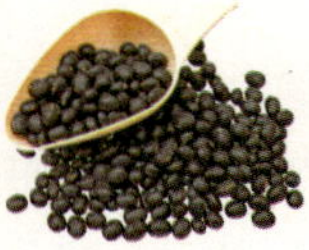
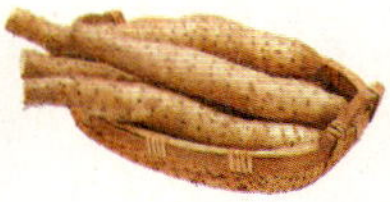
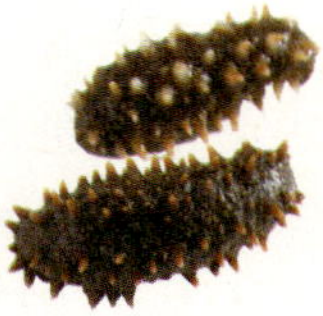
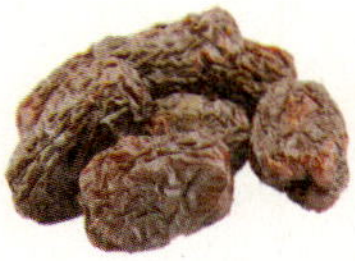

首乌黑豆鸡汤

乌骨鸡1只，洗净；何首乌15克，黑豆50克，红枣9个，洗净。将所有材料一起放进砂锅中，加上适量黄酒、葱段和姜片，煮成汤即可。此方可滋养肝脏、补血养颜。

海参粥

海参50克，粳米100克。将海参泡发，剖开腹部，刮洗干净，切碎，加水煮烂。粳米洗净后，与海参一并放在砂锅内。加入清水，先用武火煮沸，再用文火煎熬20~30分钟，以米熟烂为度。加少许葱、姜、盐调味，早晨空腹食用。此粥可生血养血、延缓机体衰老，使肌肤充盈、皱纹减少，消除面部色斑。

枸杞猪腰粥

取枸杞子10克，猪腰1具，粳米100克，葱、姜、盐各少许。将枸杞子、猪腰洗净后与粳米一同放入锅中并加入适量清水，同煮成粥。枸杞子有养肝、滋肾、润肺的功效。猪腰有补肾、强腰、益气的作用。常服此粥可改善面色无华、乏力疲倦、头晕耳鸣等症状。

怀山药枸杞羊肉汤

取羊肉500克，怀山药500克，枸杞子100克。将怀山药洗净，切块备用，枸杞子洗净备用。羊肉放入锅中，加入适量清水煲汤至肉烂，加入山药块与枸杞子，文火炖半小时，出锅前加调料调味即可。此方适于脾肾虚弱的患者服用，有改善面色黯沉、乏力倦怠等功效。

芹菜黑枣汤

将芹菜500克洗净，切段，黑枣250克洗净去核。然后将材料一起放进砂锅中，加适量水，煮成汤。此方可以补肝益肾，祛除脸部黑斑。

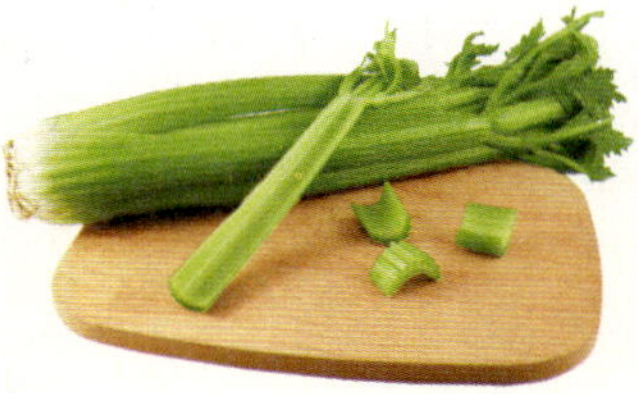

● 按摩特效穴：印堂穴、曲池穴

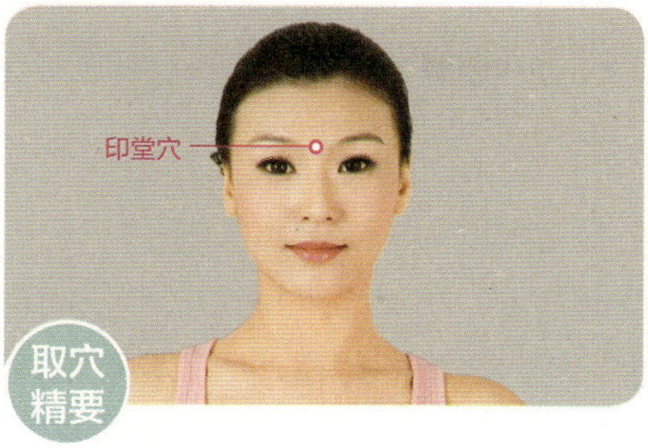

印堂穴：清脑明目，通鼻开窍。穴位位于前额部，当两眉头连线与前正中线的交点处。

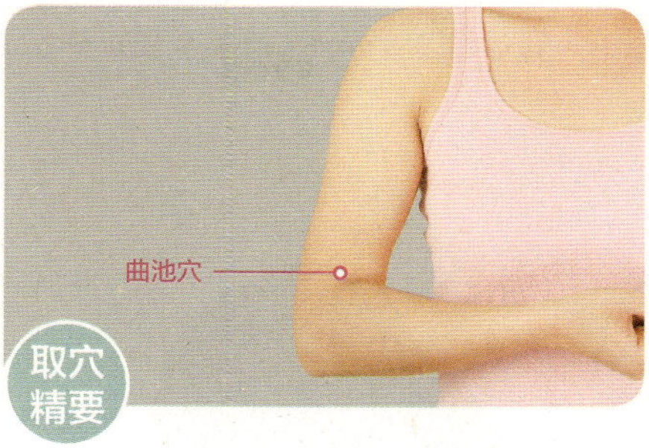

曲池穴：疏风清热，调和营卫，清胃肠热，通络活血。穴位位于肘横纹外侧端，屈肘，当尺泽与肱骨外上髁连线中点。

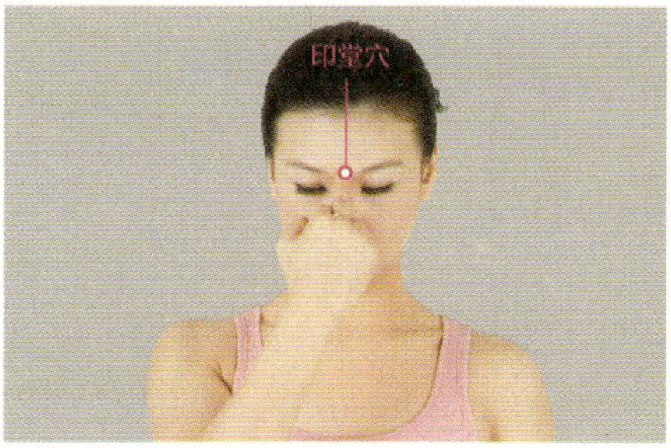

Step1：可正坐，或仰卧，或站立，中指置于穴位上，以指腹按揉穴位，左右手轮流按摩穴位，先左后右。

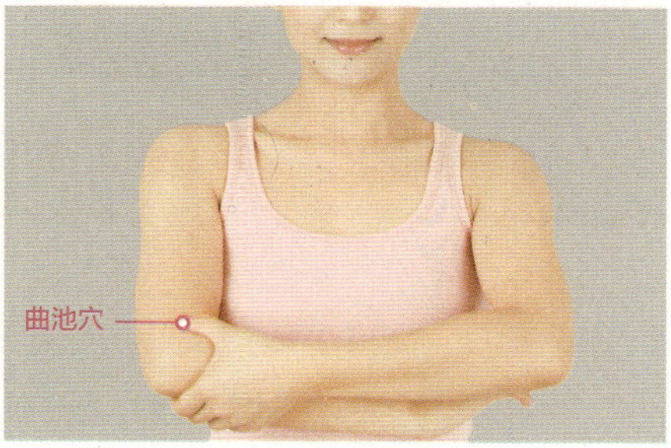

Step2：站立，屈肘呈 90°，前臂贴在腹部，另一手握住肘部，大拇指对准穴位，用指腹垂直按揉。

操作要领

①力度以出现酸胀的感觉为宜。

②每天早晚各按摩 1 次，每次 1 ~ 3 分钟。

大米薏米面膜帮你轻松对付“黄脸婆”

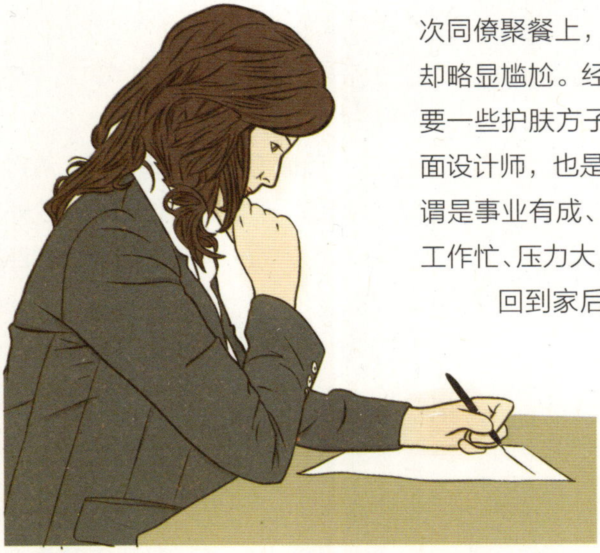

小美是我以前医院同事的妻子，在一次同僚聚餐上，小美过来找我聊天，神情却略显尴尬。经询问得知，原来是想跟我要一些护肤方子。小美 33 岁，是一位平面设计师，也是一位 5 岁孩子的妈妈，可谓是事业有成、家庭美满。然而，设计师工作忙、压力大，需要经常改方案、想创意。回到家后还有大量的家务和一个 5 岁大的孩子在等着她。丈夫是医生，工作也非常忙碌。为了兼顾事业与家庭，小美全力以赴，一切为了他人，却忽略了自己。长期忙碌、快节奏的生活，使得小美对皮肤护理也草草了事，脸变得暗黄粗糙，失去了往日的白皙光洁。“我觉得现在自己真的成了一个黄脸婆了。”小美非常沮丧地说。

中医认为，造成肌肤暗黄粗糙的原因是肝火旺或肝气郁结，使气血不通，影响面部的血液循环，皮肤就容易黯淡无光。若是先天性遗传的黄皮肤，受遗传基因的影响，一般难以改变。但有些人是由于后天因素造成的皮肤暗黄。如长期面对电脑，受电脑辐射影响；没有及时清洁，或者没有彻底清除堆积在皮肤表面的角质、污垢，使其渗透入皮肤内层；空气污染影响皮肤排毒系统的正常工作，使聚集在表皮的毒素无法正常排出，导致皮肤暗黄；长期熬夜也会使得脸色暗黄，皮肤不光洁。了解了“黄脸婆”的成因后，小美恍然大悟。她的工作几乎离不开电脑，了解了“黄脸婆”的成因后，小美恍然大悟。她的工作几乎离不开电脑，平时对皮肤也疏于护理和保养，没有对皮肤做好足够的防护来应对外在的污染和伤害，也没有对皮肤进行及时彻底清洁。而在生活习惯上，更是经常熬夜，有空也只是躺着休息或者看电视，更是没有运动习惯。“那，还有补救的办法吗？”小美焦急地问。

针对小美的情况，我给她开了一个方子：大米薏米美白面膜。洁面后，先用热毛巾敷脸 3 分钟，涂上面膜，15 分钟后洗净即可。大米，性质温和，可补充肌肤所缺失的水分，使肌肤光滑细腻，充满弹性，同时还能有效防止肌肤皲裂和改善肌肤色泽，使肌肤自然润白；薏米本身具有润泽肌肤、美白补水、行气活血等功效，含有的丰富的维生素 B_1、维生素 B_2，使皮肤光滑，具有减少皱纹、消除色素斑点的功效。

1 个月后，在路上遇见了小美，跟上次聚餐时比起来，现在的小美肤色明亮，动人了许多。小美问我还有没有别的方子也可以用来美白亮肤的，她想跟闺蜜们分享。我向她推荐用淘米水洗脸，淘米水不仅可以美白去油，还能改善皮肤色素沉着的现象。更主要的还是要养成良好的生活习惯、护肤习惯以及饮食习惯。其实日常生活中有许多常见的食材都有很好的美白、治理暗黄的功效，如《日华子本草》中记载冬瓜子有“去皮肤风剥黑皯，润肌肤”的功效。中医认为桂圆有益气血、健脾胃、养肌肤的功效。日常饮食中，食用含有这些食材的食疗方，内外兼治，会取得更好的去除暗黄的效果。小美愉快地记下了我推荐的几个偏方，决定跟她的闺蜜们一起试试。

最灵老偏方：大米薏米美白面膜

- 将适量的大米和薏米洗净，研磨成极细的粉末，放进碗中，用 2 滴柠檬汁和纯净水搅拌，搅拌成糊状之后敷在脸上即可。敏感性肌肤不宜添加柠檬汁。每周 2~3 次，1 个月后即可见效。此方能缓解脸部肌肤暗黄、粗糙的状况。

更多老偏方

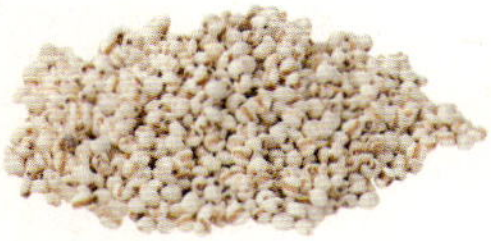
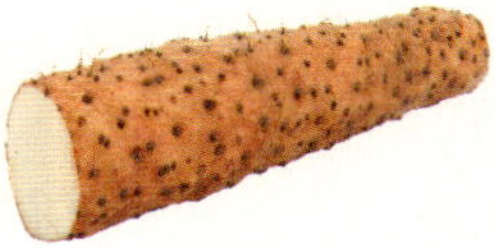
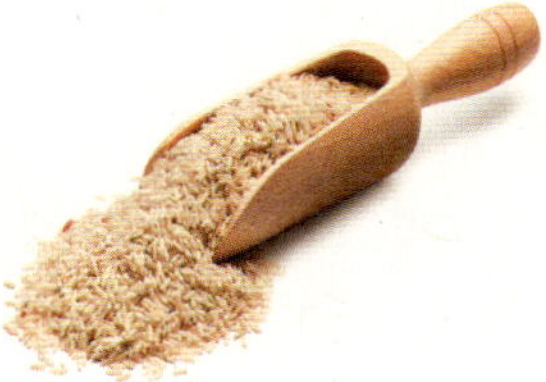

莲子桂圆羹

取莲子 30 克，薏米 50 克，桂圆肉 10 克。先将莲子、薏米用清水浸泡半小时，再与桂圆肉一同放入锅中，用小火煮至食材熟烂，再加蜂蜜调味食用。每周 3~4 次，也可每日食用。本方有补养心脾、白嫩肌肤的功效。

润肤美白汤

取何首乌、玉竹各 15 克，猪肉 250 克。将何首乌、玉竹洗净，猪肉汆水；适量清水煮沸后，放入所有材料，用大火煮 10 分钟，再转小火煮 2 小时，加盐调味即可，每周 1 次。此方有补益精血、美白润肤的功效。

清炖猪蹄髈

取猪蹄髈 1 个，红枣 5 个。将猪蹄髈洗净后用刀剖成 4~6 块，红枣泡发。将猪蹄髈放入开水中，烫透，煮沸数次，撇沫。在砂锅中加入清水烧开后加入猪蹄髈、红枣，煮沸。加料酒，转文火炖至猪蹄髈皮酥软，肉烂熟，加入盐、葱、胡椒粉、姜、味精各适量，继续煨炖 30 分钟即成。可佐餐食用。此方有活血脉、润肌肤的功效。

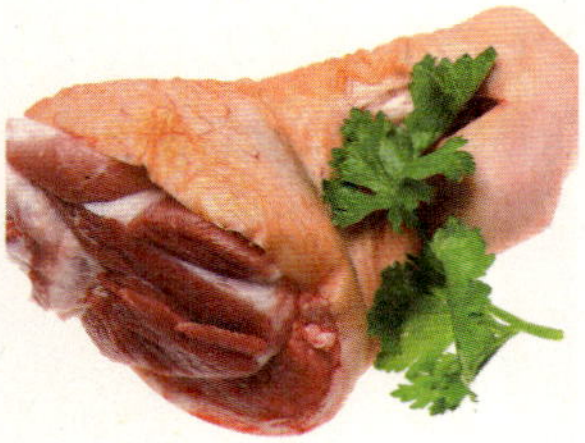

栗子炖白菜

取栗子 200 克，白菜 200 克，鸭汤适量。将栗子去壳，切成两半，用鸭汤煨至熟透，再加入切成条状的白菜，加入适量盐调味，至白菜熟后勾芡。可佐餐食用。此方能使面色白皙明亮。

薏米美白粥

取薏米 15 克，淮山、粳米各 50 克。薏米以冷水泡 2 小时，淮山洗净去皮，切丁；将粳米与薏米同煮 50 分钟后放入淮山继续煮，加入盐调味即可。每日 1 小碗，宜长期服用。本方可美白嫩肤。

桂圆红糖茶给你红润好气色

脸色红润，皮肤有光泽，不仅是健康的表现，也能为女性增添光彩，给人明艳动人的感觉。然而由于各种各样的原因，气色不佳是困扰广大女性的常见问题。特别是处于经期，许多女性的脸色都会变差，甚至宛若重病一场。

钱楠就是因为这个问题来医馆向我求诊问药的。她是位 22 岁的在校大学生，每次来月经时，脸色都枯黄无比、全身乏力。钱楠平时脸色也较黄，时常觉得气力不足，从小身体就比较虚弱，身材也一直很消瘦。钱楠不想在这花样年纪就被同学叫“小黄脸婆”的外号。她从朋友那里得知我对治疗和调理身体很有办法，有很多简单又有效的老偏方，就专门过来向我寻求帮助。我为钱楠号脉后，初步诊断钱楠是由于脾胃虚弱、气血不足导致的脸色枯黄。

血生于脾，藏于肝，主于心，

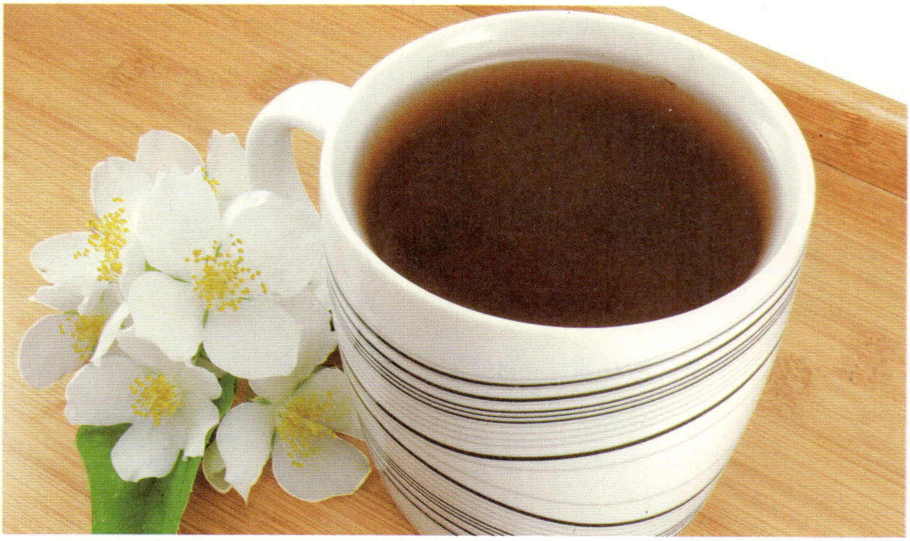

内营脏腑，外养皮肤；而气则能推动血，有行血、化血、载血等诸多功能，因此常将气血相连。中医也有“气虚则血亏，气滞则血瘀，气乱则血崩，气逆则血拂，气陷则血脱”的说法。气和血之间，存在着“气为血之帅”的关系，所以要补血是一定要补气的。女人想要拥有红润健康的容颜，除了要补血外，还要补气，确保气血活动正常。

针对这种情况，我为钱楠提供了桂圆红糖茶这个方子。由老姜、红糖、红枣、桂圆这几味食材组成。桂圆性平，味甘，补心脾，益气血，健脾胃，能补体虚，益气补血，安神定志，有治疗厌食及强健体魄的功效；红枣，味甘性温、归脾胃经，有补中益气、养血安神、缓和药性的功能，可治面容枯黄、肌肉失润、气血不正等症，因其能滋养血脉，向来被民间称为补气补血上品；红糖性温、味甘、入脾，具有益气补血、健脾暖胃、缓中止痛、活血化瘀的作用。这杯茶不仅能改善面色枯黄，也能减缓痛经的症状。

两个月后，再见到钱楠，她的气色跟两个月前比起来已经好了很多，皮肤也更有光泽。钱楠告诉我，她现在就算在经期，脸色也不会枯黄，精神状态也变好了，四肢乏力的状态得到了改善，连胃口也变好了。

我告诉她，“药补不如食补”，女人补气养血可以靠食补来实现，纯天然且方便，都是日常生活中常见的食物，如动物肝脏、蛋黄、谷类、豆制品等富含铁质的食物。南瓜更被誉为补血妙品，有良好的美容作用。中医认为情志不畅、肝气郁结，会使血液耗损。因此保持心境平和，不随意动怒、悲观忧郁，都有利于补气补血。

最灵老偏方：桂圆红糖茶

- 将老姜洗净，切成薄片，放入杯中，加入红糖3匙、红枣2个、桂圆6粒，用滚烫的沸水冲泡，可代茶饮，长期饮用效果更佳。本方可益气补血、健脾暖胃、改善面部气色。

更多老偏方

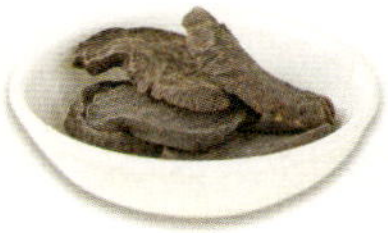
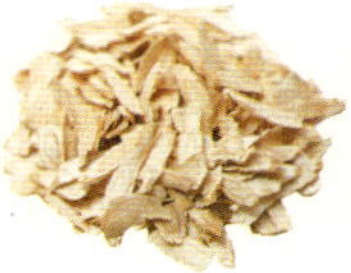
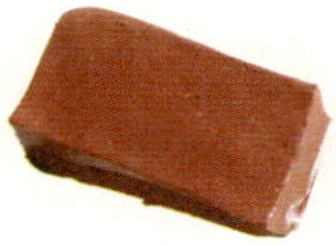
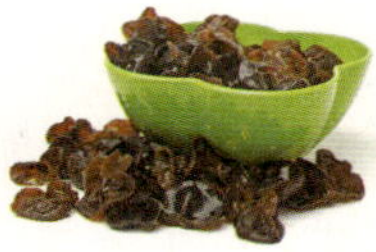

何首乌炒猪肝

取猪肝300克，韭菜花250克，何首乌20克。先将猪肝切片汆烫，捞出沥干水分；韭菜花切小段；何首乌煎水取汁，药汁与生粉混合拌匀；起油锅，放入沥干的猪肝、韭菜花拌炒片刻，加入盐和香油拌炒均匀，淋上药汁勾芡即可。本品含有丰富的维生素A，可维持肤色的健康。

猪血粥

取猪血100克，菠菜250克，粳米50克。将猪血放入开水中稍煮片刻，捞出切成小块。再将新鲜菠菜洗净放入开水中烫3分钟，捞出切成小段。将猪血块、菠菜及粳米放入锅中，加适量清水煮粥，粥熟后放入适量盐、味精、葱、姜调味即可。宜温热服食，可作为早晚餐。此方含有丰富的铁元素，可以排毒养颜。

红枣木耳汤

取红枣30个，黑木耳25克，红糖适量。将黑木耳去杂质，用冷水泡发，清洗干净，撕成小朵，放入砂锅，加水适量，大火煮沸后改用小火炖煮30分钟，待黑木耳熟烂时，放入红枣和红糖，煨煮至红糖完全溶化即可。此方有补血养血的功效，可改善面色苍白或萎黄的情况。

玫瑰红茶

取玫瑰6朵，红茶适量，蜂蜜1匙。红茶泡出味后，将玫瑰花加入红茶中，加盖闷2分钟，后倒入蜂蜜搅拌即可，代茶饮，可反复冲泡至无味。此方可调理气血，促进血液循环，改善肌肤黯沉。

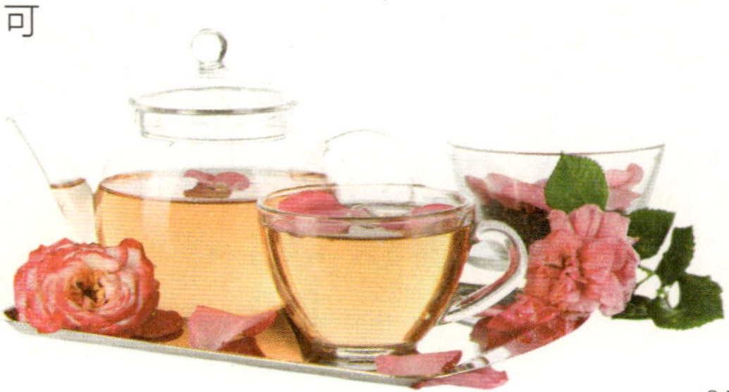

排毒就找香蕉葡萄来帮忙

排毒这个话题相信大家已经不再陌生。除去人体自身产生的毒素外，我们生活的世界里也充满着各种毒素，吃饭喝水，甚至呼吸空气，毒素都会随之而来。若体内的毒素越积越多，超过人体新陈代谢系统的负荷，毒素不能很好地排出体外，就会形成恶性循环。这个恶性循环会为人体带来诸多健康问题，例如便秘和肥胖，便是最具代表性的症状。皮肤作为身体内部系统的外延，也充分反映着身体内部的健康状况。当毒素堆积得不到排出时，反映在脸上就是痘痘、脸色黯沉和细纹。排毒，不仅是为了重获美丽，也是为了让身体变得更加健康。

29 岁的帆帆是一名普通文员，租了间小房间一个人住，虽然工作不是很繁忙，但是生活不规律，饮食和生活习惯也不好；平时多以快餐、熟食解决三餐问题，也爱吃薯片、薯条这些垃圾食品；不注意休息，工作日经常熬夜看电视剧或电影；周末更是大门不出二门不迈，三餐基本叫外卖或者直接吃零食，只是在房间里玩电脑；平时也没有运动的习惯。于是，尚未满 30 岁的帆帆，脸上不仅出现了许多细纹，痘痘也顽固难消。与同龄人相比，帆

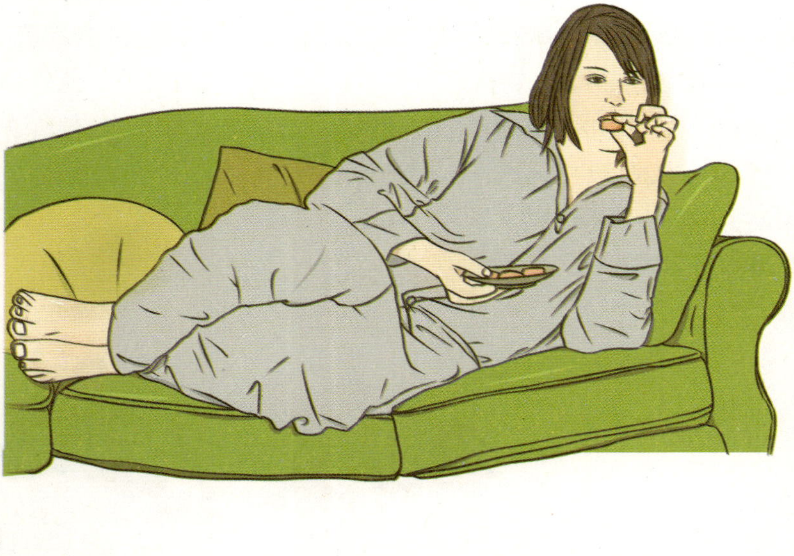

帆显得苍老许多。帆帆一直没有男朋友，帆帆妈妈十分心急，朋友介绍说我对治疗各种皮肤病很有办法，便让帆帆来到了我这里。

其实帆帆的情况，排毒才是关键。中医所谓的排毒，就是疏通人体的管道，排出毒素，使五脏气血功能达到正常健康的吸收与代谢。帆帆习惯熬夜，爱吃零食，甚至会将零食当成主食，且缺少运动，她还说自己还有排便不顺畅的问题。这正是身体的代谢系统出了问题，体内积累了大量毒素。只要能打通人体管道，将这些毒素排出，使五脏气血功能恢复正常，这些肌肤问题就会有所改善。于是我给帆帆开了香蕉葡萄汁这道方子。中医理论认为，香蕉味甘，性寒，可清热润肠，促进胃蠕动、润肠通便、清热解毒，对便秘、消化不良等症状有良好效果；葡萄，味甘酸，性平，能滋肝肾、生津液、强筋骨，可补血、通利小便，起到排出体内毒素的作用。将两者结合在一起能收到很好的排毒效果。

我提醒帆帆，只有保持体内的清洁，才能保持身体的健康，皮肤也才会健康美丽。病从口入，毒素也能从口入。因此应从日常饮食入手，少吃油炸、腌渍的食物，少吃零食。平时应多吃富含纤维的食物，如粗粮及大部分的蔬菜水果，都能促进肠道蠕动，减少宿便，排出毒素。要养成良好的生活习惯，多运动，让新陈代谢系统能够正常运行，不让毒素堆积。我又给帆帆写了几个食疗方，希望她能够全面排毒，帆帆记了下来，还说要让妈妈也一起排排毒。

最灵老偏方：香蕉葡萄汁

- 取香蕉 1 根，去皮，切段；10 粒葡萄去皮，去子，与香蕉一起放进榨汁机中榨汁，倒进杯中，搅拌均匀即可。每周 3~4 杯，可经常饮用。此方适合需要排毒、清宿便者服用。

更多老偏方

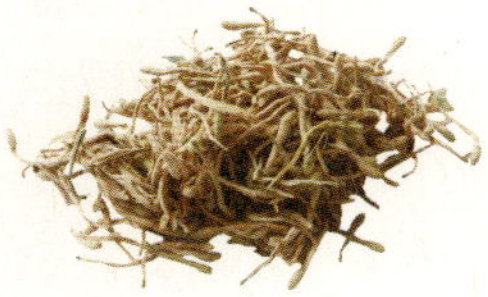

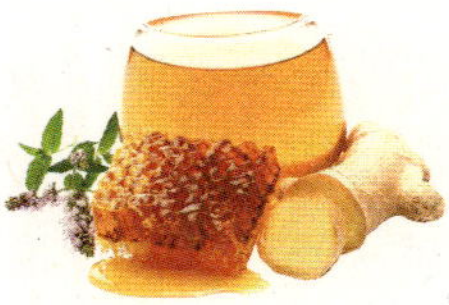

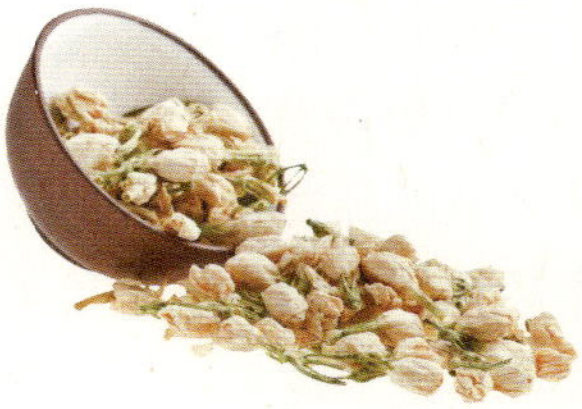

金银花蜜饮

取蜂蜜 30 克，金银花 15 克。先将金银花煎水，一般煎成 2 碗金银花汁，去渣放凉，饮用前分次加入蜂蜜后饮用。可长期坚持，本方可防止便秘，同时还能滋养皮肤。

银耳猪骨汤

取猪脊骨 750 克，木瓜 1 个，红枣 10 个，银耳 50 克。猪骨洗净斩件；木瓜去皮、子，切块；银耳用水浸开，撕小朵；把猪脊骨、木瓜、红枣、适量水放入砂锅内，武火煮滚后，改文火煲 1 小时，放入银耳，再煲 1 小时；最后加盐调味食用。此方能美容护肤、清热去火。

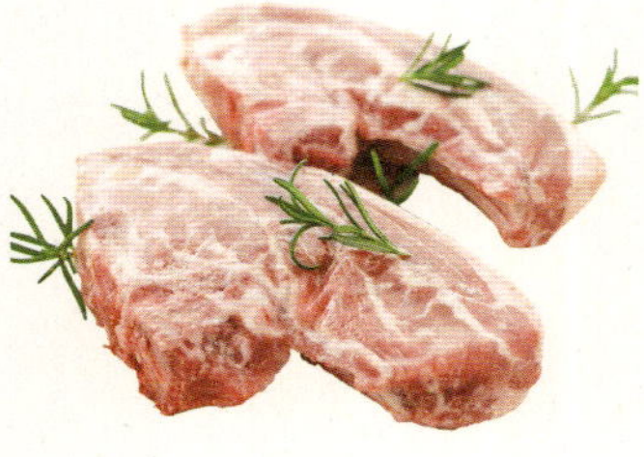

菊花萝卜汤

取菊花 6 克，胡萝卜 100 克。将胡萝卜洗净切片，菊花备用。锅中放水烧开，先放入菊花煮开，再放入胡萝卜片煮熟。最后加入盐、香油调味即可。本方含有丰富的维生素 A，可清热解毒、养血排毒、健脾和胃。

黄瓜鸡蛋紫菜汤

取黄瓜 1 根，紫菜适量，鸡蛋 1 个，姜片适量。将黄瓜洗净、切片。在锅中放入适量清水、姜片，将水烧开。将紫菜撕碎放入锅中，放入黄瓜片。湿淀粉勾芡，淋入鸡蛋液，最后加盐和香油调味出锅。此方能促进人体新陈代谢，排出毒素，维持肌肤健康。

茉莉绿茶

取茉莉 3 朵，绿茶 3 克。将茉莉、绿茶洗净，放进杯中，用开水冲泡 10 分钟即可，可代茶饮。此方可美容养颜、净白肌肤。

番茄汁让你晒后重获嫩白肌

有一次去老朋友老李家做客，聊了聊以前结伴出游的往事，无限回味。正当我俩聊到兴头上时，老李的太太也加入了进来。“旅游是好，放松心情，增长见闻，还能欣赏大好河山，但是也有坏处。”见我跟老李一脸疑惑，李夫人接着说：“前阵子，楼上老张的闺女燕子，也出去玩儿了。小姑娘是个记者，平时去过的地方也多，这次决定去个没去过的地方玩，结果跟着朋友去了趟什么川藏线，回来后发现这姑娘黑得连老张都认不出来了。可把老张他们两口子给急坏了，给燕子买了好多美白的护肤品，发现都没什么用。现在燕子自己也开始急了，担心自己再也白不回来了。”老李看着我，对我说：“你不是有很多办法吗，有没有适合这小姑娘的啊？”燕子晒黑的情况比较严重，不过，还是有法子可以试试的。

所谓防晒，是及时防止被阳光中的紫外线晒伤。紫外线中的 UVA 会造成皮肤的光老化，使得皮肤老化速度加快，而 UVB 则会令人晒黑。因此一年四季都需要防晒。穿防晒衣、涂抹防晒霜、打防晒遮阳伞等都是常见的防晒手段。然而燕子去

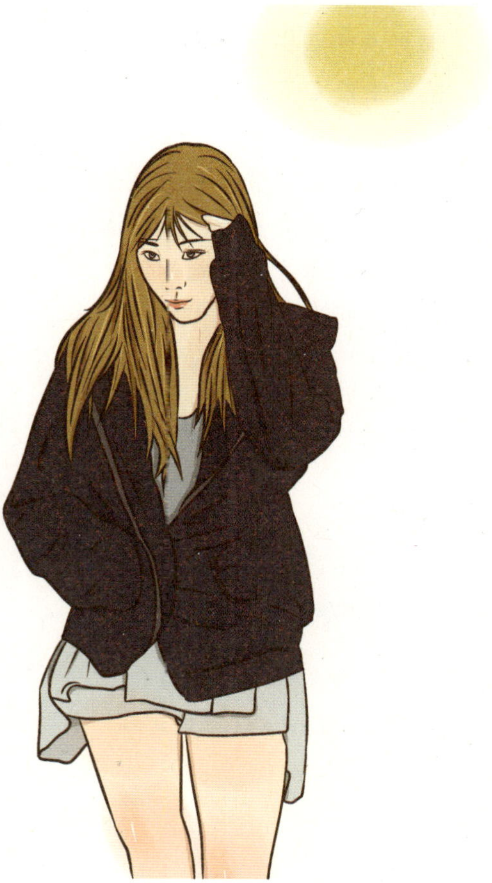

的是高原地区，紫外线格外强烈，尽管采取了防晒措施，还是不能逃脱紫外线对皮肤的伤害。此时，只能及时进行晒后修复，尽可能地让肌肤恢复原状。

于是，我推荐了一个法子，饮用番茄汁。方法很简单，将番茄洗净，放进榨汁机中榨汁，搅拌均匀即可饮用，每天 1 次，坚持 1 周就可见效。番茄中含有丰富的可抑制黑色素的谷胱甘肽，能使沉着的色素减退或消失。番茄中还含有丰富的维生素 C，被誉为“维生素 C 的仓库”。维生素 C 可抑制皮肤内酪氨酸酶的活性，有效减少黑色素的形成，从而使黑色素消退，使皮肤白嫩。李太太一脸惊讶，小小的番茄能起这么大的作用！我轻轻一笑说：“不但可以吃，还可以搭配奇异果做成面膜来敷脸，效果会更好。”热心的李太太立即给老张家打电话，让姑娘马上试试。

大约半个月后，老李来我家做客，一进门就乐呵呵地对我说：“你的法子作用还真不小！”原来，从李太太打电话的那一天，燕子就开始喝番茄汁、敷番茄奇异果面膜。因为材料随手可得，也很天然，方便又安全。燕子虽说没完全白回来，不过仍称得上效果显著，便让老李代表他们向我表示感谢。我说不客气，并提醒道，为了让皮肤得到更好的修复，现在出门也要记得做好防晒工作，防晒霜每隔 2~3 个小时都要记得补一补。

最灵老偏方：番茄汁

- 将 1~2 个番茄洗净，放入榨汁机中榨汁，完成后，搅拌均匀即可饮用。每日 1 次，7 日见效。本方有美白嫩肤、促进黑色素消退的功效。

更多老偏方

绿豆百合汤

取适量的绿豆、赤小豆、百合洗净。用适量清水将所有材料浸泡30分钟，将食材一起置入锅中，大火煮滚后，改小火煮至豆熟。依个人喜好，加盐或糖调味皆可。此方具有使黑色素消退、美白肌肤的作用。

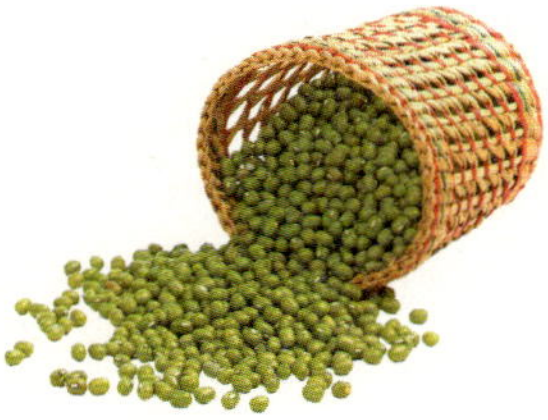

核桃糊

取适量核桃，洗净后放入豆浆机研磨成核桃糊即可。食用前可加入白糖调味。可长期服用。核桃中含有丰富的蛋白质和脂肪，能补充人体的磷质，增强身体细胞的活力，促进细胞加速生长。此方有滋润皮肤、促进皮肤复原的功效。

丝瓜茶

取丝瓜络15克，茯苓20克，僵蚕5克，菊花10克，玫瑰花5朵，红枣5个。将所有材料洗净后，一同放入锅中加适量清水煎取汁液，可代茶饮服。药渣亦可再煎，取汁温敷于脸部。此方有清热解毒、美白肌肤的功效。

蜂蜜西瓜皮面膜

取适量西瓜皮与蜂蜜，将西瓜皮掰碎后捣烂，并加入蜂蜜，捣成糊状备用。将脸部皮肤或晒伤部位的肌肤清洁干净后，将面膜均匀涂抹在肌肤之上，停留 10~15 分钟即可用清水洗净。此方有美白补水的功效，能减轻晒伤皮肤的肿痛和脱皮。

芦荟蛋清面膜

取蛋清 1 个，芦荟 1 片，蜂蜜适量。将芦荟洗净，去皮，取其果肉备用。将芦荟果肉与蛋清、蜂蜜混合，搅拌均匀。洁净皮肤后将面膜均匀涂于肌肤之上，15~20 分钟后用清水洗净即可。此方有镇静消炎、滋润肌肤的功效，可修复晒伤后的皮肤。

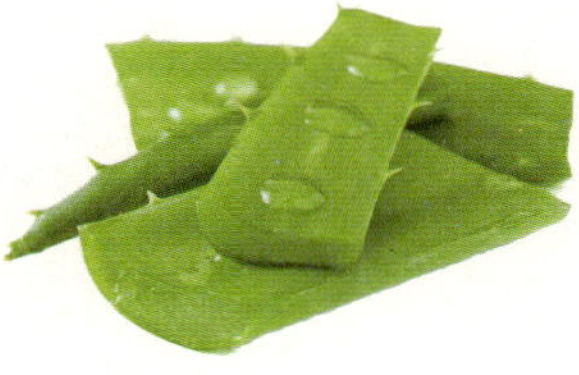

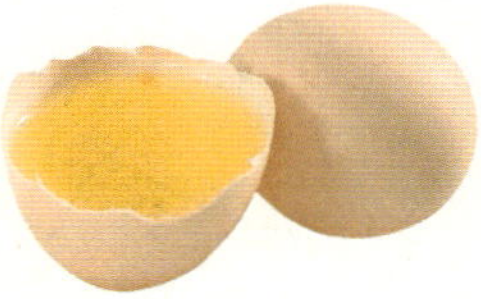

燕麦酸奶打造光洁肌肤

角质位于皮肤最外层，是表皮细胞不断再生的最后产物。新陈代谢速度变慢时，不正常的代谢使得老废的角质细胞无法自然脱落，堆积在表皮上，还附着一些皮肤垃圾，导致皮肤表面角质层增厚；皮肤会失去光泽，肌肤变得灰暗、出现脱皮、产生皱纹、生长痘痘等。

吴女士是位家庭主妇，今年 37 岁，经常自己来或者带着朋友来医馆求诊。有一次诊断结束后，我俩闲聊时聊到一个困扰她许久的小问题——脸上总是有皮屑。她之前以为是皮肤太干燥了才脱皮，于是用了各种高效保湿的护肤品，可均不见效。而且不管怎么保养，皮肤也总是粗糙黯沉，皮屑不断，这让她特别烦恼。吴女士的这种情况正是由于没有及时去除角质引起的。皮肤角质形成

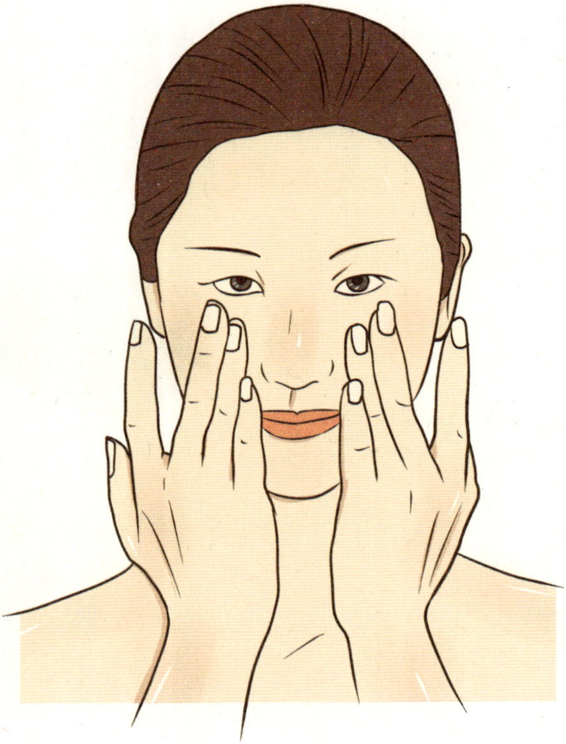

的质形成的周期是 1 个月左右，所以一般 28 天就需要去除角质一次。女性进入 30 岁以后，角质会比较明显。废旧的角质细胞没有脱落或清除干净，堆积在皮肤表面会使角质层变厚，宛如给肌肤增添了一道防护墙。再好的保养品也无法穿透这层防护墙，保养品中的营养也无法被肌肤细胞吸收，肌肤缺乏营养，因此也变得愈发干燥、粗糙。

吴女士的情况，关键就是要去角质。因此我给她推荐了一个方子，就是燕麦酸奶面膜，简单方便，只需要燕麦与酸奶两种材料即可。将燕麦粉与适量酸奶搅拌均匀后，敷脸，每周 1~2 次，能有效去除角质。利用燕麦较粗的触感，按摩肌肤，进行深度的角质清洁；燕麦中含有大量亲水基团，可吸收水分或锁住皮肤角质层水分，有非常好的保湿功效；燕麦中同样含有大量的抗氧化成分，有增加肌肤活性、延缓肌肤衰老、美白、减少皱纹色斑、抗过敏等功效。而酸奶中所含的乳酸，也有保湿、去角质作用，可让肌肤快速恢复光泽、嫩滑。

后来，吴女士再次联系我，她现在的皮肤变光滑细腻了，皮肤对护肤品、保养品的吸收情况也改善了许多，她决定继续使用这个面膜。我提醒她，去角质不能太频繁。虽然去除角质能让肌肤变得柔嫩，并促进肌肤对护肤品的吸收，但过度去角质则会损害肌肤，会使皮肤变得干燥、发红发痒。若长期过度去角质，皮肤也可能会因此变得更薄。同时，去除角质之后还要做好后续工作，用化妆水和润肤品，起到润泽、保护肌肤的作用。除了定期去角质外，也要注重日常的脸部清洁。

最灵老偏方：燕麦酸奶面膜

- 将适量的燕麦磨成细粉。取 1 匙燕麦粉与适量酸奶一起搅拌均匀，敷在洗净的脸上，15 分钟后用清水洗去即可。每周 1~2 次。此方可去角质，润白肌肤。

更多老偏方

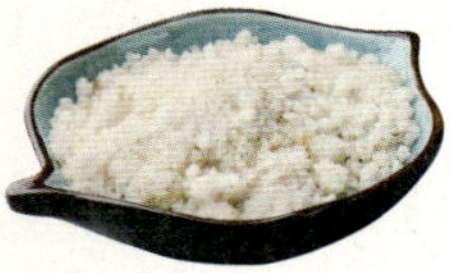

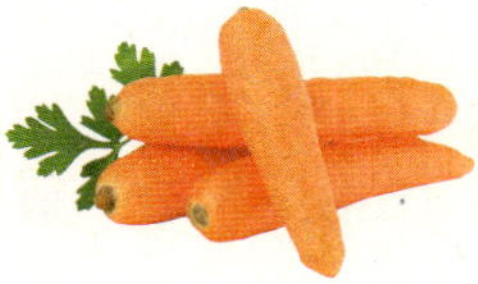

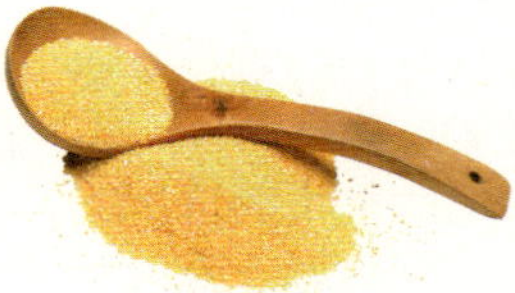

盐除角质

将适量盐加入护手霜中，搅拌均匀后，用护手霜揉搓按摩手部或足部，1 周 1 次。本方可清洁手足部的角质层，让肌肤更加白皙水嫩。

胡萝卜玉米粉面膜

取胡萝卜半根，玉米粉 10 克。将胡萝卜打成泥后与玉米粉调匀，洁肤后，将面膜敷于脸上，15 分钟后洗净即可，冲洗时边按摩边冲洗。本方有去角质的效果。

莲藕去角质

取适量莲藕与莲子。将莲藕、莲子洗净后磨碎备用，洁肤后将面膜均匀涂于皮肤上，10~15 分钟后轻轻按摩肌肤，用清水洗净即可。此方可促进肌肤代谢，去除老废细胞，让肌肤变得润泽光滑。

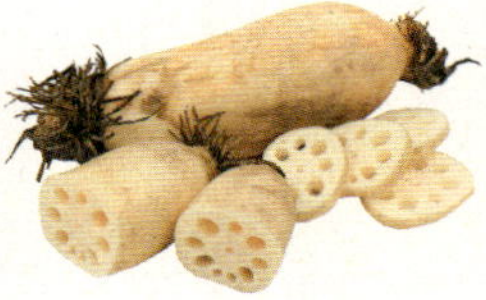

绿豆粉去角质

取鸡蛋清 1 个，绿豆粉适量。将绿豆粉与鸡蛋清充分搅拌均匀，洁肤后将面膜涂于肌肤上，10~15 分钟，用清水洗净即可。绿豆具有清热、排毒、洁净肌肤的功效。此方能有效提亮肤色，清洁皮肤，增加肌肤透明感。

蛋清粗盐面膜

取蛋清 1 个，粗盐 2 克，蜂蜜 5 毫升。将粗盐加入蛋清中，打至起泡后，再加入蜂蜜搅匀。洁肤后，将面膜均匀涂抹于脸上，10~15 分钟后用清水洗净即可。此方具有清洁皮肤、去角质的功效。

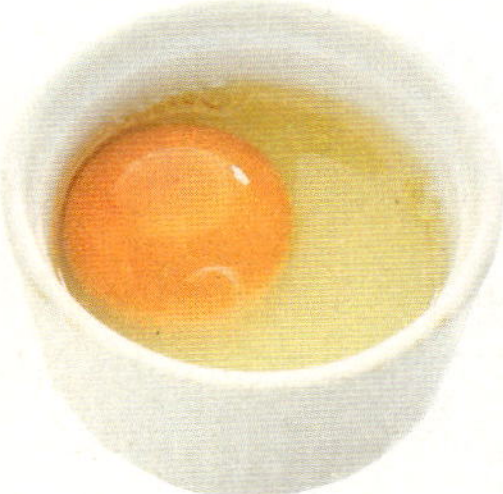

● 按摩特效穴：承浆穴、迎香穴

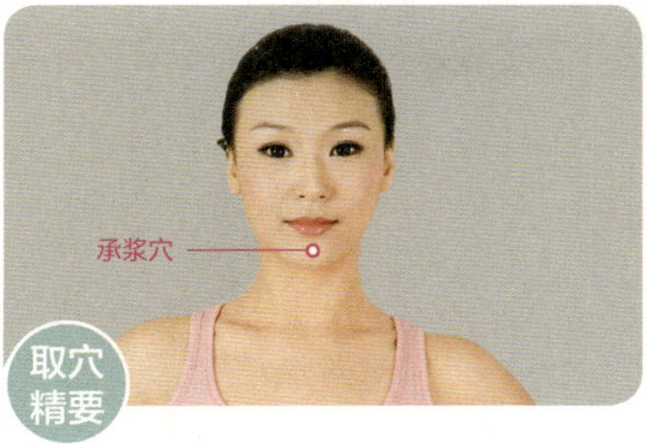

承浆穴： 生津敛液，舒筋活络。穴位位于面部，当颏唇沟的正中凹陷处。

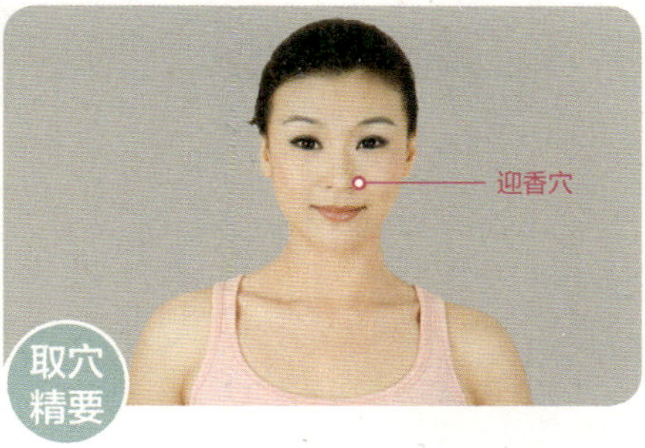

迎香穴： 祛风通窍，理气止痛。穴位位于鼻翼外缘中点旁，当鼻唇沟中间。

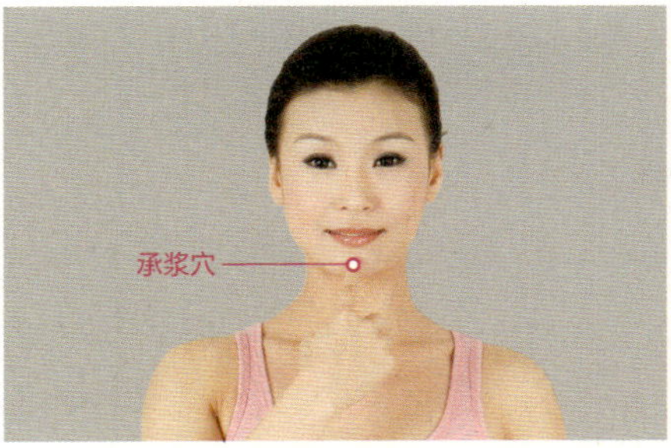

Step1： 正坐或站立，抬头，目前视，食指置于穴位，用食指的指腹按压穴位。

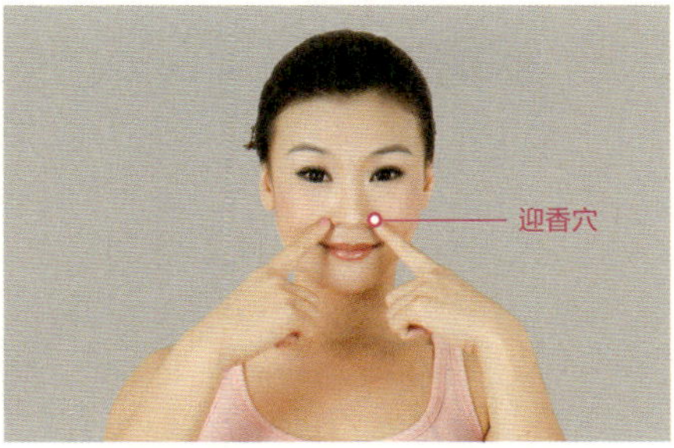

Step2： 正坐或仰卧，双手轻握拳，食指伸直，用食指的指腹垂直按压左右穴位。

操作要领

①力度以出现酸胀的感觉为宜。

②每天早晚各按摩 1 次，每次 1 ~ 3 分钟。

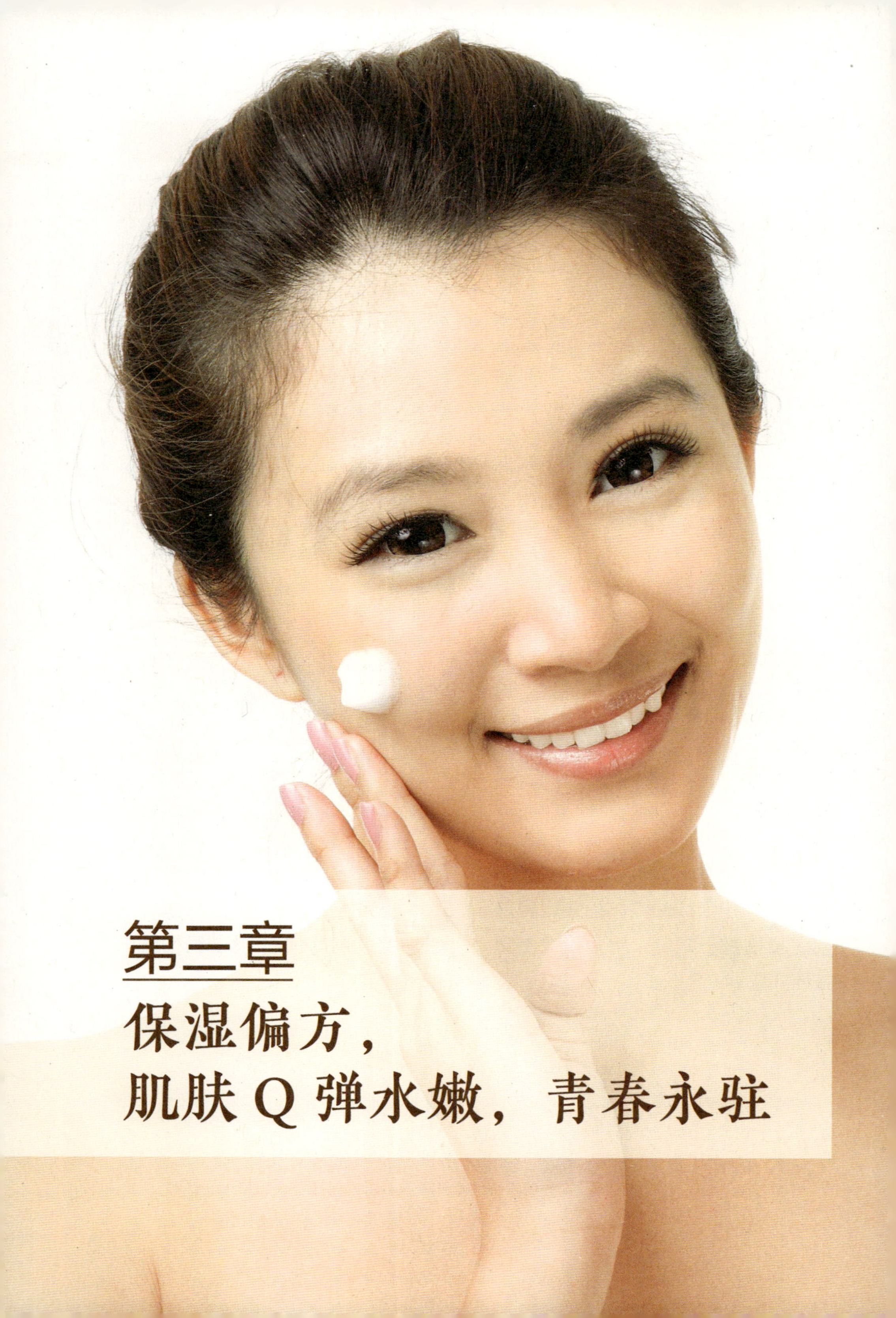

第三章

保湿偏方，
肌肤 Q 弹水嫩，青春永驻

健康水嫩的肌肤是每个女人都渴望拥有的，皮肤水润有光泽被认为是好皮肤的首要条件。这一切都离不开水，水分在护肤美容中占有极其重要的地位。一个女人想要健康美丽，无论是她的皮肤还是身体都离不开水。正如那句老话“女人都是水做的”。皮肤如果缺水，会引起干燥、粗糙、起皮屑和水油不平衡等多种肌肤问题。保持充足的水分，对女性护肤美容而言非常重要。

本章为读者提供了各种有关肌肤保湿补水的老偏方。主要针对皮肤干燥、粗糙、油腻、脸上起皮屑、黑头5种肌肤问题和4种不同皮肤类型介绍补水方法，让你学会全方位补水，让肌肤永远保持水嫩、光滑、有弹性。

美容养颜芦荟汤，让肌肤柔嫩丝滑

光滑柔嫩的肌肤是每个女人梦寐以求的，然而，这样的肌肤对部分女性而言却似乎是可望而不可及的。小陈就是因为这个问题来到医馆找我寻求帮助的。

小陈今年 30 岁，刚跳槽到一家大型广告公司当广告策划。职场激烈的竞争、繁重的工作压力，再加上小陈本身的好胜心，让她废寝忘食地工作。付出了总有回报，小陈取得了不错的业绩，也让她在新公司站稳了脚跟。在这放松的间隙，一直讲究生活品质的她发现，自己的皮肤变粗糙了，还经常便秘，这让她十分苦恼。我详细问了一下她最近的生活习惯，得出的结论是，小陈的变化跟她的工作与生活习惯密切相关。

小陈说，由于工作强度大，节奏快，工作期间基本顿顿吃快餐盒饭；加班结束后还常跟三五同事一起去街边吃小吃；而且因为工作忙，也很久没有去健身了。发现自己便秘后，也怀疑是不是平时没怎么喝水，心想着要多喝水，但是一忙起来还是经常忘，水果也吃得少。让小陈更懊恼的是，尽管注重做好日常护肤工作，但是皮肤还是越来越粗糙。不知所措的她最后决定来找我。

我看了小陈的舌象，舌红苔黄，有内热。内热容易导致便秘，而便秘是

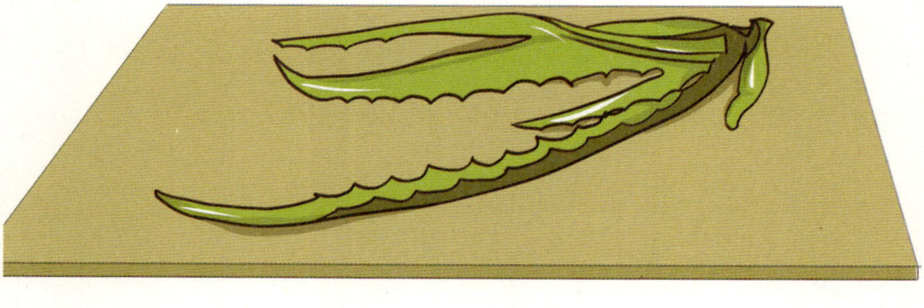

造成皮肤粗糙的重要原因。因为粪便久滞在大肠之中，会使毒素侵入人体内。再加上吃夜宵等不良的饮食习惯，增加了肠胃的负担，胃里不容易消化的食物变成垃圾，对肌肤造成很大的伤害。小陈是典型的办公室一族，需要长时间面对电脑和久坐，缺乏运动，平时又喝水少，降低了新陈代谢的功能，更容易引起内热，造成皮肤粗糙。因此，我给小陈推荐了芦荟汤。新鲜芦荟煮水后经常饮用，能有效解决因内热而引起的皮肤粗糙问题。芦荟性寒，味苦，《本草经疏》记载，“芦荟，寒能除热，苦能泄热燥湿，苦能杀虫，至苦至寒，故为除热杀虫之要药”。芦荟不论内服、外用，都有很好的湿润美容效果。内服芦荟可排毒养颜，泻下通便，所含的芦荟素可以刺激小肠蠕动，使肠道毒素顺利排出。芦荟亦可外用美容，其中所含的多糖和多种维生素对人体皮肤有良好的营养、滋润、增白作用；所含的胶质能使皮肤、肌肉细胞收缩，能保持水分，恢复弹性，消除皱纹。这对于小陈的便秘和皮肤粗糙的情况是非常适合的。

两周后，小陈打电话给我，从电话里听得出小陈非常兴奋。她说，现在她便秘的情况已经得到极大的改善了，芦荟内服加外用的效果很好，皮肤也恢复原有的光滑了。我提醒她在日常生活中，养成良好的生活习惯和饮食习惯，可以帮助防止皮肤粗糙的发生。熬夜、饮水不够、饮食习惯不健康都容易导致皮肤粗糙。多吃水果、粗粮，保证食物中含有适量的纤维素，都能促进身体正常的新陈代谢，使皮肤健康光滑。运动健身也是促进代谢的一种好办法。

最灵老偏方：芦荟汤

- 取适量芦荟洗净，去除外皮后切成小块，放进锅中，加入适量水，待水沸时加白砂糖调味即可。1 周 1 次，1 周 1 个疗程。此方可排毒养颜，适合便秘患者食用。

更多老偏方

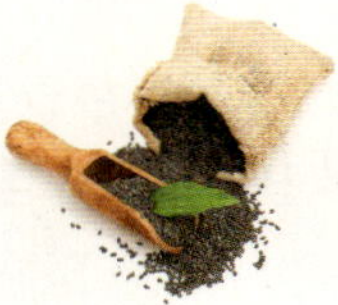

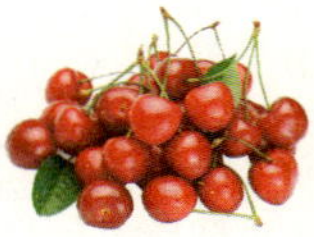

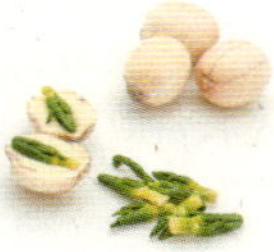

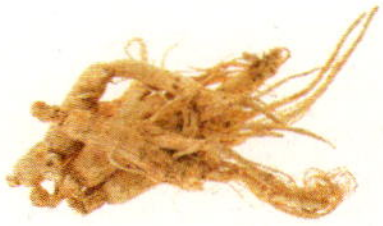

当归黑芝麻糊

取黑芝麻 250 克，当归 250 克。将芝麻炒熟后与当归共研成细粉，每次饭后 1 匙，每日吃 3 次，连吃两个月。此方可使面色红润，皮肤光滑细嫩。

芹菜蜂蜜汁

取新鲜芹菜 1~2 根，蜂蜜适量。先将新鲜芹菜洗净，连根、茎、叶切成小碎段，放入榨汁机中并加入少量凉开水，打成糊状，去渣取芹菜汁，在芹菜汁中调入蜂蜜，搅拌均匀即可。早晚分服，每次 1 杯。此方有降火明目、润泽肌肤的功效。

莲子百合粥

取莲子 30 克，百合 20 克，大米 100 克，冰糖适量。将莲子、百合、大米洗净，莲子与百合一同用清水泡发备用。将所有食材一同放进锅内，加适量清水，熬煮成粥。食用前加冰糖调味。可作为早餐。此方可养心安神，滋阴润肺，润泽肌肤。

益母草人参方

取适量的益母草、茯苓、人参、麦冬。将所用食材研成粉末，用水调和，搅拌均匀，使用前加几滴蜂蜜，涂于面部肌肤，每周 2~3 次。此方具有防止皮肤粗糙、滋养肌肤的功效。

芦荟汁

取适量的鲜芦荟。将芦荟洗净，榨成芦荟汁，涂抹于全身。此方可改善皮肤粗糙，有光滑嫩肤的功效。

银耳樱桃粥

取水发银耳 50 克，樱桃 30 克，粳米 50 克，糖桂花、冰糖各适量。将粳米洗净后，熬煮成粥。粥熟后，加入冰糖，待溶化后加入银耳，煮 10 分钟，再加入樱桃、糖桂花，煮沸后即成。可佐餐食用。此方有补气养血、滋润皮肤、美容养颜的功效，适用于容颜苍老、皮肤粗糙干皱者，常食可使人肌肉丰满、皮肤嫩白、容光焕发。

冰糖银耳羹专治皮屑

保湿补水是个贯穿四季的护肤话题。无论是哪个季节，肌肤缺少水分就会产生各种各样的肌肤问题。

阿秀是某医院后勤部的员工，经常替亲戚朋友来问我各种各样的健康问题。这回轮到阿秀为自己来了。阿秀今年 36 岁，最近天气一变得干燥或者起风，全身皮肤就会起很多皮屑，而且会痒。爱美的阿秀发现，随着年纪的增长，脸上已经留下了岁月的痕迹。为了掩盖这些痕迹，她最近开始化妆，可没过多久，她的嘴角、额头、鼻翼以及颧骨附近都起了皮屑，让上妆后的效果大打折扣，也让她感到非常惊讶。“现在夏天脸上都起皮屑了，秋天转眼就快来了，到时候天气一干燥，我这张脸可怎么办才好啊？”阿秀苦恼地对我说道。

起皮屑的原因有很多，过敏性皮肤容易因为过敏而产生皮屑，干性皮肤则时常由于过度清洁导致皮屑产生。起皮屑的原因大多还是因为皮扶缺水，肌肤缺水的部位会出现像鱼鳞一样的小皮屑，天气干燥时还会感觉很痒，若用手去抓，皮屑就会纷纷落下。从中医角度看，脾虚生热也会导致皮屑增加。阿秀的舌淡苔黄腻，脉细数无力，这正是脾虚生热的证候。如要改善皮屑增多的情况，就必须先调理身

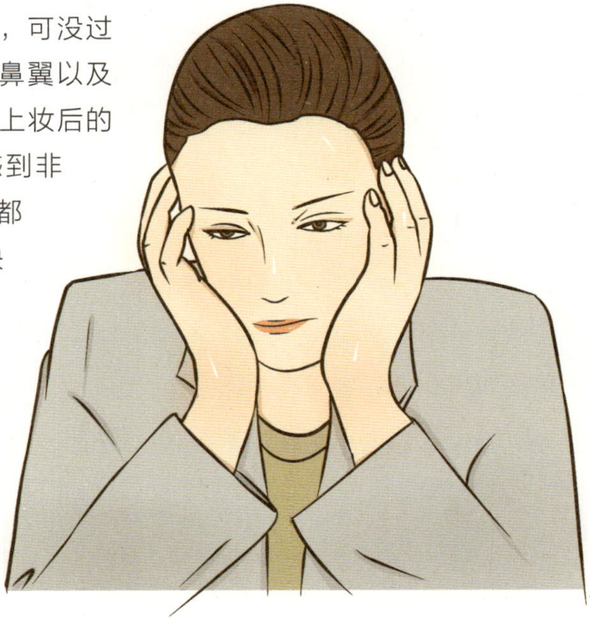

体，健脾补虚，清热润燥。我对阿秀说：“别着急，不妨试试冰糖银耳羹。”银耳味甘、淡，性平、无毒，特点是滋润而不腻滞，具有补脾开胃、益气清肠、安眠健胃、养阴清热、润燥之功，是一味滋补良品；冰糖除了可调味，也具有养阴生津的功效。皮肤状态是内部各项器官状态的外延，身体内部得到了滋润，外部的皮肤状态也会发生相应的改变。

我告诉阿秀，银耳也可直接当成面膜来外用，效果也是润泽紧致肌肤，还有消除皱纹的功效。她这种容易起皮屑的肤质，最好使用滋润型的洗面奶，洁肤后一定要做好基础保湿工作，让肌肤不缺水，也可通过注意饮食来改善皮肤的状态。辛辣油腻的食品容易对皮肤造成负担，尽量少吃。多吃新鲜的水果与蔬菜对润泽肌肤很有帮助，新鲜的果蔬中含有丰富的维生素、纤维素，可以保持皮肤光洁细腻。内调加外用双管齐下，效果会更加理想。

阿秀又向我要了一些滋润皮肤的外敷方法，她说，双管齐下，今年可以又美又舒服地过一个冬天了。

最灵老偏方：冰糖银耳羹

- 取银耳 6 克，洗净，用温水泡 3 小时，再加热炖成糊状，加上适量冰糖服用。每周 1~2 次，可长期食用。此方可滋阴润肤。

更多老偏方

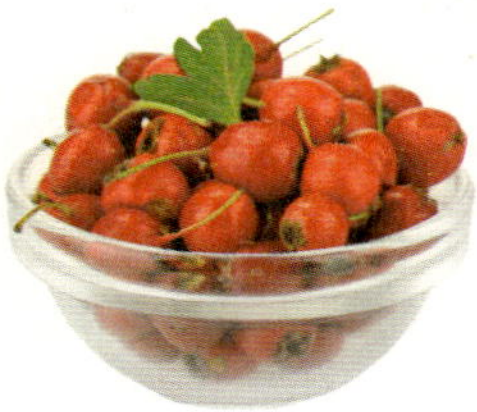

山楂薏米粥

取薏米30克，粳米100克，山楂5克，白糖适量。将薏米、粳米洗净，放入砂锅中，加清水1 000毫升，待水烧开后，加入已洗净的山楂，用小火慢熬成粥，食用前再加入适量白糖调味即可。分2次空腹服用。此方可消肿祛湿，美容护肤。

黑豆红枣塘虱鱼汤

取黑豆、红枣、塘虱鱼、姜适量。将黑豆提前一晚洗净，泡发备用；洗净清理好的塘虱鱼，沥干水分；红枣洗净，去核；黑豆捞起冲净。锅烧热后用一小块拍裂的姜擦一遍，加适量油，放入塘虱鱼两面煎至微黄，捞起备用。将适量清水倒入锅内烧开，放入所有食材武火煮沸，转文火煲 90 分钟，出锅前加盐调味即可。可佐餐食用。黑豆能养血补虚，塘虱鱼滋阴补肾，红枣补血健脾。三者合一有滋阴补肾、养血养颜的功效。

葡萄面膜

取葡萄3颗，洗净，去皮去子，捣碎。加上2匙奶粉和少许甘油，调成糊状后，敷在脸上，10分钟后洗净即可，每周2~3次。此方可为肌肤补充水分，有滋润皮肤的功效。

银耳面膜

取适量银耳，洗净去蒂，将银耳泡开后，煮成糊状，直接敷在脸上，待干后用水洗净即可。或是将面膜纸放进煮成糊状的银耳中，待面膜纸泡开之后，敷在脸上，10~15分钟后用清水洗净即可。此方可紧致肌肤，消除皱纹。

莲子百合汤

取莲子 10 克，百合 15 克，桂圆肉 10 克，枸杞子 15 克。将食材洗净后，放入锅中加适量清水，以文火煲约 40 分钟后，加入冰糖调味即可。可佐餐食用。此方有良好的滋补功效，常食可美容润肤。

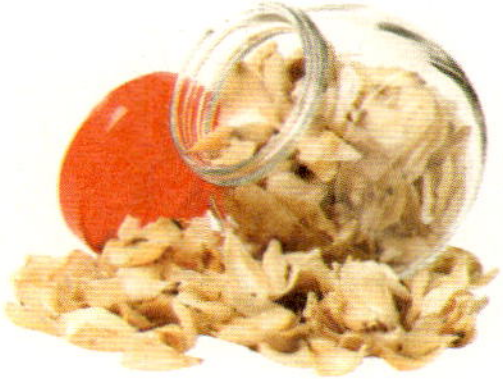

黑啤面膜帮你告别“草莓鼻”

鼻子位于脸的正中间，光洁漂亮的鼻子自然会为外形加分，若是长满了黑头，则为美丽的外表减分不少。黑头是硬化油脂阻塞物，通常出现在额头、鼻子等部位。被黑头堵塞的毛孔宛如一颗颗黑点，皮肤也失去了原有的光滑平整，于是便有了“草莓鼻”这个形象的比喻。

晓丽深受这个问题困扰，因此前来找我。晓丽 24 岁，面部肌肤情况不是很好，有一些小疙瘩、粉刺，鼻子上的黑头十分明显。晓丽说她试过很多有去黑头功效的鼻膜，但效果还没她自己动手挤黑头的效果好。因此，只要一有空，身边又有镜子，她便会习惯性地拿起镜子挤黑头。挤完之后鼻头变干净了，同时觉得特别过瘾。殊不知，这个看似过瘾的动作却会为肌肤带来很多危害。喜欢挤黑头和痘痘其实是一种普遍现象。动手去挤黑头或痘痘，看似能让毛孔中的内在污垢顺利排出，但实际上在挤压过程中，毛孔周边的结缔组织会受到压迫，从而变形，失去原有的弹性和支撑力，毛孔变得越来越大。同时也容易将细菌带进毛孔，引起炎症，造成更大的肌肤问题。

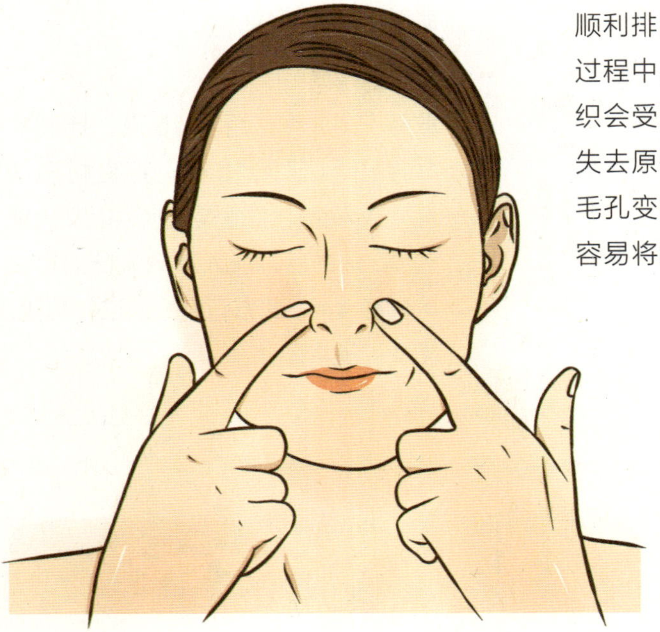

在与晓丽聊天中我还得知，晓丽常跟同事在路边摊解决三餐，也经常一起去大

排档吃烧烤、夜宵。常吃路边摊与烧烤这类刺激性的食物，也容易体热上火、脾胃两虚，给身体造成负担，从而使得皮肤情况变糟糕。

因此，为了改善晓丽的情况，除了让她调整自己的饮食方式，改掉挤黑头这个不良习惯外，我还给她推荐了敷黑啤酒面膜这个简单的去黑头办法。经常用黑啤酒敷面，啤酒中的酵素对皮肤十分有益，能令肌肤光泽、有弹性，酒精成分能够促进新陈代谢，还有杀菌功效。啤酒中的蛇麻子是一种清凉剂，有预防青春痘的作用，还能紧致肌肤，缩小毛孔，可以有效去除黑头。

晓丽说，鼻子上的黑头不难除去，但是仍旧会很快长出新的黑头。我告诉晓丽，除黑头要有耐心，黑头也有新陈代谢的周期，需特别注意日常的护理，代谢周期才会被慢慢改变。黑头生成是因为毛孔长期被堵塞，导致毛孔中的淤塞物慢慢氧化出来。因此，日常肌肤清理就显得非常重要，卸妆的时候一定要确保彻底卸干净了，避免毛孔堵塞。若能每日疏通和清理毛孔，毛孔也会慢慢恢复原状；定期去角质也能起到很好的辅助作用；为了防止黑头复发，坚持良好的生活习惯和保持健康的饮食也是不可或缺的，不熬夜，保持充足的睡眠；油腻、具有刺激性的食物都要尽量少吃。

晓丽听后决心要坚持治理黑头，早日告别“草莓鼻”。后来，晓丽联系我说，黑啤酒面膜真的有效，她的鼻头光洁了很多，整个人都自信了不少。

最灵老偏方：黑啤酒面膜

- 取适量黑啤酒倒入干净的碗中，然后将化妆棉浸泡在其中，4 分钟后取出，敷在鼻头处。每周 3~4 次。常敷此方可以有效收缩毛孔，去除黑头。

更多老偏方

绿豆薏米汤

取绿豆、薏米各 25 克，山楂 10 克。将绿豆洗净，备用。薏米清洗干净，备用。山楂清洗干净，备用。将所有食材一块放入砂锅中，加入适量的清水后煮开，煮沸几分钟后停火，不要揭盖，闷 15 分钟即可。可每日饮用。此方具有较好的排除肌肤毒素的作用。

小苏打洗脸法

取适量小苏打，适量洗面奶。将小苏打加入洗面奶中，用清水揉搓起泡后即可开始洁面，并轻柔按摩肌肤，T 字部位重点清洁。此方能收缩毛孔，减淡黑头。

绿豆粉面膜

取适量绿豆粉，加入适量水搅拌成糊状，敷于黑头处，再将吸油纸放在上面，待快干时，把吸油纸揭下，洗净即可。每周 1 次。此方有消炎、去黑头的作用。

珍珠粉面膜

取适量珍珠粉。在珍珠粉中加入适量清水，将珍珠粉调成膏状。洁净肌肤后，将面膜均匀涂在皮肤上，轻柔地按摩脸上肌肤，直到脸上的珍珠粉变干，再用清水将脸洗净即可。此方可以去除老化的角质和黑头。

番茄柠檬面膜

取适量番茄、柠檬，切片后打成泥，加少许面粉后搅拌均匀即可。洁肤后敷在脸上，15 分钟即可洗去。此方能深层清洁肌肤，收敛毛孔，对治疗黑头、粉刺有较好的效果。

红糖蜂蜜面膜

取适量蜂蜜和红糖，将红糖与蜂蜜搅拌均匀，备用。洁净肌肤后，将面膜均匀涂抹在 T 字部位。此方有很好的去黑头效果。

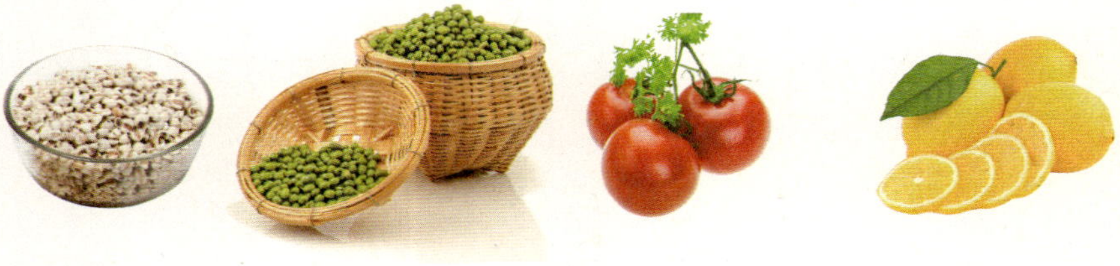

中性肌肤就用西瓜蜂蜜补水

与其他皮肤类型相比，中性皮肤可谓是理想皮肤，皮肤细腻有弹性，不见毛孔，不易老化，保养起来也相对轻松。但若因此就忽视了皮肤护理，甚至不进行皮肤护理和保养，那么即使是天生丽质也会变得问题丛生。

我的侄女倩倩来我家里做客，聊到她的工作时，倩倩就不由得眉头紧锁："您也知道我现在开淘宝店吧。虽说是坐在家里上班，可一点儿也不比在公司上班轻松。起早贪黑，因为还是新店，自己又要当客服又要负责进货、发货，客人也是各种各样。每天处理完这些问题，都已经是晚上 12 点以后了。自从开了店，在 12 点前上床睡觉似乎是件不可能的事。前不久刷微博还看到网上评出的十大易过劳死的职业，淘宝店主就是其中之一呢。"倩倩苦笑道。

我跟她说，这样老是睡眠不足对身体可是很不好的，特别像她这种爱美的姑娘，也应该知道睡眠不足、熬夜对皮肤伤害大。倩倩急忙

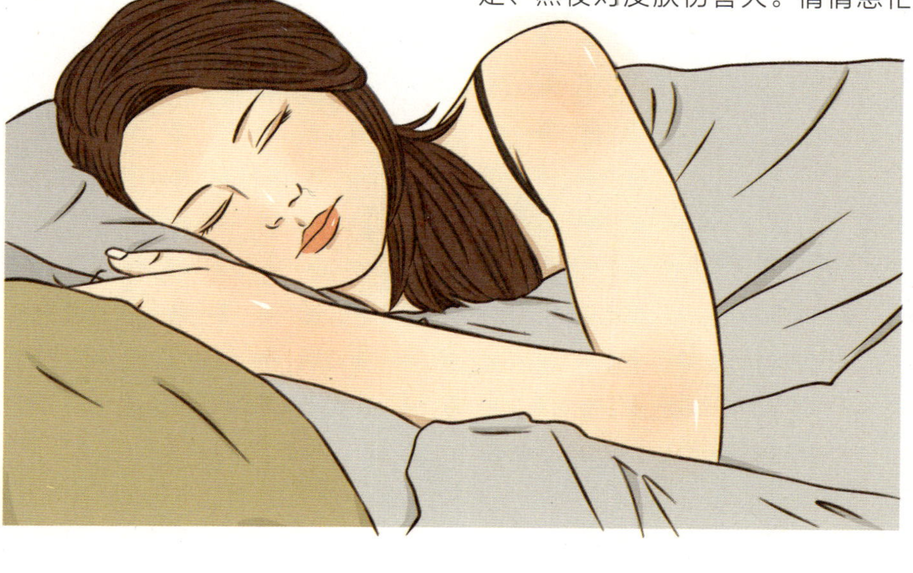

点头："这皮肤啊，就更别提了。本来我的皮肤挺好，好多朋友都羡慕我这中性肤质，不用花太多精力在护肤上，皮肤也一直水润光滑。可是现在，忙着淘宝店，也没时间顾及自己了。脸色变差了不说，皮肤也变粗糙了，洗完脸后觉得皮肤很干，感觉脸绷得紧紧的。"

倩倩从小身体底子就好，舌色淡红，苔薄白，脉和有神，是最健康、最稳定的平和体质。平和体质的人面色红润，肌肤润泽，多为中性肌肤。中性皮肤虽说是天生的好皮肤，但如果后天不好好保养，也会变成偏干或偏油的肌肤，因此也需要好好呵护。其实中性皮肤只需在日常护肤中注意油分和水分的调理，使其达到平衡，保证睡眠的充足，让肌肤处在最佳状态即可。倩倩现在的状况最需要的就是要给皮肤补充水分，于是我给她推荐了西瓜蜂蜜面膜。西瓜里含有多种具有皮肤生理活性的氨基酸和其他营养物质，这些成分十分容易被皮肤吸收，有滋润、防晒、增白的效果，其中西瓜的白皮部分还可嫩肤、美肤，具有补水的功效；而蜂蜜有很好的滋润肌肤的功效，能使肌肤变得柔软细致。

我告诉倩倩，经常敷西瓜蜂蜜面膜，会有效改善皮肤的状况。我提醒她，中性皮肤平时也要注意基础护理，保持皮肤的水油平衡。除了依靠护肤品和面膜外，良好的作息对皮肤的养护也起到很关键的作用。长时间熬夜、休息不足，都容易使皮肤晦暗、粗糙，滋生皱纹。中性皮肤在饮食上也可通过多食水果、蔬菜、豆制品和奶制品来补充必要的维生素和蛋白质，使皮肤更健康。

最灵老偏方：西瓜蜂蜜面膜

- 取适量西瓜，将西瓜的白皮部分磨成泥，加入 2 匙面粉、1 匙蜂蜜。搅拌均匀，在眼部和嘴唇涂抹眼霜和润唇膏后，将调好的面膜涂在上面，把湿面膜纸覆盖在脸上，10~15 分钟后移开洗净即可。每周 2~3 次。此方有补水润肤的功效。

更多老偏方

养颜茶

取生姜500克，红茶250克，甘草150克。将所有材料一同研磨成细末，装瓶备用。饮用时，每次取15~25克，用开水冲泡代茶饮，每日数次。久服此方可使皮肤白嫩细滑。

淮山玫瑰芝麻糊

取淮山15克，黑芝麻、冰糖各120克，玫瑰酱6克，鲜牛奶200毫升，粳米60克。将粳米洗净，浸泡1小时，捞出备用；淮山洗净，去皮，切成小粒，备用；黑芝麻炒香，备用。将粳米、山药粒、黑芝麻放入搅拌器，加入适量清水和鲜牛奶打成糊。锅中加入适量清水、冰糖，进行熬煮，待冰糖溶化过滤后烧沸，将芝麻糊慢慢倒入锅内，放入玫瑰酱不断搅拌，煮熟即可。可长期服用。此方可理气健脾、美容养颜。

冬菊圆茶

取去心麦冬3~6克，白菊花、桂圆肉各3克。将所有材料洗净，一起放入保温杯中，用沸水冲泡即可，可代茶饮。弃麦冬、菊花，吃桂圆肉。此方可消暑生津、祛风养颜。

复合型酸奶面膜

取复合型酸奶1/3杯，蜂蜜1匙。在酸奶中加入蜂蜜搅拌均匀，备用。洁净肌肤后，在眼部和嘴唇搽上眼霜和润唇膏，将调好的面膜均匀涂抹在脸上，再将湿面膜纸敷在脸上。约20分钟后用湿海绵或湿毛巾清理干净，然后使用爽肤水，进行肌肤基础护理。此方有保湿补水、养润肌肤的功效。

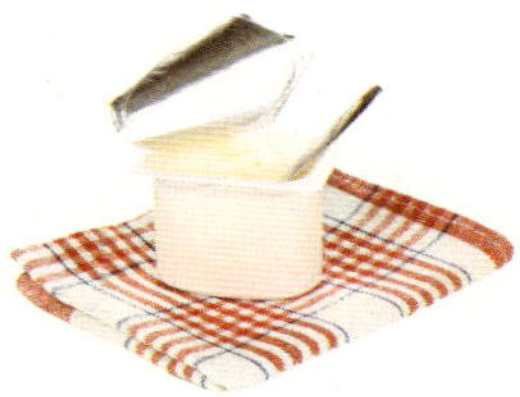

香瓜面膜

取香瓜1个，去子去皮，磨成泥；鸡蛋黄1个，植物油4毫升。将所有材料混合，并搅拌均匀，洁肤后将面膜敷在脸上，15~20分钟后洗净即可，每周1~2次。此方能起到保湿、增加皮肤光泽的作用。

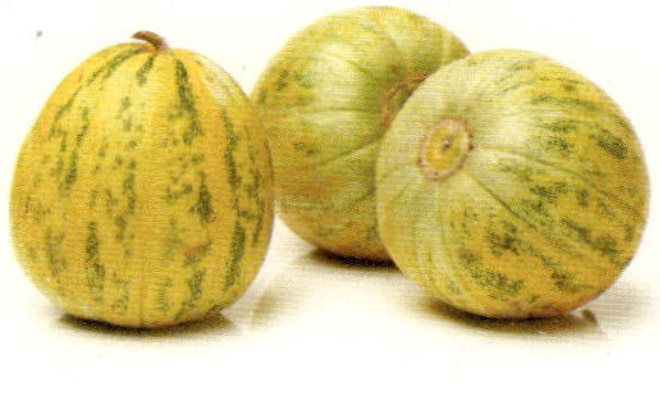

干性肌肤就用玫瑰酸奶面膜补水

干性肌肤的人，由于肤质比较细腻，毛孔不明显，皮脂分泌较少，因此常给人干净美观的感觉。但干性皮肤的人，若来到较干燥的环境中，皮肤也容易缺水，并变得紧绷，若没有得到及时护理则容易产生干纹、细纹。与其他肤质相比，干性肌肤的人更应该注重进行抗皱防衰老的肌肤护理。特别是到了秋冬这种寒冷干燥的季节，补水保湿就成了干性肌肤美女护肤的重中之重。我的一位患者小艾便是比较典型的例子。小艾的皮肤就是典型的干性皮肤，粗看会觉得小艾皮肤很好，干净细腻，没有痘痘，但若细看，则会发现小艾脸上其实有很多细纹，特别是在眼周、嘴角，这是由于小艾之前一直疏于护理皮肤造成的。小艾是一名白领，工作环境是很干燥的空调房。原本就是干性皮肤的她，需要长时间待在空调房里，却没有做好皮肤的补水工作，秋冬时节也是随便挑一瓶润肤霜用。长期下来，28 岁的小艾，皮肤跟同龄人比起来明显皱纹多了许多，也显得更为苍老；而且脸部肌肤一直都有紧绷感，脸上也开始出现小斑点了，这让她非常不自信，并羡慕其他姑娘的水润肌肤。

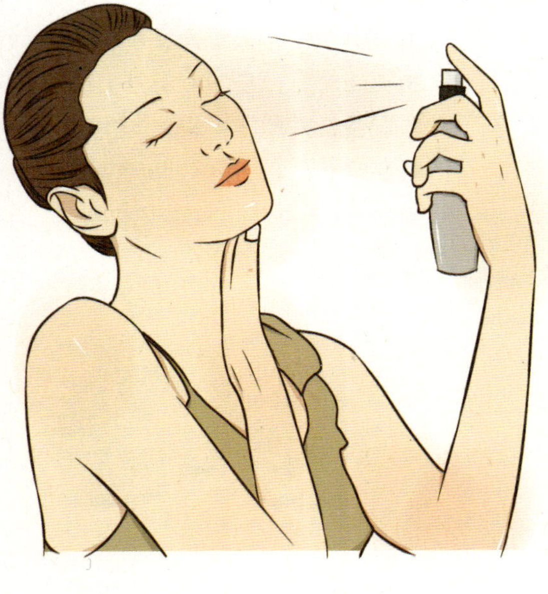

我发现小艾舌干红，少苔，脉象则是脉细数。交谈中，还了解到小艾有口燥咽干、手足心热的情况。因此我初步判断小艾为阴虚体质。阴虚体质的人较多属于干性皮肤，有内热，干枯不滋润也是阴虚体质的基本特征。机体内部得不到滋润，便会在皮肤表面体现出来。干燥的环境下人体容易缺水，若没有及时补水或做好保湿工作，皮肤会因缺水而出现干纹。身体内部则容易因干燥、缺水而产生内火，使皮肤问题变得更严重。皮肤上的干纹在进行补水润肤后会减淡或者退去，但若肌肤迟迟得不到滋润，干纹则会变成细纹，细纹则很难通过简单的补水润肤来消除。因此对干性皮肤而言，日常保养最重要的就是保湿补水。

我给小艾推荐了玫瑰酸奶面膜。玫瑰酸奶面膜的主要材料是鲜玫瑰花、酸奶和蜂蜜。玫瑰花能调节内分泌，消除色素沉着，滋润皮肤，改善肌肤黯沉，补充肌肤水分；酸奶中的乳酸，有不错的保湿功效，也有去角质作用，可让肌肤快速恢复光泽、嫩滑；蜂蜜有较强的润泽性，可以较好地防止皮肤表面水分蒸发散失，蜂蜜的营养成分易于被皮肤细胞吸收，能有效地改善皮肤表面的营养状态，起到很好的润泽营养肌肤的功效。

我告诉小艾，敷上玫瑰酸奶面膜，一周后就能收到明显的效果。用了面膜之后，脸部皮肤的那种紧绷感会减轻，脸上的干纹也会变淡。我提醒她，当进入比较干燥的季节时，若继续使用夏季护肤品，肌肤会觉得不够滋润。干性皮肤补水重点也就是保存有限的油脂。因此护肤品应根据季节的变换而做出相应的调整，冬季可选用一些质地较为厚重、油脂状的、高效保湿的护肤品。同时，在日常饮食中也可选择脂肪和维生素含量高的食物，对皮肤进行由内而外的滋养。小艾欣然接受了这些意见，并跟我又要了几个补水方，打算让肌肤水润地度过这个冬季。

最灵老偏方：玫瑰酸奶面膜

- 将玫瑰花瓣 7 片浸入水中，2 个小时后，放在碗中，加上全脂酸奶和少许的蜂蜜，捣成糊状，用于面部。每周 2~3 次。此方有润泽肌肤的功效。

更多老偏方

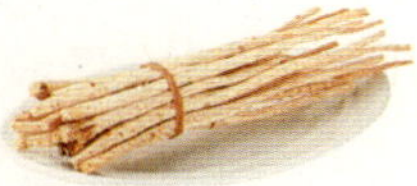

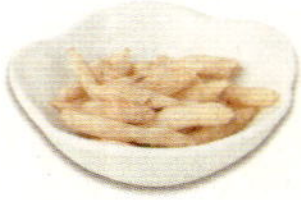

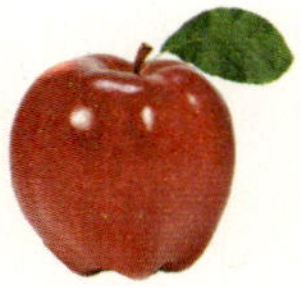

沙参玉竹排骨汤

取沙参 30 克，玉竹 30 克，排骨 350~400 克，盐适量。先将排骨放入沸水中浸泡约 5 分钟除去油脂后，把排骨放入锅中，加入适量清水，用大火煮沸后转中火续煮 45~60 分钟后，去除汤面浮油，加入清洗干净的沙参、玉竹，继续中火煮约 60 分钟。此方可滋阴养颜，美容护肤。

枸杞麦冬蛋丁

取鸡蛋 3 个，枸杞子、花生米、瘦猪肉各 30 克，麦冬 10 克，盐、湿淀粉、花生油各适量。将花生米煎脆，备用。枸杞子洗净，放入清水中泡发，备用。麦冬洗净，放沸水中煮熟，切成碎末；瘦猪肉切丁；鸡蛋打入碗中，加入少许盐搅拌均匀后放入锅内隔水蒸熟，冷却后切成粒状。将锅置火上，放花生油，将瘦猪肉丁炒熟，倒进蛋粒、枸杞子、麦冬碎末，炒匀，放盐，然后用湿淀粉勾芡，装盘，把花生米铺在上面。每日 2 次，可佐餐食用。此方可增强体质，同时又能美白肌肤。

番茄柠檬面膜

取适量番茄、柠檬，切片后打成泥，加少许面粉后搅拌均匀即可。洁肤后，敷在脸上，15 分钟后即可洗去。此方能深层清洁肌肤，收敛毛孔，对治疗黑头、粉刺有较好的效果。

牛奶面膜

取牛奶适量，杏仁油 1/2 匙，精油 2 滴。将杏仁油、精油加入牛奶中，搅拌均匀后再将面膜纸放入牛奶中，完全泡开后敷于已洁净的脸上，10 分钟后移开，用清水洗净即可。或直接用牛奶洗脸，并轻柔地按摩脸部肌肤，促进吸收营养，每周 1 次。此方有助于改善肌肤状态，可润泽、美白肌肤。

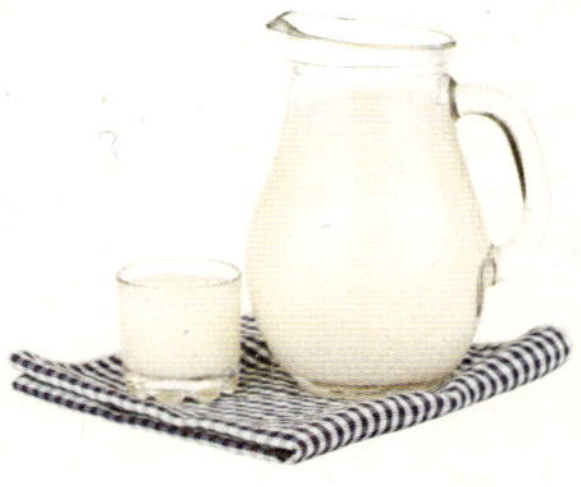

黄瓜蛋清维持肌肤水油平衡

好友相聚的饭局上，我认识了一位报社的记者，白小姐。白小姐长得很漂亮，穿着也很时髦，可是美中不足的就是脸上油光太重。白小姐说若是遇到天气炎热的时候去跑新闻，更是整天都油光满面，这让她靓丽的形象大打折扣。“我试过了各种控油的护肤品和化妆品，可收效甚微啊。有时候去采访一个大人物，自己却油光满面的，需要不停补妆，多尴尬！”“你别着急啊，我们这里可是有位名医呢！他手里有好多灵丹妙药！”同桌的一位老熟人指着我说。白小姐立刻转过头，急切地看着我说：“臧医师，您有什么法子能帮我吗？”

我发现白小姐舌苔黄腻，脉数，再加上她面多油光，我初步判断她为湿热体质。湿热体质中有不少人是属于油性皮肤。我给她分析道，油性皮肤的人皮肤油脂分泌很旺盛，人们首先想到的应对方法就是控油、吸油。这虽然快速有效，但效果只是暂时的，油光会很快重现。过度控油容易导致“越控越油”的局面，会阻碍皮肤对水分的吸收。油性皮肤的人往往不注意皮肤的补水保湿，而将注意力都放在控油爽肤上，水油失衡，形成皮肤外油内干的状况。“那有什么方子可以解决这个问题吗？”白小姐听我分析完后又问道。对于白小姐的情况，我为她推荐黄瓜蛋清面膜。黄瓜味甘、甜，性凉，无毒，具有利水

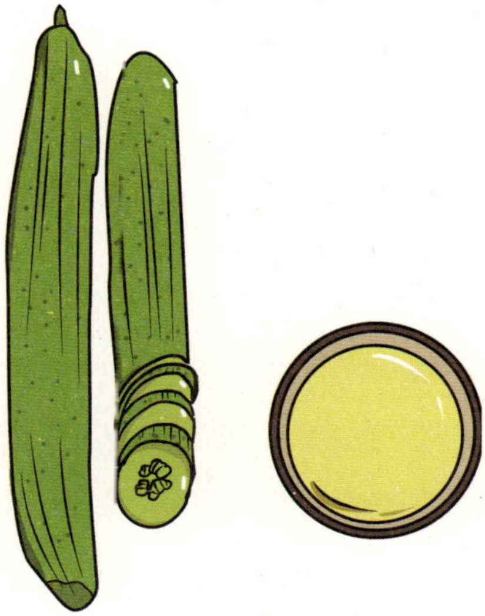

利尿、清热解毒的功效。黄瓜中所含的黄瓜酶有很强的生物活性，能有效地促进机体的新陈代谢，促进血液循环，增强皮肤的氧化还原作用。黄瓜含有丰富的维生素 C，对肌肤起到爽肤润肤、增白的作用；蛋清起控油、收缩毛孔、润肤作用。黄瓜蛋清面膜既能控油爽肤，又能为皮肤补充水分，润泽肌肤，非常适合白小姐的身体和皮肤情况。白小姐对我连连道谢，说回家立刻试试。

两星期后，白小姐联系我说，黄瓜蛋清面膜真的很神奇，效果比她用过的一些名牌护肤品还要好。我提醒她，切记不可过度控油，吸油纸不可频繁使用，洁面产品也是。太过频繁地吸油、清理油脂，反而会刺激皮脂腺的分泌。针对白小姐的湿热体质，我建议她多食用祛湿食物，如冬瓜、绿豆、花茶等，能起到改善油性肤质的辅助作用；而甜食、辛辣刺激的食物会加重体内的湿热之气，则要少吃，这也能抑制脸部油分。

最灵老偏方：黄瓜蛋清面膜

- 取少量黄瓜洗净、切段并榨汁，加入适量蛋清和 1 滴维生素 E 混合均匀，涂于已洗净的脸上，15 分钟后洗净，每周 2 次。此方可控油爽肤，润泽肌肤。

更多老偏方

鹌鹑祛湿汤

鹌鹑4只，薏米、百合各50克，姜3片。将鹌鹑洗净，备用。薏米、百合洗净，泡发，备用。将所有食材一同放入砂锅中，加入适量清水煲90分钟左右，出锅前加适量盐调味即可。可佐餐食用。此方清热祛湿，排毒养颜，可增强人体免疫功能。

竹笋瓜皮鲤鱼汤

取鲤鱼 1 条，鲜竹笋 500 克，西瓜皮 300 克，眉豆 60 克，生姜、红枣各适量。将竹笋削去硬壳，再削老皮，横切片，水浸 1 天，备用。将鲤鱼去鳃、内脏，不去鳞，洗净略煎黄，备用。眉豆、西瓜皮、生姜、红枣洗净，红枣去核。将所有食材一同放入锅中，加入适量开水，武火煮沸后，文火煲 2 小时，食用前加盐调味即可。此方祛湿降浊，健脾利水，同时还能护肤、抗衰老。

草莓面膜

取 4 粒草莓洗净榨汁，将 1 匙面粉和少量脱脂酸奶混合后加入草莓汁中，再加入 1 匙蜂蜜搅拌均匀后涂在已经清洁的脸上，15 分钟后用清水洗净即可，每周 1~2 次。此方可控油、清洁皮肤。

胡萝卜酸奶面膜

取胡萝卜半根，柠檬汁、脱脂酸奶适量。将胡萝卜洗净、切块后用搅拌机搅拌成泥，在胡萝卜泥中加入柠檬汁、酸奶，搅拌均匀。洁面后将面膜均匀涂在脸上，15 分钟后用清水洗净即可。每周 1~2 次。此方可清除老化角质，镇静皮肤。

绿豆金银花汤

取绿豆 100 克，金银花 20 克。将绿豆放入锅中加水煮至豆熟后，放入金银花一同煮沸。去金银花，食豆饮汤。此方可防暑降温，护肤养颜。

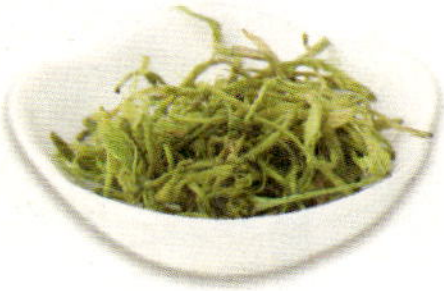

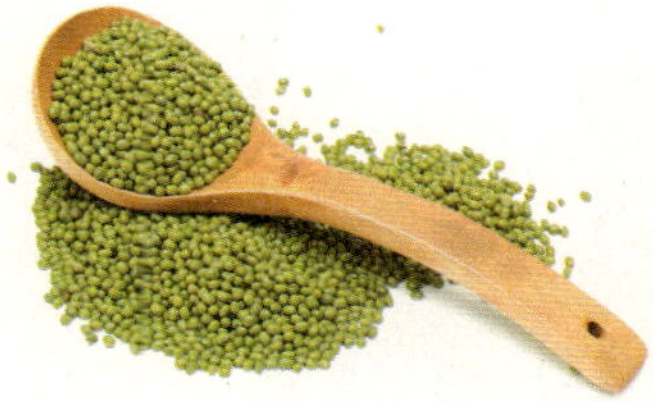

绿豆面膜保持肌肤清爽不油腻

我不定期会在自己所住的社区进行义诊。有一次义诊刚刚结束准备回家，一位姑娘从远处急匆匆跑来，“臧大夫！麻烦等一等！我错过了您的前几次义诊，今天好不容易赶上了，能不能耽误您几分钟啊？不然下次又不知道要等到什么时候了！”看这姑娘跑得满头大汗，一脸急切，我就答应了。姑娘气还没喘匀就开始说起自己的情况来：“大夫，我叫娟子，25 岁了，在大商场里当导购。由于工作的缘故，我们工作时间必须化妆。我是油性皮肤，皮肤出油的情况非常严重，妆很容易花掉，于是我用了各种控油的护肤品，也注意深层清洁皮肤，平时更是吸油纸不离身。可没想到，油光重的情况没得到明显改善，毛孔还是那么大。而现在脸颊和嘴唇周围一上妆居然还会有点儿小皮屑，让我的妆容变得很不整洁。大夫，我听说您对皮肤问题很有办法，能不能推荐一两个适合我的方子？”

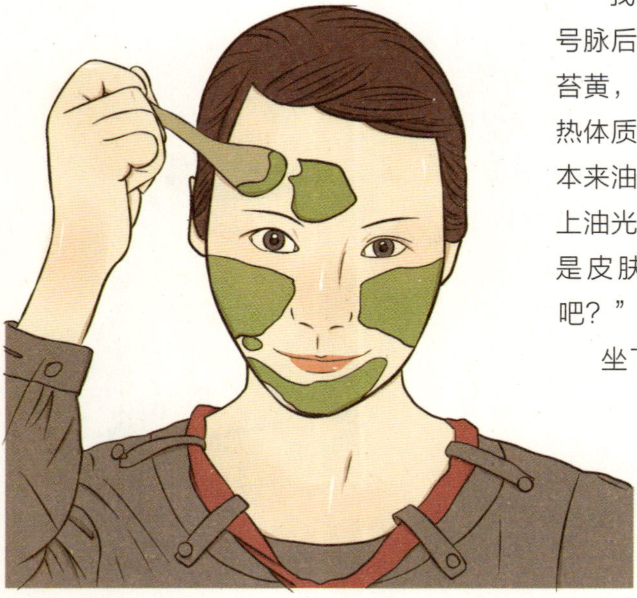

我看了娟子的舌象，为她号脉后发现，娟子舌质红，舌苔黄，脉象紧实有力，属于阳热体质。阳热体质的人，脸部本来油光就较重。导致娟子脸上油光变重的另一个原因其实是皮肤缺水。“缺水？不会吧？”娟子一脸惊讶。我让她坐下，慢慢跟她解释。皮肤拥有水油平衡系统，这个系统一旦遭到破坏，就会产生许多肌肤问题。

过度控油、过度清洁，使得大量油脂被清洁掉，皮脂腺会分泌更多的油脂来填补，因此会出现越洗越油、越油越洗这种恶性循环。而油脂太多，也阻碍了肌肤内外水分的双吸收，毛孔变大，又导致了皮肤干燥缺水的情况。娟子听完后问：“那有什么办法可以解决这个问题吗？”

针对娟子的情况，我给她推荐了一种简单方便的方子，就是绿豆水面膜。用浸泡 4 小时的绿豆水敷脸，就能改善娟子的情况。绿豆味甘，性凉，有清热解毒、利水消肿的功效。绿豆的清热之功在皮，解毒之功在肉。绿豆面膜清洁性很强，能控油、收缩毛孔，能排出皮肤中堆积的毒素。“这么简单啊，那我今晚就试试！”娟子如获至宝，跟我连连道谢后，又匆匆离去了。

不久后，我在小区花园里又遇到了娟子，娟子兴高采烈地对我说：“大夫，您看！我脸上的‘大油田’是不是没那么严重了？那个绿豆水效果真好！”我笑着点点头，提醒她，控油关键还是要让水油平衡，让油脂和汗液能有良性循环。彻底清洁皮肤很重要，但不要过度清洁；洁肤之后要注意对皮肤进行深层护理，使用小分子、吸收快的护肤品。化妆时要选对适合肤质的化妆品，同时也要注意吸油纸一天只能用两张。卸妆要彻底，防止毛孔堵塞。平时可多吃苦瓜、绿豆、芹菜、薏米等具有清热功效的食物，调理阳热体质，从而由内而外改善油光重的情况。

最灵老偏方：绿豆水面膜

- 取适量绿豆，将绿豆洗净，浸泡 4 个小时，再将面膜纸泡在绿豆水中，然后敷在洗净的脸上，10~15 分钟即可。每周 2~3 次，长期使用效果更佳。此方可控油，收缩毛孔。

更多老偏方

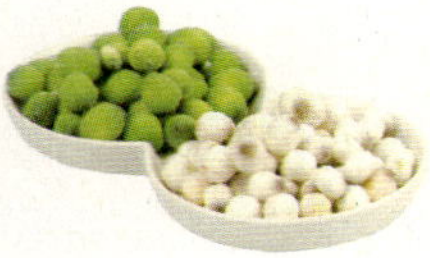

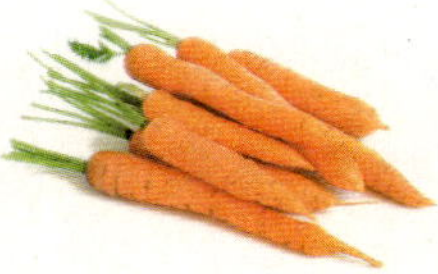

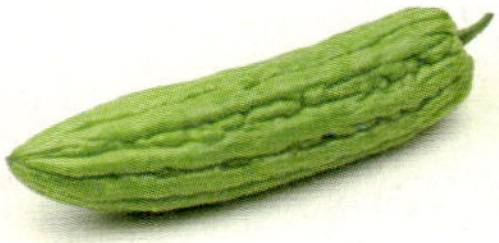

淘米水洗脸

将大米用清水搓洗后，把淘米水倒掉，再加入清水搓洗，留下第二遍的淘米水，静置一晚，取静置一晚后的淘米水上部的清澈部分倒入洗脸盆中洗脸即可。此方适合油性皮肤，有温和清洁的作用。

莲子汤

取莲子 30 克，栀子 15 克（用纱布包扎）。将莲子、栀子放入锅中加入适量清水、冰糖，水煎，吃莲子喝汤。此方适合阳热体质人士食用。

胡萝卜面膜

先取鲜胡萝卜 500 克洗净，用搅拌机捣碎。在捣碎的胡萝卜及其汁液中，加入 5 克面粉再捣成泥，把胡萝卜泥敷于面部，隔日 1 次，每次 10 分钟即可。此方具有控油作用。

淀麦磨砂面膜

取适量麦片，生淀粉 1 匙。将麦片捣成粉状，与生淀粉均匀混合。取适量混合物，加适量清水，均匀搅拌调成糊状。清洁皮肤后，将面膜均匀涂抹在脸上，静置 10~15 分钟，用清水洗净即可。此方可控制皮肤油脂分泌，减轻皮肤油腻的情况。

苦瓜菊花粥

取苦瓜 100 克，菊花 50 克，粳米 60 克，冰糖 100 克。将苦瓜洗净去瓤，切成小块备用。粳米洗净，菊花漂洗，将粳米与菊花一同放入锅中，加入适量清水，置于武火上煮至水沸后，将苦瓜、冰糖放入锅中，改用文火继续煮至粳米开花即可。可佐餐食用。此方有清热、降火的功效。

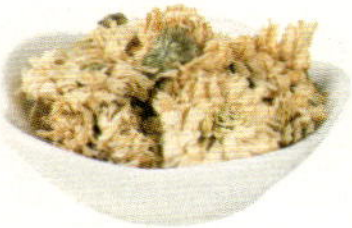

● 按摩特效穴：承浆穴、百会穴

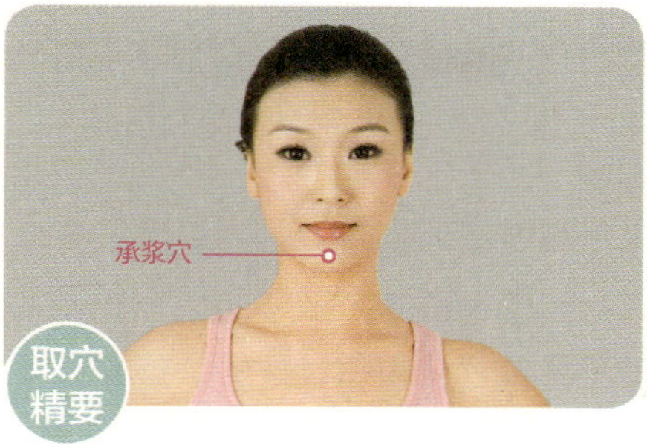

承浆穴： 生津敛液，舒筋活络。穴位位于面部，当颏唇沟的正中凹陷处。

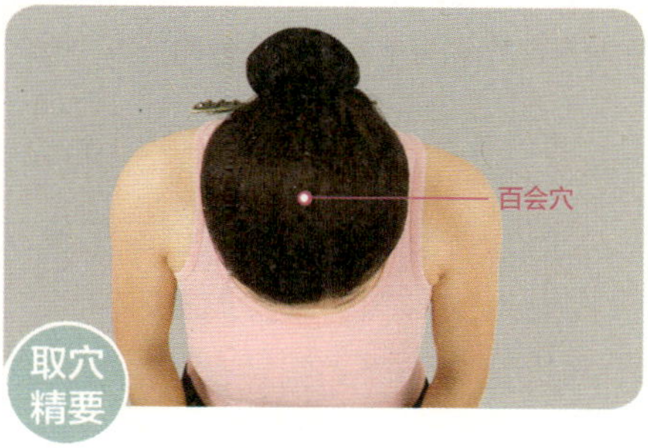

百会穴： 开窍醒脑，安神定志。穴位位于头顶正中线与两耳尖连线的交点处。

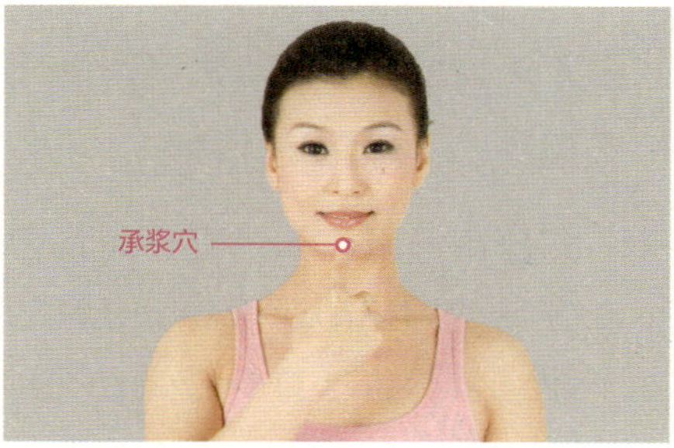

Step1： 正坐或站立，抬头，目前视，食指置于穴位，用食指的指腹按压穴位。

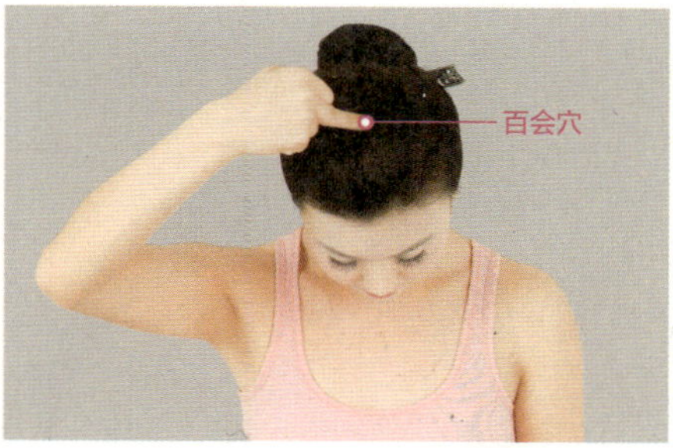

Step2： 低头，将一手放在头侧部，中指端置于穴位上，以指腹用力按揉穴位。

操作要领

①力度以出现酸胀的感觉为宜。

②每天早晚各按摩 1 次，每次 1~3 分钟。

敏感肌肤就用黄瓜，补水又安全

在所有皮肤类型中，敏感性皮肤的保养需要格外小心。因为敏感性皮肤极易受外物影响，若接触到刺激性物质，容易引发皮肤过敏。所以在护肤品和化妆品的选择上要特别小心，应先明确产品是否含有过敏成分，或者在手上或耳后进行皮肤测试之后再使用。

孙女士经常找我求诊，这次她还带着女儿一同前来。可是孙女士的女儿蕾蕾却一直低着头，一问才知道原来是脸上皮肤过敏严重的缘故。蕾蕾是一位 19 岁的在校学生，前阵子参加了学校里的文艺演出。因为学校里演出化妆时使用的都是公用化妆品，蕾蕾原本就是敏感性皮肤，经过这么一折腾，便出现了严重的皮肤过敏。虽然去了医院医治，过敏症状也基本消去，但蕾蕾还是心有余悸，干脆什么护肤品都不用了。蕾蕾现在的皮肤状况不太好，脸上还是有不少小红点，皮肤也很粗糙，还有脱皮的现象。

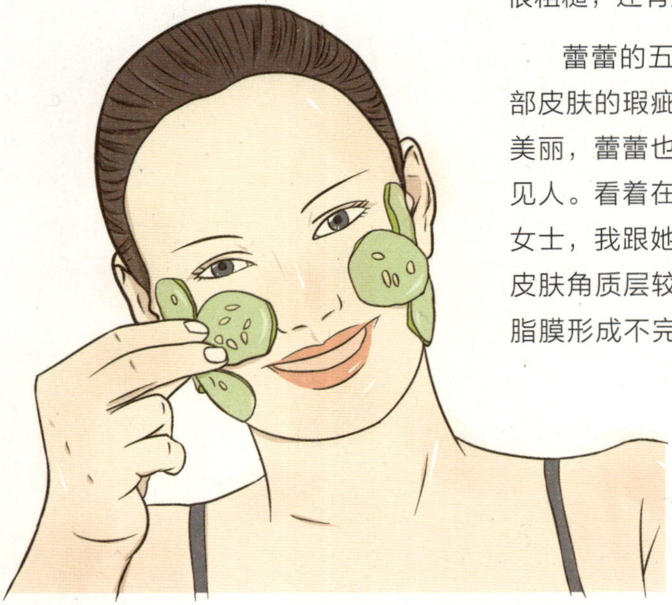

蕾蕾的五官很漂亮，但是脸部皮肤的瑕疵却遮盖住了五官的美丽，蕾蕾也一直低着头，不愿见人。看着在旁边一脸焦虑的孙女士，我跟她说，敏感性肤质者皮肤角质层较薄，肌肤表面的皮脂膜形成不完全，稍不注意，脸部皮肤就会过敏，气候、化妆品、植物等都有可能导致皮肤

过敏。但这并不表示直接放弃而不进行日常护理，只是与其他皮肤类型相比而言要更为小心。敏感性皮肤的角质层保持水分的能力较低，皮肤容易干燥，因此补水对敏感性皮肤而言非常重要，能增强皮肤的抵抗力。

我给蕾蕾推荐了黄瓜面膜，让她每天坚持敷用，能很快改善皮肤的状态。黄瓜有清热、利水、消肿之功效，而最大的美容功效就是镇静补水，温和修复干燥受损肌肤，黄瓜中还含有丰富的维生素，可以为皮肤提供充足的营养，能有效地对抗皮肤老化，减少皱纹的产生，并可防止唇炎、口角炎，是非常适合敏感性皮肤使用的天然美容佳品。孙女士和蕾蕾表示回家马上试试。

蕾蕾使用了黄瓜面膜约 1 个月后，孙女士告诉我，蕾蕾现在的皮肤可谓是焕然一新。皮肤变光滑了，不再粗糙，脸上的小红点儿也基本消退了。我提醒她，皮肤虽然现在变好了许多，但是仍不可大意。易过敏的皮肤，一定要选择不会过敏的适合自己的护肤品来进行日常护理；注意皮肤的补水保湿，增强皮肤的抵抗力；清洁皮肤时不要用过热的水，以免刺激皮肤，洁肤用品也应尽量选择温和不刺激的；在换季以及极端天气时要采取必要的防护措施，避免皮肤受到刺激。孙女士表示感谢，答应一定会提醒蕾蕾注意皮肤的日常护理，让蕾蕾能更全面地护理肌肤。

最灵老偏方：黄瓜面膜

- 取 1 根黄瓜洗净，切成薄片。将脸擦洗干净后敷上黄瓜片，保持 10 分钟左右，再用温水将面部洗净。或将黄瓜榨汁，用黄瓜汁擦脸。坚持每天 1 次。此方有清洁补水、镇静皮肤、柔润肌肤的作用。

更多老偏方

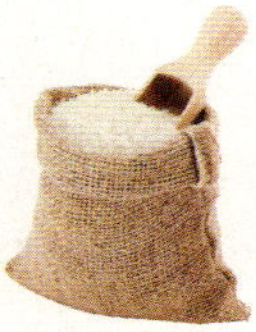
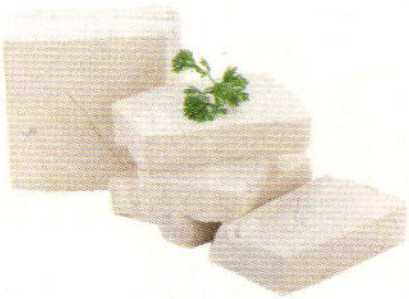
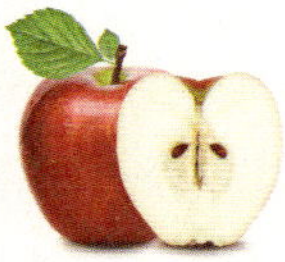
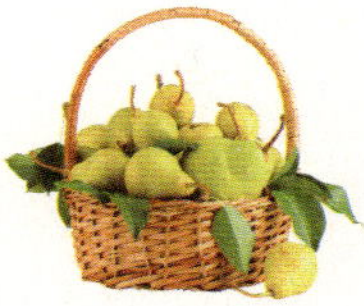

固表粥

取乌梅 15 克，黄芪 20 克，当归 12 克，粳米 100 克。将所有食材洗净，一起放入砂锅中，加适量清水煎开。再用小火慢煎成浓汁，取出药汁后，加入适量清水再煎开后取汁，用药汁与粳米一起熬煮成粥，食用前加入适量冰糖调味即可。趁热食用。可佐餐食用。此方适合过敏体质人士食用。

豆腐菊花羹

取豆腐 100 克，野菊花 10 克，蒲公英 15 克。将野菊花、蒲公英洗净，一同放入锅中，加适量清水，煎煮取汁约 200 毫升。将汤汁放入锅中，加入豆腐、调味品同煮沸，用适量水淀粉勾芡，搅拌均匀即可食用，可佐餐食用。此方清热解毒，适合过敏体质人士食用。

辛夷花苍耳子炖猪肺

取辛夷花 10 克，苍耳子 10 克，猪肺 200~300 克。将水龙头对准猪肺的喉管灌满水，用力反复揉搓，至白沫杂质被搓出，反复进行，直至泡沫不再出现，方为清洗干净。猪肺晾干水，在锅里不下油干炒，然后切成块状。把猪肺块与苍耳子、辛夷花和适量清水一同放入炖盅中，同炖 3 小时即可。此方有清热解毒、预防过敏的功效。

苹果雪梨羹

取苹果 2 个，雪梨 2 个，薏米 120 克，陈皮 9 克，白糖适量。将苹果、雪梨去核留皮，将薏米与陈皮一同放入锅内，加入适量清水煮 30 分钟后放入苹果、雪梨，同煮 50 分钟后加入适量白糖调味即可。此方有补水、美容的功效。

水润混合肌就用番茄维 C 面膜

我有位患者叫阿岚，今年 27 岁，自己开了间服装店。她听说我对各类皮肤问题很有办法，因此专门来到医馆寻求帮助。她这皮肤一直是个大麻烦，花费了很多时间。阿岚说她的额头和鼻子油光非常重，毛孔也大，下巴也经常长粉刺，但是脸颊、眼周还有嘴唇四周的皮肤又是正常偏干性的。夏天要控油，偏偏脸颊那些不油腻的皮肤又会因此变得紧绷，甚至还会脱皮；冬天为了保湿用一些油性重的护肤品，可额头、鼻子这些部位又觉得太油腻，不舒服。不知所措的她试过了各种护肤品，但效果都不尽如人意，她希望我能够给她一些帮助。

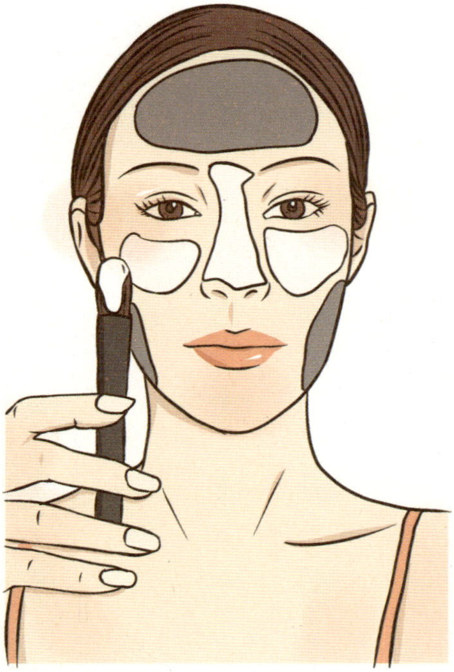

我为阿岚号脉，她的脉沉滑，舌苔厚腻，属于痰湿体质。痰湿体质的人很容易出现脸部局部出油的情况。我告诉她，像她这种混合性皮肤，只用一种护肤品来应对一整张脸，效果肯定是不太理想的。油的地方会变得更油，干燥的地方会变得更加干燥。混合性皮肤本身的状况，也并不非常稳定，所以在日常保养中，最好是根据当天的皮肤状况去改变保养的方法。在日常护理中要顾及不同部位的不同需要，较干的部位要着重保湿；T 字部位（即额头、鼻子处）在清洁时要彻底，防止油脂堵塞毛孔。T 字部位还应该避免过度清洁，在控油的同时也要补水。同油性皮肤一样，过度清洁会导致皮肤水油失衡，使肌肤越来越油。可见“对症下药”、有针对性，是混合性皮肤保养的关键，补水保湿则是不同部位的肌肤护理都需要有的共同环节。

在讲明了道理后，我给阿岚介绍了一个改善混合肌的方法——番茄维C面膜。番茄中含有苹果酸、柠檬酸等弱酸性的成分，能使皮肤保持弱酸性，能帮助美白肌肤、淡化色斑、补充肌肤所需的水分，并且番茄内含有丰富的抗氧化剂，可防止自由基对皮肤的破坏，从而起到预防肌肤老化的作用；而维生素C有很好的美白、控油、排毒的功效。这款面膜有很好的补水功能，每周使用2~3次，长期坚持可以使肌肤水嫩白皙。阿岚听了之后一解愁容。

我告诉她，痰湿体质的人应忌食肥甘厚味、生冷之物。多吃点生姜、蔬菜，化痰祛湿，对改善皮肤出油的情况有较好的辅助作用。混合性皮肤适合分区做面膜，T字部位用清爽的面膜，干燥的部位着重保湿，可以用营养丰富的面膜。T字部位可以试试海藻蛋清面膜，干燥部位则改成海藻蛋黄面膜，略显麻烦，但是对于混合性皮肤来说却能收到不错的效果。

最灵老偏方：番茄维C面膜

- 取半个番茄洗净，连皮捣烂后加入适量蜂蜜、维生素C粉，搅成糊状，洁肤后，将面膜均匀涂抹在脸或手部，15分钟后洗去。每周2~3次。此方能预防肌肤老化，补水美白。

更多老偏方

菊花薏米粥

取枇杷叶9克，菊花6克，薏米30克，大米50克。将枇杷叶与菊花加水3碗煎至2碗，去渣取汁，再加入薏米、大米和适量水，煮粥服用。此方能清热解暑，美白补水，祛斑养颜。

荷叶鸭子

取鸭肉200克，糯米25克，荷叶1张，作料适量。将鸭肉去骨，切成块状。将八角、茴香剁碎，与糯米一同炒熟，研成细末备用。将酱油、料酒、味精、葱末、姜末及胡椒粉等作料调成汁，把鸭肉浸入腌渍2小时，再把糯米粉调入拌匀。将荷叶切成4块，把鸭肉用荷叶包好，放在盘内，放入锅中，用旺火蒸2小时即可。隔日1次，佐餐食用。此方有益气降脂、滋润肌肤的功效。

海藻蛋黄面膜

取 1/3 匙天然海藻粉，1 个鸡蛋黄。将海藻粉和鸡蛋黄搅拌均匀后备用，洁肤后，将面膜敷在脸颊和嘴边部位，10 分钟后洗净即可。此方有补水润肤的功效。

胡萝卜苹果面膜

取胡萝卜半根，苹果1/4个。将胡萝卜洗净，去皮，切块。苹果洗净，去皮，去核，切块。将胡萝卜块与苹果块一同放入榨汁机中，把胡萝卜和苹果的汁液榨出，并搅拌均匀，备用。洁净肌肤后，将榨出的汁均匀涂抹在脸上，15~20分钟后用温水洗净即可。每周2~3次。此方有补水保湿、滋润皮肤的功效。

香蕉牛奶面膜

取香蕉 1 根，牛奶适量。将香蕉去皮，切块，再将香蕉块捣烂与牛奶一起搅拌均匀，调成糊状，备用。洁净肌肤后，将香蕉牛奶糊均匀涂抹在脸上，15~20 分钟即可，用温水洗净。每周 2~3 次。此方具有润滑皮肤的作用，有较好的保湿补水效果，并有助于控制肌肤水油平衡。

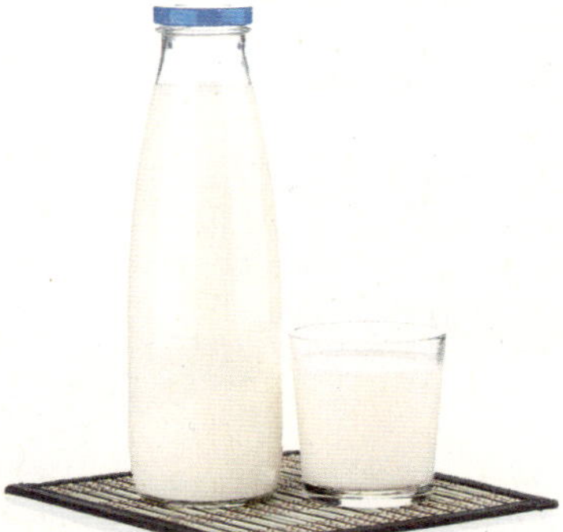

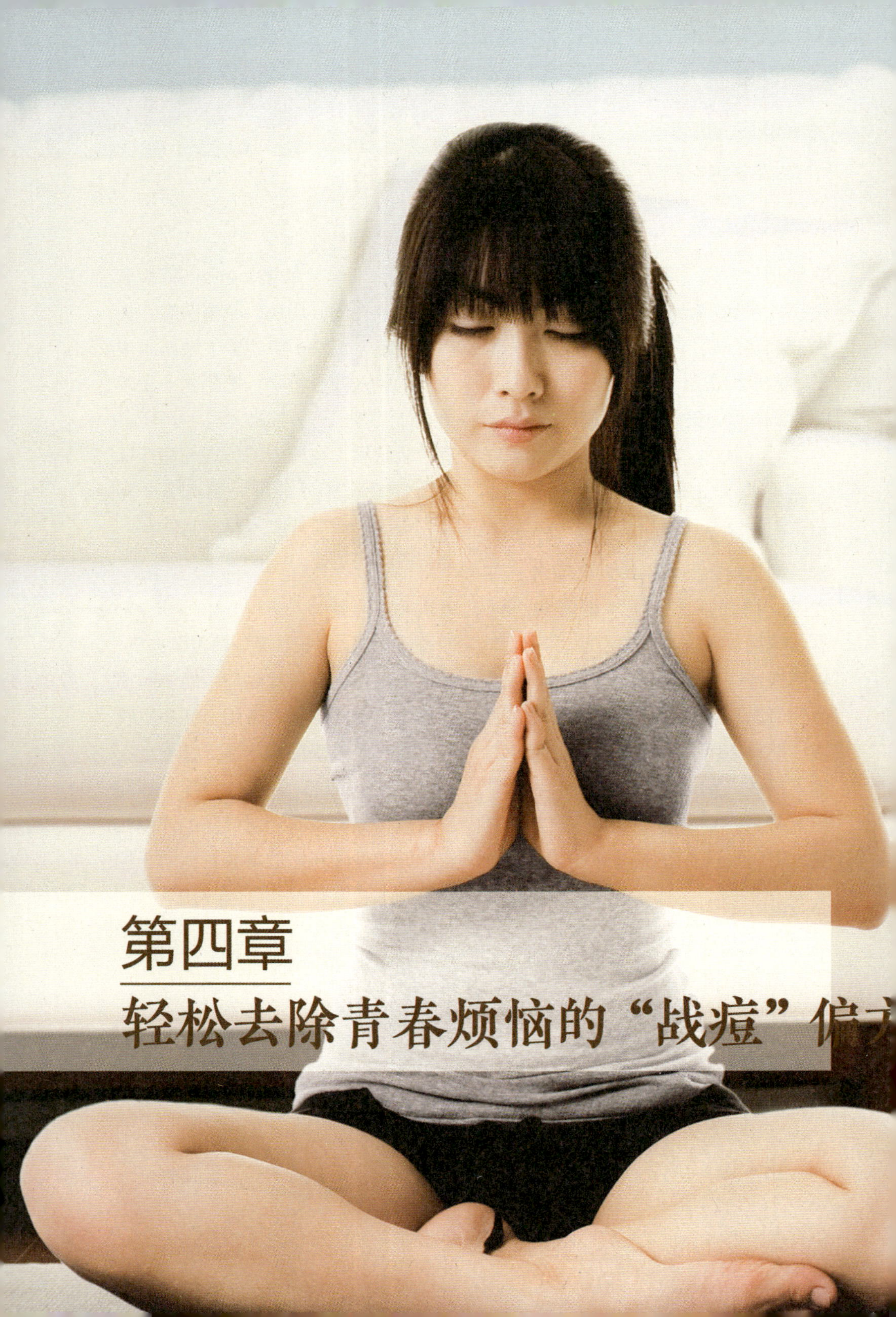

第四章

轻松去除青春烦恼的“战痘”偏

痘痘也称为痤疮，不仅影响人的容貌，同时也对皮肤造成很大的伤害，如痘印、毛孔粗大、皮肤粗糙等。痘痘在青春期最容易爆发，此时期的痘痘也叫作青春痘。但除了青春期外，其他年龄段也有可能面对痘痘这个问题。谁都希望拥有光滑洁净的肌肤，远离痘痘这个美丽杀手。

本章为大家详细介绍各种不同部位出现痘痘的原因，从鼻头、脸颊、下巴到嘴边等各部位着手，为你提供最有效、最健康的方法去除痘痘和痘印。不让痘痘在你的脸上留下痕迹，让青春和美丽都不留遗憾，使你的皮肤细嫩光洁，令你靓丽自信。

绿豆生菜面膜消灭满脸痘

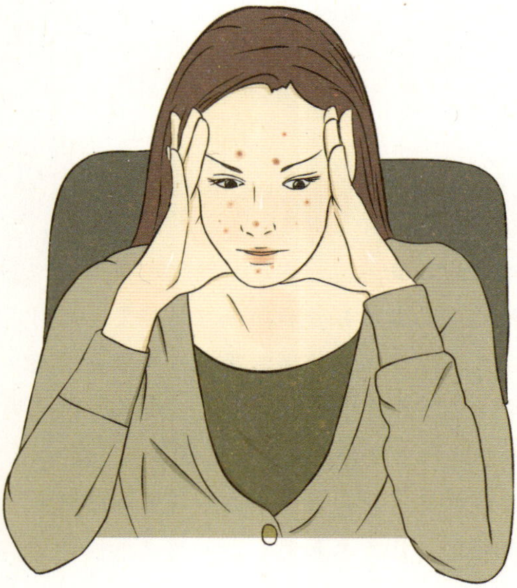

在诸多跟痘痘有关的皮肤问题中，最严重的情况莫过于满脸都是痘痘。满脸痘痘常常给人们的外貌带来极大的影响，也给工作和生活带来各种各样的麻烦。我的一位患者张洁就是这种情况。张洁是名公务员，拥有人人羡慕的工作，性格也是人人夸赞，但是已经 30 岁的她仍旧孤身一人，原因就是张洁脸上的痘痘非常严重。她试过了各种去痘的外用药，但是脸上痘痘的情况也没有明显的好转。最后她从亲戚口中听说了我，便急忙来到医馆寻求帮助。张洁的痘痘布满整张脸，脖子上也有痘痘，大大小小都有，有些痘痘连成一小片，又红又肿；而严重的痘痘也已经变成脓疱，且伴有刺痛感。张洁的脸看起来就是又红又凹凸不平，且毛孔粗大，油光重。除此之外张洁还有口干舌燥的情况，舌质也发红，这些都是内火旺盛的表现。细问之下了解到，张洁平时有熬夜的习惯，每日的三餐经常是在外面吃快餐，也喜欢隔三岔五地跟朋友去烧烤排档喝酒吃夜宵。

中医认为痘痘是由于血液中有血热存在，血中之毒是由五脏蕴热，注入血脉，热邪损伤肌肤，痘痘也由此而来。张洁脸上的痘痘就属于这种热毒型的痘痘。张洁本来就有着容易长痘痘的油性肤质，再加上体内热毒不能及时排出，长期下来，脸上的痘痘就越来越严重了。

要消除张洁的痘痘，清热解毒是关键，于是我给她推荐了绿豆生菜面膜。绿豆味甘性凉，有凉血消炎、控油防痘的作用，绿豆中含有的鞣质等抗菌成分，有局部止血和促进创面修复的作用，能有效地对抗皮肤炎症；生菜则具有舒缓镇静肌肤的功效，还能有助于预防和减少因皮肤受刺激而产生的痘痘。使用这个面膜有清热解毒、凉血镇静肌肤的功效。张洁如获至宝，打算回家立刻尝试。

我提醒她，痘痘的产生与皮脂有关，皮脂分泌过多并堵塞毛孔便容易形成痘痘，而随意挤痘痘，造成感染，则会使得伤口更加严重，留下疤痕。因此，平时清洁皮肤的同时，也要注意不能随意挤压痘痘。对于满脸痘痘的情况，饮食方面也需特别注意，刺激性的食物少摄入，如张洁喜欢的烧烤和酒；应多喝水和多吃新鲜的果蔬。生活作息也应健康有规律，不要熬夜，保持充足的睡眠。

3 周后，张洁再次来到医馆，脸上痘痘的情况已经得到了很明显的改善。痘痘不仅有所消退，皮肤也没之前那么红肿和油腻了。由于她痘痘的情况比较严重，想完全恢复原本的皮肤仍需要一定的时间，我让她用药膳排出血热血毒，就能完全恢复了。

最灵老偏方：绿豆生菜面膜

- 取生菜叶 3 片，洗净后放入榨汁机中，榨取生菜汁，与 2 匙绿豆粉和适量纯净水一同倒入面膜碗中，调成稀薄适中的糊状，均匀敷于脸部，15 分钟后用清水洗净即可。每日 1 次或隔日 1 次。此方有解毒降火、镇静皮肤的功效。

更多老偏方

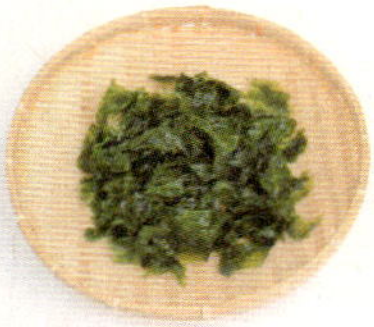
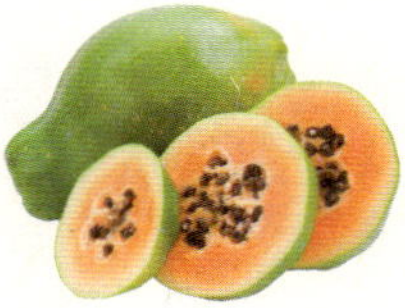
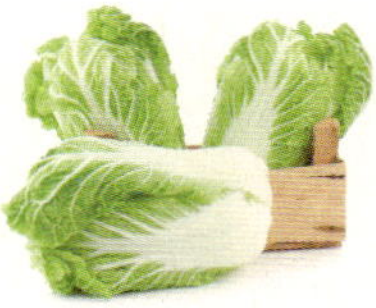

海藻薏米粥

取海藻、昆布、甜杏仁各 9 克，薏米 30 克。将海藻、昆布、甜杏仁一同放入锅中，加清水适量煎煮，弃渣取汁，再与薏米煮粥食用，每日 1 次。此方可活血化瘀，消炎软坚，治疗痤疮。

山楂桃仁粥

荷叶洗净，粳米淘洗干净。将山楂、桃仁、荷叶一同放入锅中，加入适量清水，熬煮成汤，去渣后在汤中加入粳米一同煮成粥。每日 1 剂，连用 30 日。此方适用于痰瘀凝结所致的痤疮。

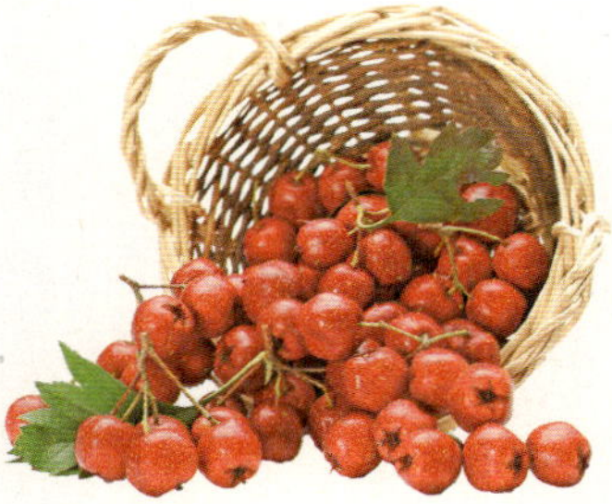

什锦果菜汁

取苦瓜、黄瓜、芹菜、梨、橙、菠萝、蜂蜜各适量。将苦瓜去子，洗净，切块；菠萝去皮，切块。将黄瓜、芹菜、梨、橙洗净，去皮切块，与苦瓜、菠萝一同放入榨汁机中榨取汁液。弃渣取汁，加入蜂蜜，搅拌均匀即可饮服。每日 1 ~ 2 次。此方具有清热、解毒、杀菌的功效，适用于治疗痤疮。

白菜叶去痘面膜

取新鲜白菜叶 3 片，洗净，然后放在干净菜板上摊平，用酒瓶轻轻碾压菜叶 10 分钟左右，直到叶片呈薄膜状。再将薄膜状的白菜叶贴在已洗净的脸上，10 分钟更换 1 片，每次 2 片，每天 1 次。此方具有除痘的作用。

醋姜木瓜

取陈醋 100 毫升，木瓜 60 克，生姜 9 克。将食材一同放入砂锅中煎煮，待醋煮干时，取出木瓜、生姜食用，每日 1 剂，分早晚 2 次吃完，连用 7 日。此方对脾胃痰湿所致的痤疮有效。

按摩特效穴：合谷穴、曲池穴

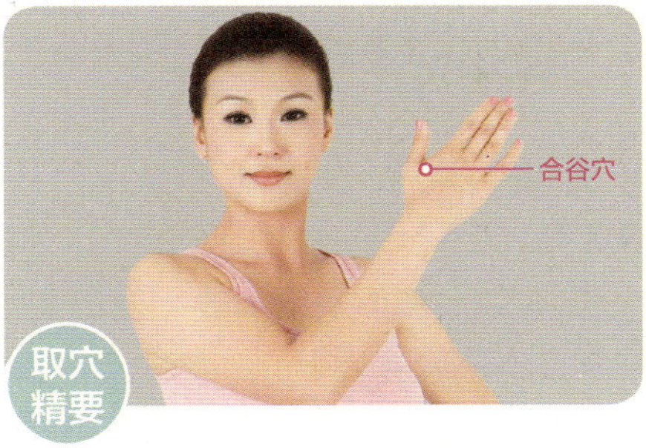

合谷穴：镇静止痛，通经活络，清热解表。穴位位于手背，第一、第二掌骨间，第二掌骨桡侧的中点。

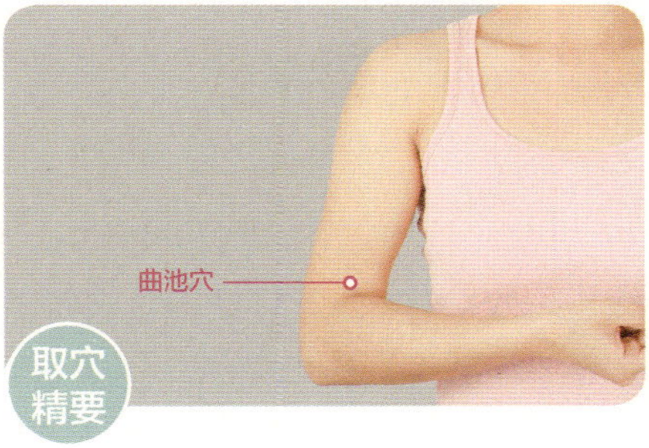

曲池穴：疏风清热，调和营卫，清胃肠热，通络活血。穴位位于肘横纹外侧端，屈肘，当尺泽与肱骨外上髁连线中点。

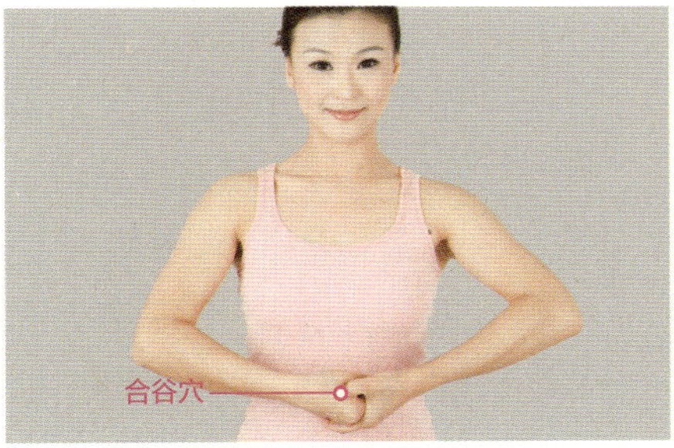

Step1：一只手轻握空拳，另一只手轻轻将其握住，用大拇指指腹垂直按压穴位。

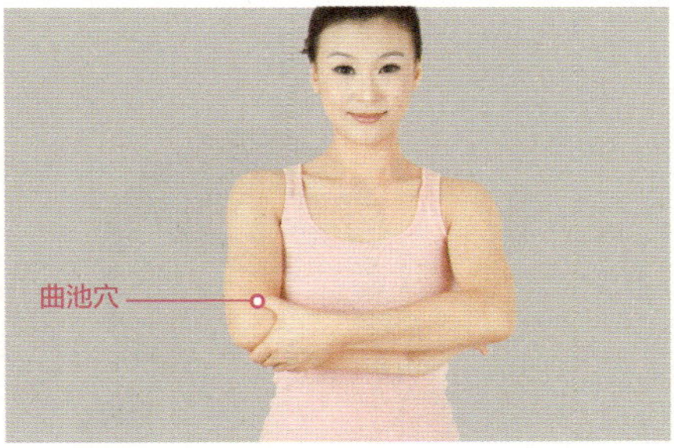

Step2：正坐，屈肘呈 90°，前臂贴在腹部，另一手握住肘部，大拇指对准穴位，用指腹垂直按揉。

操作要领

①力度以出现酸胀的感觉为宜。

②每天早晚各按摩 1 次，每次 1~3 分钟。

莲子心茶轻松解决额头痘

我诊治过许多青春痘问题比较严重的患者，小玲是比较特殊的一位。小玲是一位 24 岁的年轻姑娘，衣着光鲜，面容姣好，皮肤光洁。当她告诉我，她是来找我医治青春痘时，我很是疑惑。但当小玲掀开刘海儿，露出了长满额头的痘痘时，着实让人大吃一惊。

额头是心脏的反射区，中医认为心为阳中之阳，属火。心也是君主之官，主人体的神志与血脉功能。如若思虑过度，必会耗伤心气，则易造成气血运行阻滞。额头总是长痘痘，说明心脏已经累积了许多毒素。生活不规律，休息不好都会让心脏不能在正常的时间工作，毒素也因此越积越多，使得心火旺盛变成火毒，额头的痘痘也因此久不能消。

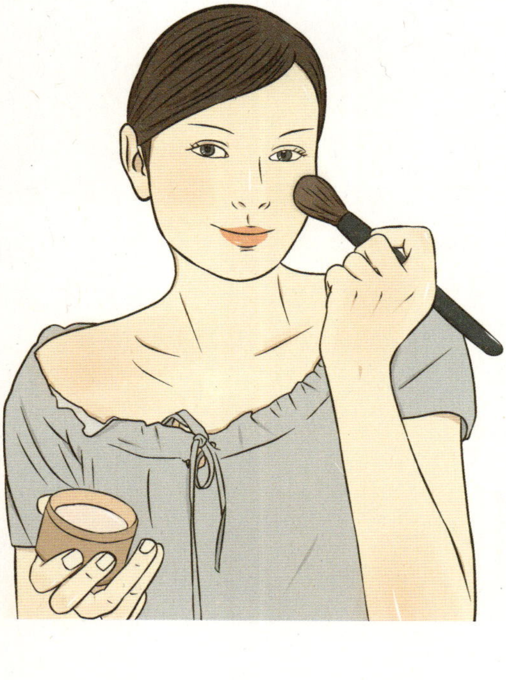

了解了额头长痘的原因后，小玲着急了。原来，她是一名报社编辑，因工作原因需要经常加班加点，熬夜开会。同时，工作压力大和长期昼夜颠倒的生活让小玲不但额头长痘，还出现了入睡困难、多梦易醒等睡眠问题。不仅如此，她还经常长舌疮并伴有口干舌燥的症状，这些都是心火旺的表现。姑娘总是爱美的，不能总用刘海儿把额头遮住，而且这些痘痘还有轻微的疼痛感，这困扰着小玲。

我告诉小玲，要治疗额头长痘其实很简单。我给她推荐了一个偏方，就是莲心茶。这个偏方古已有之，有史料记载，乾隆皇帝到避暑山庄时，总要用荷叶露珠冲泡莲心茶，以养心益智，调整元气，解毒、清心火。莲心味苦，性寒，具有清心、去热、养心安神的功效。《大明一练志》曰："清心去热。"莲子能很好地去心火，还能治疗口舌生疮，并有助睡眠。再加入生甘草。甘草气微，味甜而特殊。中医认为，甘草有补中益气、清热解毒、祛痰止咳、调和药性的作用。甘草的甜味能冲淡莲心的苦味，亦能增强莲心的排毒作用。

我提醒她，为了预防额头长痘，要注意个人卫生，皮肤清洁工作要到位；枕头套、被单也要定期清洗，不然容易滋生细菌；更不要用刘海儿来遮挡痘痘，空气中的污垢会附着在头发上，进而刺激额头皮肤；还要注意饮食与作息规律，少吃刺激性食物，多注意休息，学会调节情绪，保持心情顺畅。我给小玲写了几个食疗的方子，让她回去调养易上火的体质。小玲愉快地答应了。

两周后，小玲打电话告诉我，自从喝了莲心茶后，她额头上的痘痘消下去很多，睡眠质量也变好了，舌疮也没再长过了。我嘱咐小玲用开水冲泡莲心和甘草，每日饮用，7 天为 1 个疗程，能有效消心火。

最灵老偏方：莲子心茶

- 将 2 克莲心和 3 克生甘草洗净，放进杯中，加上滚烫的开水泡 5 分钟，代茶饮用，每日 1~2 杯，7 天为 1 个疗程。体质偏寒性者服用前先咨询专业医生。此方适用于因心火大而额头长痘的患者。

更多老偏方

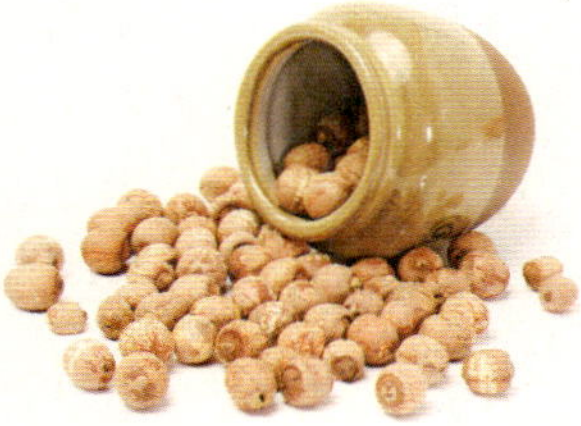

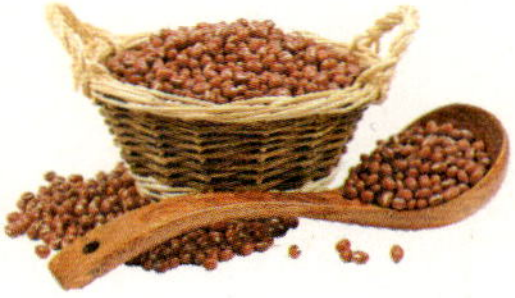

莲子粥

将莲子 25 克和粳米 100 克洗净，放进砂锅中，加适量水，大火煮沸，小火煮至粥成，可加入蜂蜜或白砂糖调味。可清心去热。此方可美容护肤，祛斑养颜。

赤小豆粥

取赤小豆 50 克，粳米 100 克。先将赤小豆煮开，再下粳米共煮为粥，服时加少许红糖，每日早晚服用。此方可利水祛湿，美容护肤。

苦瓜汁

将适量的苦瓜洗净，去瓤，切成片，放进榨汁机中，榨成汁后加入适量蜂蜜，搅拌均匀即可饮用。具有清热解毒、降心火的作用。此方可清热去火，同时还兼有护肤美容功效。

百合秋梨银耳羹

取梨1个,百合6克,银耳5克,枸杞子5克,冰糖适量。将梨洗净，去皮、去核、切块，备用。百合剥开洗净；枸杞子洗净；银耳用清水浸泡2小时，泡发后去蒂，切成小朵。在锅里放入银耳，加入足量清水，水烧开后转小火慢炖30分钟，加入百合炖15分钟，加梨块继续炖15分钟。最后加入枸杞子和冰糖，至冰糖溶化即可。此方有滋阴养颜的功效，适合心火旺的人士食用。

灯芯草柿饼汤

取灯芯草 6 克，柿饼 2 个，加水 300 毫升共煮，将水煮剩至 100 毫升，加白砂糖适量，温服，柿饼可吃，每日 1 个，每日 2 次。此方可清降心火，润燥护肤。

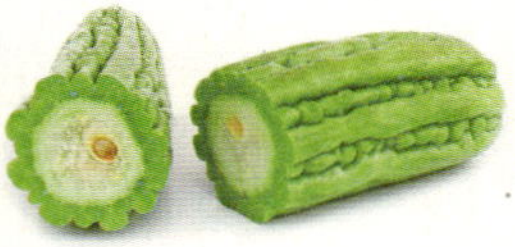

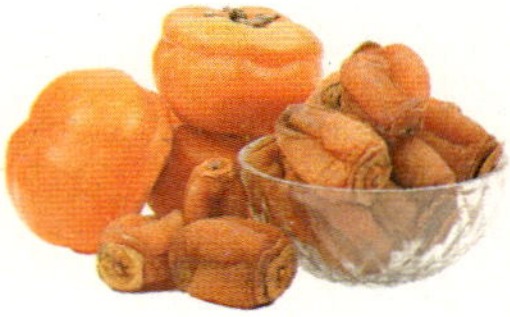

白萝卜汁养出光洁鼻子

鼻子位于脸部中央，是最突出的部位。若鼻子上长一颗又红又大的痘痘，对外貌的影响可谓是非常大。鼻子上长的痘痘常会有刺痛感，使患者的生理上和心理上都产生不愉快的体验。

林云，22 岁，大学刚毕业的她正在找工作。应聘公司前台文员的她，因为脸上痘痘的问题，让求职之旅变得坎坷。

“臧医生，我发现我的痘痘每次都是长在鼻头上，又红又痛。好不容易消下去一个，新的痘痘很快又长出来了，而且特别显眼。每次去面试的时候，面试官看我简历的时候都很自信，但是一看我的脸，我就心里打鼓。我不想就因为痘痘的问题找不到工作啊！”

中医认为，鼻头长痘多是因为胃火过盛。人体作为一个复杂的有机体，体内器官功能失调时，也会在人的外貌中反映出来。我给林云号脉，又详细询问了她的饮食起居情况，得知她饮食上嗜香与辣，排便也不是很畅通，并且有口臭的症状；最近因为着急找工作，压力较大，睡眠也受到了一定影响。这些因素

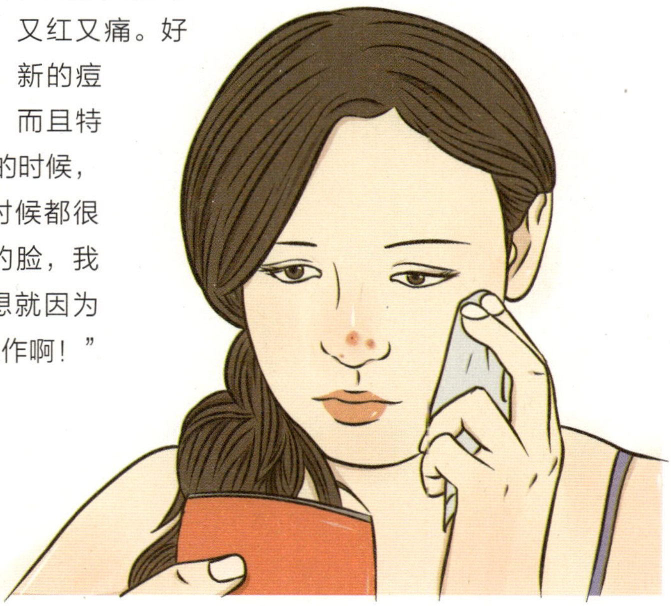

导致了胃与大肠的盛热，热邪攻于肺，肺热上攻于面，复感邪毒而生痘。

听完分析之后，林云问我有什么解决方法。针对她的情况，我向她推荐了鲜白萝卜汁这个方子。这个方子主要用新鲜的白萝卜和蜂蜜两种材料。把鲜萝卜榨成汁，加蜂蜜，每日饮用，两周就可见效。萝卜味辛、甘，性凉，入肺、胃经，为食疗佳品，有清热、解毒、生津之效，适合胃火盛者饮用。《本草纲目》称之为“蔬中最有利者”。现代研究表明，白萝卜中含有丰富的维生素，能防止皮肤的老化，阻止色斑的形成，保持皮肤的白嫩。白萝卜中的膳食纤维含量非常可观，膳食纤维可以促进肠胃的蠕动，消除便秘，起到排毒的作用，从而改善皮肤粗糙、粉刺等情况。而蜂蜜同样具有滋养、润燥、解毒、润肠通便之功效。

我告诉林云，鲜白萝卜汁功效显著，不仅能促进排便通畅，口臭的问题也能一并解决，最重要的是困扰她许久的鼻头长痘的问题也会有好转。我提醒她，还有许多外部原因会长痘痘，如皮肤清洁不当，造成毛孔堵塞，或随意挤压痘痘引起细菌感染等。因此注意日常皮肤护理也能有效防止痘痘复发。由于鼻头长痘多与胃热有关系，因此在饮食上要多喝水，辛辣、油腻的食物不要多吃，才能减轻肠胃负担，同时还能促进新陈代谢，也有助于淡化痘印。保持愉快的心情，学会缓解压力也是拥有健康皮肤的关键。

林云对我的建议和提醒表示感谢，又问我要了几个食疗的方子来调理体质。

最灵老偏方：鲜白萝卜汁

- 取适量白萝卜，洗净，去皮，切段，放进榨汁机中榨成汁，加少许的蜂蜜调味，每日 1 小杯，半个月为 1 个疗程。此方有排毒润燥、滋养皮肤的功效。

更多老偏方

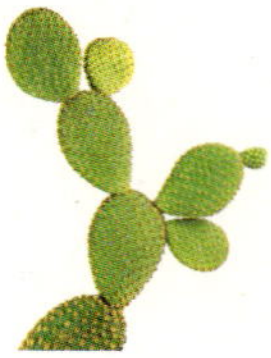
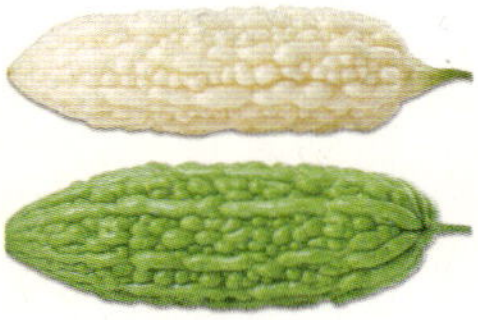
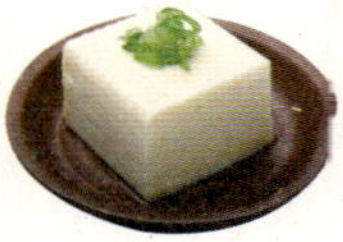
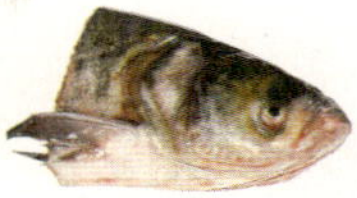

仙人掌鸡肉

取适量仙人掌、熟鸡肉。先去除洗净后的仙人掌的刺，把仙人掌切成丁状，拌上橄榄油、熟鸡肉，即可食用。此方可消炎解毒，养颜护肤。

番茄炒苦瓜

取苦瓜 100 克，番茄 1 个，蒜末适量。将苦瓜洗净后，去瓤、切块，备用。番茄洗净，去蒂，切片。将苦瓜放入开水中焯片刻，捞起。将少许素油倒入锅中，烧开，将苦瓜煸熟，加入番茄同炒，加入适量调料调味，蒜末同时加入，翻炒后起锅。此方可清胃健脾，同时兼有美容护肤功效。

芦根竹茹粥

取鲜芦根100克，竹茹20克，粳米100克，生姜10克。将鲜芦根洗净，切成小段，粳米、竹茹洗净，备用。将鲜芦根与竹茹一同放入锅中，加适量清水同煎，去渣取汁，将药汁与粳米一同熬煮成粥，粥将熟时加入生姜，略煮即可，食用前加适量盐调味。可佐餐食用。此方可清热除烦，护肤养颜。

鱼头豆腐汤

取豆腐 150 克，鱼头 1 个，草菇适量，葱、姜等作料适量。将豆腐切块，鱼头洗净，姜切片，葱切段。将鱼头、葱、姜放入油锅中，微火煸炒至变色即可。用砂锅加适量清水，将鱼头放入砂锅中，加入八角、白胡椒粉，煮沸后，加入豆腐、草菇，加少许料酒大火煮开，小火慢炖至汤色发白，加盐调味即可。此方可生津润燥，美容护肤。

绿豆石膏粥

取适量绿豆，粳米、石膏粉各 30 克。将绿豆、粳米洗净，泡发；石膏粉水煎取汁；再将绿豆、石膏汁和粳米，一起放进砂锅中，加入适量清水，熬煮成粥，待温即可食用。此方有清热解毒、泻火除烦、润泽皮肤的功效。

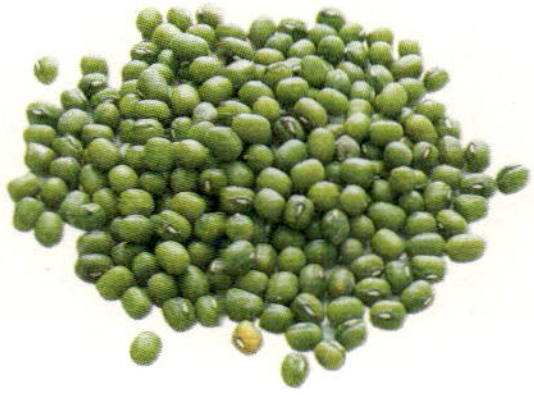

● 按摩特效穴：三阴交穴、曲池穴

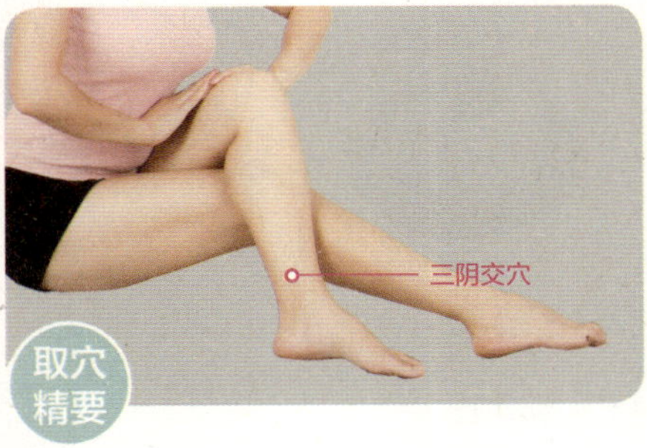

三阴交穴：健脾益胃，调经通血。穴位位于内踝尖直上 3 寸，胫骨后缘。

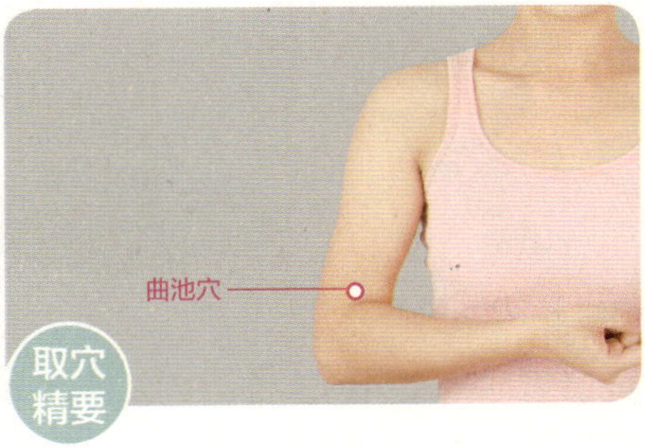

曲池穴：疏风清热，调和营卫，清胃肠热，通络活血。穴位位于肘横纹外侧端，屈肘，当尺泽与肱骨外上髁连线中点。

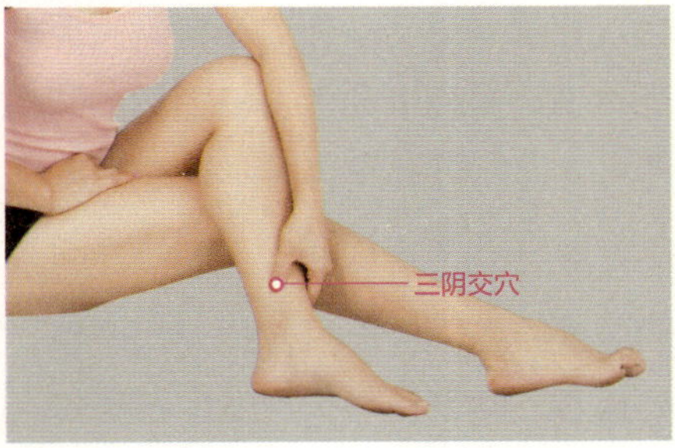

Step1：坐位，抬起一只脚放在另一条腿外侧，大拇指弯曲，指尖置于穴位上，用指尖垂直按压穴位。孕妇禁按此穴。

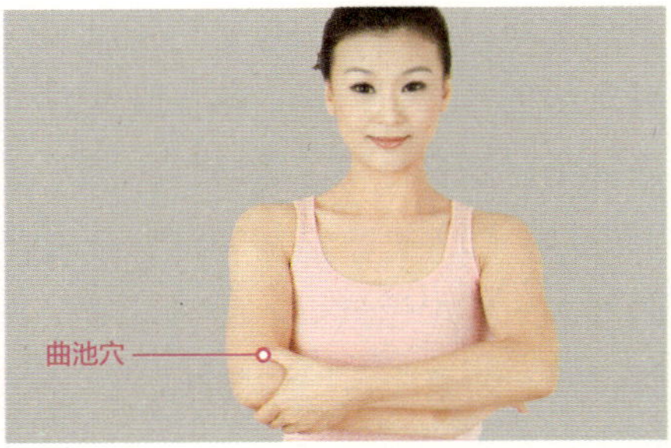

Step2：正坐，屈肘呈 90°，前臂贴在腹部，另一手握住肘部，大拇指对准穴位，用指腹垂直按揉。

操作要领

①力度以出现酸胀的感觉为宜。

②每天早晚各按摩 1 次，每次 1~3 分钟。

蒲公英蜂蜜降火去脸颊痘

皮肤是五脏六腑的外延，脸上不同的区域长痘痘，代表身体的内部相对应的器官出现了问题。脸颊上长痘痘也同样如此，左脸颊长痘与右脸颊长痘所反映的情况也不尽相同。

笑笑今年 23 岁，是位新入职的银行职员。作为前台办事员的她，脸颊上的痘痘成了她目前最大的困扰。用了不少去痘的产品，但是效果平平。她听同事介绍说我擅长解决各类皮肤问题，而且患者不用吃苦药，因此专门过来寻求帮助。

在询问了笑笑的基本情况之后，我发现她痘痘多集中在左脸，而且舌苔发白，脉弦有力，初步判断长痘的原因是因为肝火旺。笑笑脸上的痘痘基本都集中长在左脸颊，红红的连成片，而右脸颊却鲜有痘痘。中医认为，左脸颊是属于肝脏的反射区，肝郁不畅，引起肝火，使肝脏的解毒、造血功能出现了问题，在脸部的反射区即左脸颊便会表现出来。若长期情志不畅，则造成气机瘀滞，甚至还会影响到女性的月经。笑笑说她也算是个比较容易生气的人，现在在银行上班，又是一个新人，工作上小心翼翼，仍免不了被客户为难，有委屈又不能说，心生闷气。她也觉得自己的脾气最近变得不太好。我

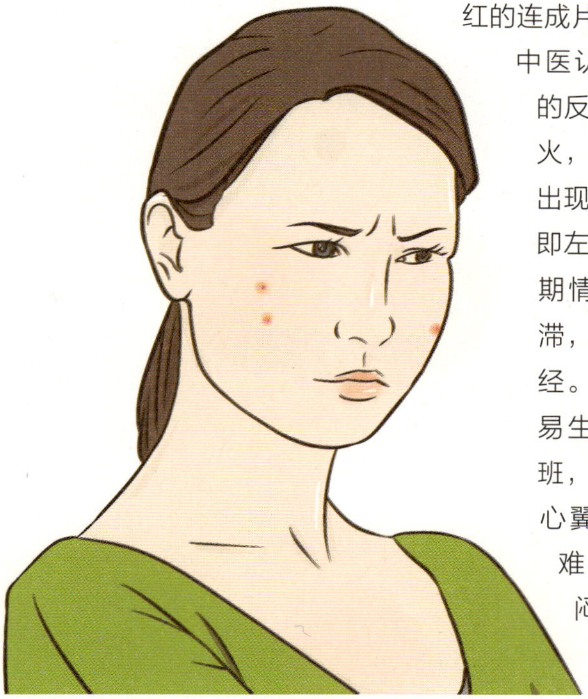

说这便是症结所在。笑笑则说，原来她这痘痘专门长一边还真是另有乾坤。好奇之下，笑笑问我：“那右脸颊长痘又是什么原因呢？”我解释道，右脸颊属于肺的反射区，若肺上火，或呼吸道有问题，就容易导致右脸颊长痘。

针对笑笑肝火旺的情况，我给她开了蒲公英蜂蜜水这个方子，蒲公英煎汁后加蜂蜜，常饮可去肝火。蒲公英味甘，性寒，入肝、胃经，有清热解毒、利尿散结之功效。根部所含的胆素，有助清除血液中的胆固醇，帮助肝脏排毒；蒲公英中含有丰富的胡萝卜素和矿物质，对消化不良、便秘都有改善的作用；另外蒲公英叶子还有改善湿疹、舒缓皮肤炎症等功效。而蜂蜜对肝脏也有保护效果，同时也有润泽肌肤的功效。笑笑对这个老偏方充满期待，打算回家后立刻试试。

我告诉笑笑，心情不畅、过分紧张以及压力过大都会影响肝的疏泄功能，引起肝火。因此，提醒自己放松心情，学会缓解紧张和压力很重要。凌晨 1~3 点，是肝功能最强的时间，这时候人体进入睡眠状态，能为肝创造一个良好的工作环境，因此尽量不要熬夜。注意皮肤的外部清洁，可以起到防止痘痘情况加重的作用。

我又给笑笑几个小方子让她调理肝火旺的体质，笑笑都记下了，同时还问我能不能给她写个治右脸颊长痘的食疗方，说留着备用。我笑了笑答应了。

最灵老偏方：蒲公英蜂蜜水

- 取适量蒲公英洗净，放进砂锅中，水煎取汁，待温后，加入适量的蜂蜜，搅拌均匀之后饮用。每日 1 杯，7 天为 1 个疗程。此方有助于肝脏排毒、清肝火。

更多老偏方

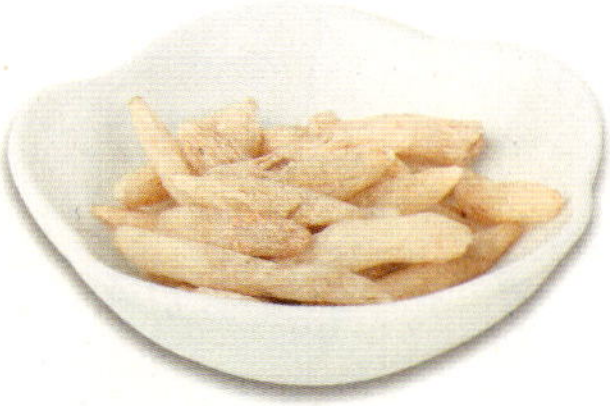

麦冬茶

取麦冬 10 克，洗净后放进杯中，加开水，盖上盖泡 10 分钟后即可饮用，可代茶饮。此方有助于去除左侧脸颊的痘痘。

川贝百合炖雪梨

取雪梨 1 个，洗净去皮、切块，取贝母 6 克，百合 15 克，洗净。一同置炖盅内，加适量开水，文火隔水炖 1 小时后加适量冰糖，吃雪梨喝汁。此方有润肺清火、滋养肌肤的功效。

芹菜粥

取新鲜芹菜 2~3 根，粳米 100 克，盐适量。将新鲜芹菜洗净，切碎，粳米淘洗干净。将芹菜与粳米一起放入砂锅内，加入适量清水，如常法煮粥，出锅前加适量盐调味即可。每日早晚温热服食。应现煮现吃，不宜久放。此方有平肝、清热、健胃的功效，适合肝火旺者食用。

红柚酱

取红柚1个，柠檬1个，冰糖300克。柚子去皮，取肉。柠檬榨取其汁液。将柚子肉放入不锈钢锅中，加入糖、1杯水和柠檬汁，一直熬至浓稠即可。约需40分钟。将做好的红柚酱密封保存，吃时取出1匙放入杯中，冲入温水，待稍凉后倒入蜂蜜，搅拌均匀后即可饮用。可代茶饮。此方有清热解毒的功效。

绿豆银耳羹

取银耳20克，绿豆60克，冰糖适量。将银耳和绿豆用水泡发，银耳去蒂，撕成小朵，滤干备用。将银耳、绿豆和适量清水一同放入锅中，开大火煮沸，后转小火熬煮30分钟，绿豆煮至开花变软以后，关火加入适量冰糖，待冰糖溶化后搅拌均匀即可。此方有清热滋补的功效，适合肝火旺的患者食用。

菊花茶

取菊花10克，洗净后放进杯中，加开水，盖上盖泡10分钟后即可饮用，可代茶饮。此方具有清除肝火的作用，可去除左脸颊痘痘。

红豆淮山粥专治唇边痘

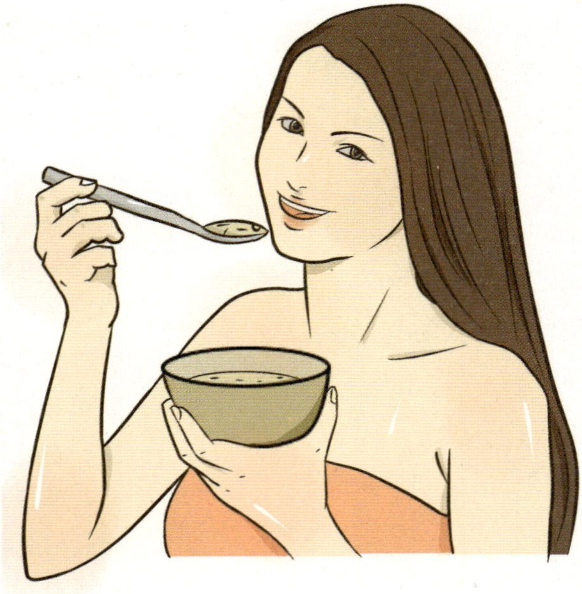

痘痘这个问题困扰着万千女性，我朋友的女儿王小姐便是其中一位。

一次我们几个老朋友聚会，王小姐开车给我们几个当司机。席间看王小姐没怎么吃饭，细问之下才知道，原来是小姑娘肠胃不太好。王小姐 26 岁，是一名年轻的律师。小姑娘对工作充满干劲儿，刚进律师事务所的头两年经常加班，但是无怨无悔。王小姐常年吃饭不规律，再加上自己搬出去住，常以快餐为主，还养成了吃夜宵的习惯。长期下来胃就受不了了，经常胃痛，还得了胃炎，去了医院。做父母的也着急，年纪轻轻的就胃不好，将来怎么办？王小姐答应父母会注意，也会好好调理，可是工作一忙起来还是有疏忽的时候。于是，王小姐现在胃药也不离身了。王小姐还发现，青春期都没有怎么长痘痘的她，现在唇边经常有几颗痘痘，还很难消除。用祛痘的药又怕会把药吃进嘴里，不上药吧，只要一开口，嘴边的痘痘就会痛，不仅折磨人，也影响形象。

中医认为，嘴四周对应的五脏是脾脏。中医理论中的脾与胃、唇、口等构成脾系统。脾是后天根本，脾的病变可以表现在唇上。当脾胃出现问题时，会在唇边长痘。思虑过度也容易伤脾。王小姐唇边长痘的原因正是脾胃不佳。

王小姐的情况，调理脾胃应放在首位。脾胃问题解决了，才能彻底解决痘痘的问题。于是我给王小姐推荐了一个方子，红豆淮山粥。用红豆、薏米、淮山一起煮粥，常食能滋补脾胃。红豆性平，味甘、酸，归肺、心、脾经，具有通气、健脾益肾、清心养神的功效，食用可提升内脏活力，增强体力；淮山味甘，性平，归脾、肺、肾经，含有极丰富的营养保健物质，具有补脾养胃、生津益肺、滋养强壮、助消化的功效。淮山含有丰富的能够分解淀粉的淀粉糖化酶，有利于改善脾胃消化吸收功能，是一味平补脾胃的药食两用之佳品。坚持服用红豆淮山粥，能够调理脾胃功能，补脾养胃。脾胃健康了，痘痘也自然会消去。而且红豆淮山粥制作简单方便，非常适合居家调养身体。王小姐听后面露喜色，表示回去立刻试试。

1 个月后，王小姐的父亲老王来我家做客，说起他女儿的事，直夸红豆淮山粥的效果好，王小姐现在脾胃的情况有了极大的好转，不用天天带着药瓶子了，饭量大了许多，唇边的痘痘也消下去了不少。

我听了挺高兴，让老王回去提醒王小姐，平时还要保证休息，学会缓解压力；思绪过多也会伤及脾胃；饮食上还是以清淡为主，易上火或是太寒凉的东西都尽量少吃；可以多吃粗粮，促进肠胃蠕动。

最灵老偏方：红豆淮山粥

- 取淮山 1 根，洗净去皮后切成段；取红豆、薏米各 50 克，洗净后放进砂锅中，加入适量水，大火煮沸，加上淮山，继续煮至材料熟即可，可加上少许的红糖调味。可长期食用。此方有补脾养胃之效。

更多老偏方

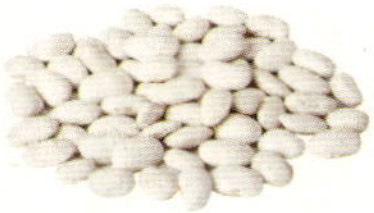

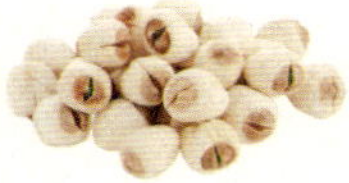

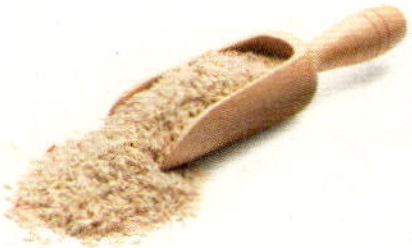

茯苓馒头

取茯苓粉 10 克，黄豆粉 40 克，玉米面 100 克，面粉 450 克。先用温水将玉米面与面粉和好，发面。待面发好以后，掺入黄豆粉、茯苓粉揉搓均匀，然后蒸馒头食用。此方可增强体力，养颜护肤。

红枣黑木耳饮

取红枣 10 个，黑木耳 10 克，陈皮 5 克，红糖适量。将黑木耳用水浸泡、发开、去蒂洗净。红枣洗净后去核。将黑木耳、陈皮、红枣放入砂锅中，加入适量清水，用大火煮开，改小火煨煮 30 分钟，放入红糖，稍煮片刻，待糖全部溶化后即成。早晚分服。此方可健脾和胃，美白养颜。

山楂陈皮粥

取山楂 10 克，陈皮 5 克，西洋参 10 克，大米 150 克。将所有食材洗净后一同放进砂锅中，加适量清水，熬煮成粥，可佐餐食用。此方可开胃理气，护肤养颜。

白扁豆莲子粥

取白扁豆 15 克，莲子 20 克，粳米 100 克。将所有食材洗净一起放进砂锅中，加适量清水，熬煮成粥，可佐餐食用。此方可益气健脾，美白肌肤。

淮山猪肉粥

取淮山 50 克，猪里脊肉 60 克，粳米 100 克，食盐、植物油、川椒粉各适量。将粳米洗净；淮山去皮，洗净，切成片；猪里脊肉洗净，切成小块。将肉块放入锅中加入植物油炒至五成熟，捞起备用。在锅中加入适量清水，肉块与粳米、淮山片一同煮成稀粥，粥将成时加入盐、川椒粉，再煮片刻即成。早晚分食。此方可滋阴补血，润泽肌肤。

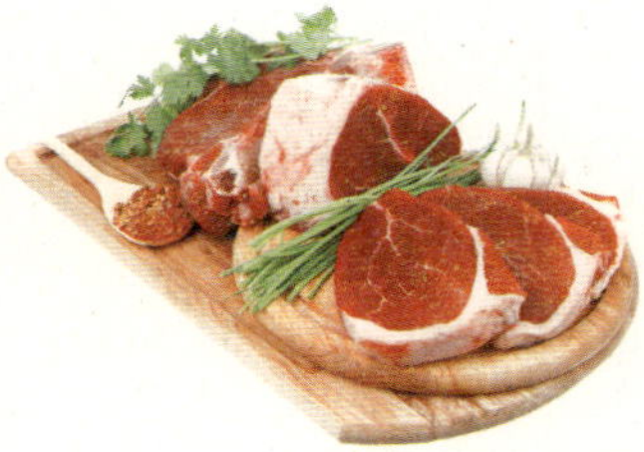

玫瑰茉莉击退下巴痘痘

有一次我外出归来，刚到楼下，就遇到了隔壁楼的陈娟。陈娟一看是我，立马热情地跟我打招呼："臧医生您好啊，这是刚从外面回来啊！我前几天还说要找您帮我看看来着。"

于是我便邀请她去我家坐坐。陈娟40岁左右，是位家庭主妇，很热心，时不时带她的亲戚朋友来找我看病。陈娟自己身体还挺健康的，我听到她要来找我看病，觉得很是讶异。一问之下才知道，原来陈娟是因为下巴的痘痘久治不消而感到无比苦恼。"没想到我这都40岁的人了还会长青春痘。以为是上火喝点儿凉茶就没事了，可是一直也不管用。后来我还专门买了祛痘的护肤品，但是效果也不好。痘痘消下去没多久，又长起来了，而且这痘痘还很奇怪，专门长在下巴上，又红又痛的。您说，我该不会是得了什么病吧？"

看着陈娟一脸的担心，我给她分析了这长痘痘的原因。造成下巴长痘

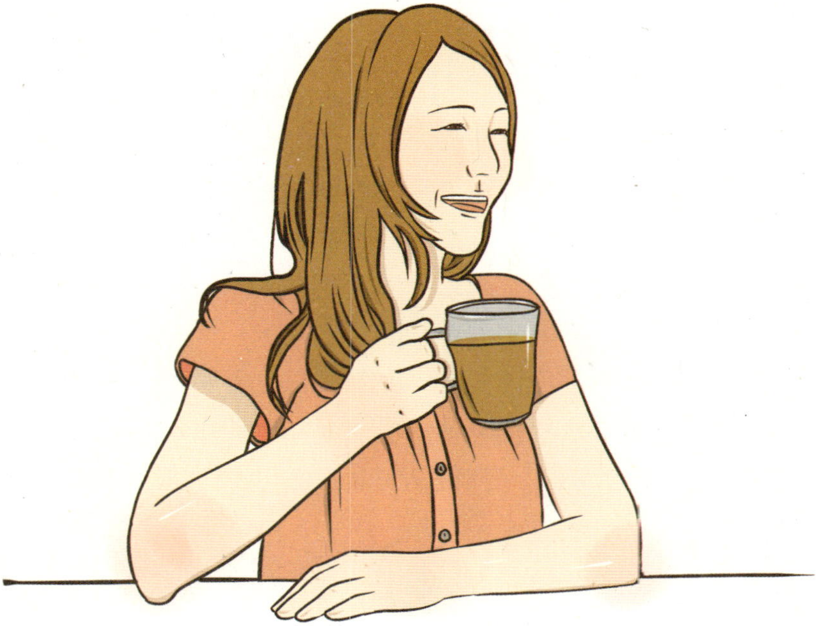

的原因有两方面，既有内因，也有外因。究其内因，与激素分泌、皮脂素分泌有关，就女性而言，与卵巢及子宫等生殖系统有一定关联。例如，女性在经期来临的前后几天，都易长痘痘；而体内毒素积累过多，没有及时排出，会导致内分泌失调，间接造成皮脂分泌过于旺盛，从而出现痘痘。

听完我的解释后，陈娟恍然大悟道："怪不得用了那些祛痘的护肤品都没什么用呢，原来是身体内部的原因啊。那臧医生，您有什么适合我的方子吗？最好是不用吃苦药的，我特别怕这个。"我听了，给陈娟推荐了一个既简单又好喝的茶方——玫瑰茉莉花茶。取玫瑰花、茉莉花，用开水冲泡后，代茶饮，能缓解下巴长痘的症状。玫瑰花味甘，性温，气味芳香，药性平和，具有行气解郁、排毒养颜、调节内分泌、促进胆汁分泌、帮助消化、调节机理的功效。长期服用，美容效果甚佳，能有效地清除自由基，消除色素沉着，令皮肤嫩白得自然；茉莉味辛、甘，性温，有清热解毒、平肝解郁之效。《本草再新》谓其"解清虚火，去寒积，治疮毒，消疽瘤"，有良好的保健和美容的作用。陈娟如获至宝。

我提醒她，平时注意皮肤清洁，注意个人卫生，保持良好的心情，都能有效预防痘痘复发；长痘痘时，千万不要随意挤压，还应尽量避免少触摸痘痘，这样能避免细菌深入感染，痘痘的情况才不会日益加重；在饮食方面也尽量少吃刺激性的、油炸的食物，多吃瓜果蔬菜，促进身体代谢。随后，我又开了几个方子给她调理用，陈娟连连道谢。

3 周后，陈娟来我家做客，说玫瑰茉莉花茶效果很好。她现在下巴上又红又痛的痘痘消下去很多，面部的皮肤也变光滑了，整个人看起来年轻了不少。

最灵老偏方：玫瑰茉莉花茶

- 取玫瑰花、茉莉花各 5 克，洗净后放进杯中，加入开水泡 10 分钟后即可饮用，可代茶饮。经期最好不要服用。此方有清热排毒、去痘养颜之功效。

更多老偏方

胡萝卜柿饼瘦肉汤

取胡萝卜 2 根，去皮切厚片；柿饼 2 个，红枣 8 个，用水清洗，备用；瘦肉 200 克切片。将全部配料放入砂锅内，加适量清水炖 1 小时左右，调味即可，汤料同食。此方可补充维生素 C，帮助去痘。

桃花白芷酒

取桃花 300 克，白芷 40 克，上等白酒 100 毫升。将桃花与白芷洗净，与白酒一同放入酒瓶中，加盖密封，1 个月后即可开封取用。早晚各饮桃花白芷酒 1 盅，饮用后倒少量药酒于手掌之中，双手对搓，待手心发热后，用双手来回轻搓面部。此方有美白肌肤、消除痘痘的作用。

当归山楂茶

当归、山楂各 10 克，白鲜皮、白蒺藜各 5 克。将所有食材用清水洗净，一同放入杯中，加入适量沸水，密封浸泡 10~20 分钟后即可。可代茶饮用，每日 1 剂，连续服用 1 个月。此方可疏肝健脾，调节内分泌，美容肌肤。

桃花猪蹄粥

取桃花 3 克，净猪蹄 1 只，粳米 100 克，盐、酱油、生姜末、葱、香油、味精各适量。将桃花洗净焙干，研成细末备用。淘净粳米，把猪蹄皮肉与骨头分开。将猪蹄置于铁锅中，加适量清水，旺火煮沸后，改文火炖至猪蹄烂熟时，将骨头取出，加入粳米与桃花末，文火煨粥，粥成，加盐、香油等调料，拌匀。隔日 1 剂，分数次温服。可佐餐食用。此方有调节内分泌、美容肌肤的功效。

果菜汁

取苦瓜、黄瓜、芹菜、梨、橙子、菠萝适量。苦瓜去子，菠萝去皮切块。将苦瓜、芹菜、梨、橙子、黄瓜、菠萝一同放入榨汁机中榨汁，加入适量蜂蜜调匀后即可饮服。每日 1~2 次。此方可清热解毒，美白护肤。

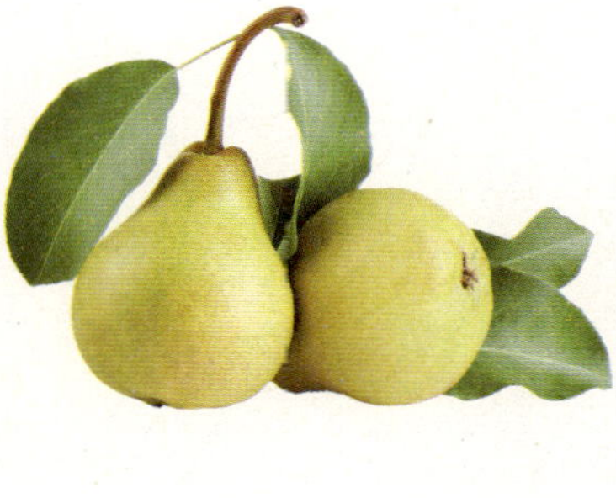

消灭痘印用黄瓜

青春痘除了给我们留下有关青春的记忆，也留下了青春的痕迹——痘印、痘疤。痘印、痘疤的产生多数跟随意挤压痘痘有关。不专业的手法，未经消毒的工具以及错误判断痘痘的生长程度，致使挤压痘痘时损伤真皮层，留下痘印、痘疤，使皮肤看起来凹凸不平，斑斑点点。

李阿姨就是因为这个问题，把她的女儿带到我家里来向我求诊问药的。李阿姨的女儿美佳青春期时脸部长痘的情况比较严重，上大学以后情况虽有好转，但脸上也时常长痘痘。美佳有个坏习惯，就是挤痘痘，特别是爱挤那些较大的、痛感明显的痘痘。当痘痘出现白点的时候，美佳就会忍不住用手去挤。长期下来，造成恶性循环，美佳脸上的皮肤不仅比较粗糙，而且有很多深深浅浅的痘印，用化妆品都不能遮盖。美佳今年就要毕业了，听师兄、师姐说，外表在面试中也很重要。这让她很紧张，于是她妈妈就带她来我这里看看。

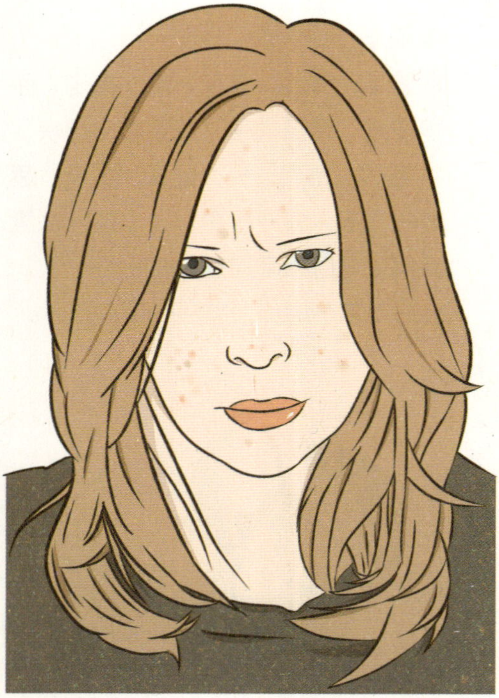

我跟美佳说，如果只是表皮层受损伤，是不会留下这种难以消除的痘痕的。皮肤之所以会留下痘痕，是因为真皮层受到了损伤。同样，脸上长的痘痘只要没有被细菌感染，也不会留下凹痕。情况较严重的痘痘，例如已经发炎的，只要在早期消退了炎症，有可能会留下一点痘印，这种痘印只是色素沉着，一般来说 3 个月到 1 年后也会渐渐褪去。而她情况比较严重，需要比较长的时间来调理。

美佳的情况，有一个偏方正好适合她，那就是蛋黄黄瓜面膜，里面主要有黄瓜、番茄、蛋黄三种材料，用黄瓜、番茄、蛋黄制成面膜，每周用2~3次，长期坚持能有效消退痘印。黄瓜中有丰富的维生素C，具有美白润肤功效，外用黄瓜还可治疗面部黑斑，清洁和保护皮肤；番茄中丰富的茄红素，是极佳的抗氧化物质，能帮助肌肤有效抗老化；蛋黄含有卵磷脂，具有锁水滋润肌肤的效果，当中的维生素 A 还能防止皱纹产生，而蛋黄也可收缩毛孔，促使疤痕组织新生，令肌肤细致光滑。

大约 1 个月后，美佳来我家做客。她脸上看起来干净了不少，皮肤也变光滑了。美佳说她这 1 个月都在坚持用蛋黄黄瓜面膜，也忍住不用手去挤痘痘了。我点点头说，能改掉这个坏习惯是件好事。痘印、痘疤重在预防，发现痘痘后要及早治疗，千万不要随意挤压，把痘痘对肌肤的伤害降到最低。同时，在治疗期间还要注意防晒，紫外线会让恢复期的皮肤产生色素沉淀，让痘印、痘疤的颜色变得更深，存在的时间也更久。

最灵老偏方：蛋黄黄瓜面膜

- 取黄瓜 2/3 根、番茄半个，洗净后一起放进榨汁机中榨成汁，将汁液倒进面膜碗中，加上 1 个蛋黄，搅拌成糊状，若不成糊状可再加上少许面粉，将面膜均匀涂抹于脸上，敷 15 分钟后用温水洗净。每周 2~3 次，2 个月为 1 个疗程。此方可美白润肤、去痘印。

更多老偏方

薏米蜂蜜粥

取适量薏米、百合。将薏米、百合洗净，放入锅中，加入适量清水，煮至薏米熟烂，加入蜂蜜调匀即可。此方具有去痘印的功效。

苹果去痘印

取适量苹果。洗净，去核，切成片，放进沸水中煮至变软，待温时贴于痘印上，约15分钟后取下，用温水洗净。可长期坚持。此方具有去痘印的功效。

玉米粉牛奶面膜

取玉米粉 1 匙、牛奶半杯。将玉米粉放入面膜碗中，加入牛奶搅拌均匀，调成细滑的泥状。洁净肌肤后，将面膜均匀涂抹在脸上，约 15 分钟后用温水洗净即可。此方能够清洁肌肤，维持肌肤水油平衡，同时还有收缩毛孔、美白、去痘印的功效。

白芷绿豆粉

取适量白芷与绿豆。将白芷、绿豆研磨成粉，按1：1的比例混合。加入适量清水调成糊状，洁净肌肤后，将面膜均匀涂抹在脸上，15~20分钟后，用清水洗净即可。此方可美白，去痘印。

红酒蜂蜜面膜

取红酒 1 小杯、蜂蜜 2~3 匙。将红酒与蜂蜜调成黏稠状态后，备用。洁净肌肤后，将面膜均匀涂抹在脸上，八分干之后，用温水冲洗干净即可。红酒中的果酸，能够促进角质新陈代谢，淡化色素，让皮肤更白皙、光滑。蜂蜜具有保湿和滋养的功能。二者合用有美白淡斑、去痘印的功效。

绿茶南瓜面膜

取适量南瓜。洗净，去皮、去子，置于锅中蒸软，凉至温热后，与绿茶粉、豆腐一同倒在面膜碗中，充分搅拌成易于敷用的糊状备用，用热毛巾敷脸 3 分钟，接着取适量调制好的面膜涂抹于脸部及颈部，避开眼部、唇部四周，约 20 分钟后用清水洗净即可。每周 2~3 次，此方有收敛毛孔、美白祛斑的功效。

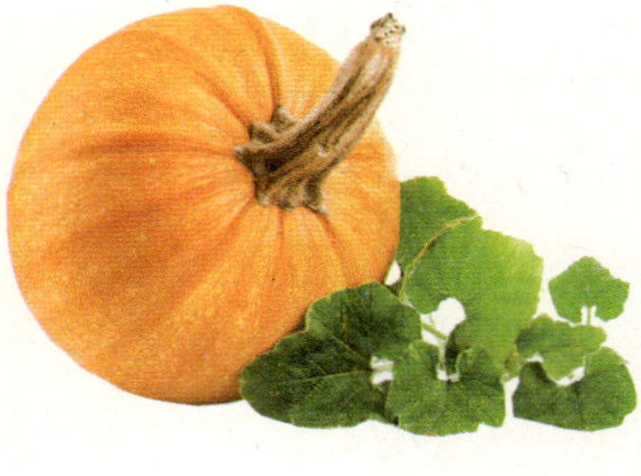

鱼腥草红枣防过敏长痘

随着社会的发展，人们对美的需求日益强烈。各式各样的化妆品、护肤品应运而生，由化妆品、护肤品引起的各类皮肤问题越来越多，因化妆品或护肤品过敏而长痘的情况也很常见。

杨洋 25 岁，是一名高级餐厅的服务员，餐厅要求员工必须化妆上班。工作了一段时间后，杨洋发现自己的皮肤变粗糙了，还经常起一些小小的痘痘。一开始杨洋怀疑是自己平时卸妆没有卸干净，于是购买了一些清洁力较强的卸妆产品，但情况也没有好转。经闺蜜提醒后，她才发觉有可能是化妆品有问题，就买了一些昂贵的化妆品，希望情况能有所改善。但脸上的小痘痘仍旧存在，并且情况更严重了。餐厅要求员工上班必须化妆，杨洋只好请假来找我看病。

杨洋的脸上长了很多痘痘，皮肤泛红。她还说这些痘痘不仅痒，还有点儿疼。我又看了看她的舌象，舌头很红，有内火。杨洋说最近因为过敏的问题很着急，脸不舒服，睡眠质量也不太好。

我给她推荐了个老偏方——鱼腥草红枣茶。鱼腥草味辛，性微寒，具有清热解毒的功效。鱼腥草所含槲皮素、槲皮苷等黄酮类物质亦有显著的抗炎作用，还能促进组织再生，促进皮肤伤口愈合；红枣味甘，性温、归脾、胃经，有补中益气、养血安神、缓和药性的功能。通过现代药理研

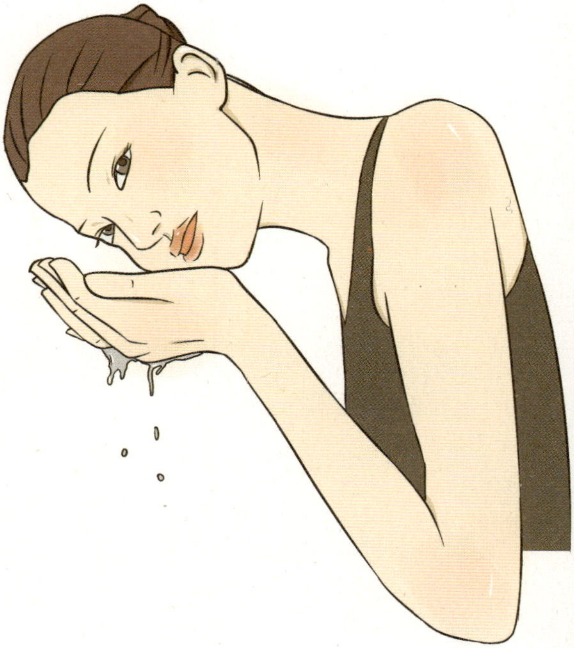

究发现，红枣能增强血液中含氧量、滋养全身细胞，是一种药效缓和的强壮剂。同时红枣中含有非常丰富的维生素 C，能够促进我们肌肤细胞的代谢，防止黑色素沉着，有使肌肤洁白细滑、美容祛斑的功效。鱼腥草红枣茶连服 7 天，可有效清除内火，再配合使用豆腐洗脸，消炎清热。内服外用，标本兼治，去除内火的同时也能镇静、舒缓皮肤，对杨洋的过敏痘有好的效果。我又给她写了几个小方子，让她回去调理皮肤，杨洋将这些都记下，表示以后一定会注意，好好呵护自己的肌肤。

焦急的杨洋，回家后立刻泡起了鱼腥草红枣茶，也开始使用豆腐洗脸。两周后，杨洋跟我联系说，她现在脸上的痘痘消退了不少，皮肤也没那么粗糙了。

我提醒她，虽然现在皮肤情况得到了改善，但仍要注意。特别是选择化妆品时，必须先做化妆品的皮肤过敏试验，一般可以先在手臂内侧或者耳后进行测试，确保使用安全；化妆品在存放过程中也要注意避免受外界污染，放置时间过久的护肤品和化妆品都不宜使用，因为这些化妆品或护肤品都容易受外界污染或是细菌、霉菌等微生物大量繁殖导致产品质变。对于杨洋现在过敏刚得到缓解的皮肤，我建议她还是尽量少化妆。若化妆了，卸妆一定要彻底，卸妆后也一定要使用一些舒缓、镇静皮肤的护肤品。

最灵老偏方：鱼腥草红枣茶

- 取鱼腥草 20 克、红枣 8 个，分别洗净后放入锅中，加适量清水，煎水取汁。每天当茶饮用，7 天为 1 个疗程。此方有清热解毒、消炎抗痘的作用。

更多老偏方

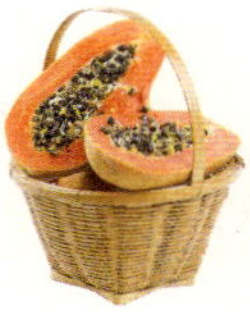
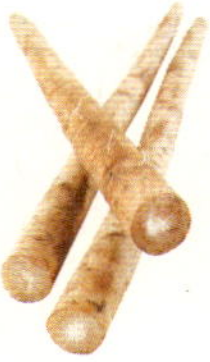
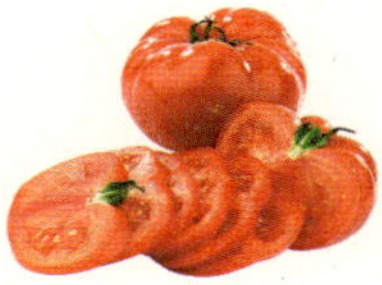
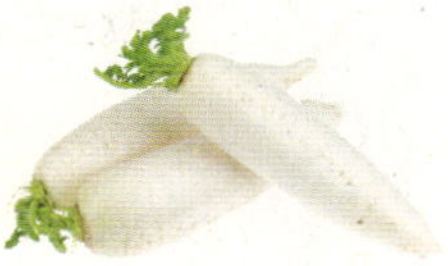

银耳木瓜糖水

取木瓜 1 个，银耳、南北杏、冰糖适量。银耳用清水泡开，去蒂，洗净，撕成小朵。木瓜去皮，去瓤，切成小块。将南北杏洗净。将所有食材一同放入锅中，加适量清水，煲至汤水黏稠，放入冰糖调味即可。每周 2~3 次。此方有美白、润肤、养颜、祛痘的功效。

牛蒡枸杞茶

取牛蒡适量，枸杞子适量，车前子适量。将所有食材清洗干净，一同放入壶中，倒入沸水，盖上盖闷 15~20 分钟即可。可代茶饮用。车前子能帮助肌肤排毒、减轻痘痘炎症，牛蒡有助于清除体内毒素，枸杞子有补气养颜的功效。此方有清热、祛痘、养颜的功效。

嫩豆腐洗脸法

取嫩豆腐 1 块，洗净，搅成糊状；将脸洗净后，再用豆腐洗脸，可长期坚持。此方具有清热消炎、镇静肌肤的作用。

番茄黄瓜面膜

取番茄 1 个，洗净切片；黄瓜洗净，切段。将番茄与黄瓜一起放进榨汁机中榨汁，将汁液倒入面膜碗中，把面膜纸浸透后，贴在已经洗净的脸上，每周 2~3 次。此方具有消炎清热、美白嫩肤的作用。

绿茶水

取适量绿茶泡水，取汁后，将茶水放进冰箱里冰冻 1 小时后取出，然后将化妆棉浸泡在茶水中，洁肤后，用浸泡了茶水后的化妆棉轻轻擦拭过敏处，每日 1 次。此方具有杀菌止痒、紧肤、收缩毛孔的功效。

白萝卜排骨汤

取白萝卜半根，排骨 200 克。将白萝卜洗净，去皮，切成段；排骨洗净，切块。将所有食材一同放进砂锅中，加上适量清水，大火煮沸，改小火熬煮成汤，出锅前加盐调味即可。此方可滋润降噪，美容护肤。

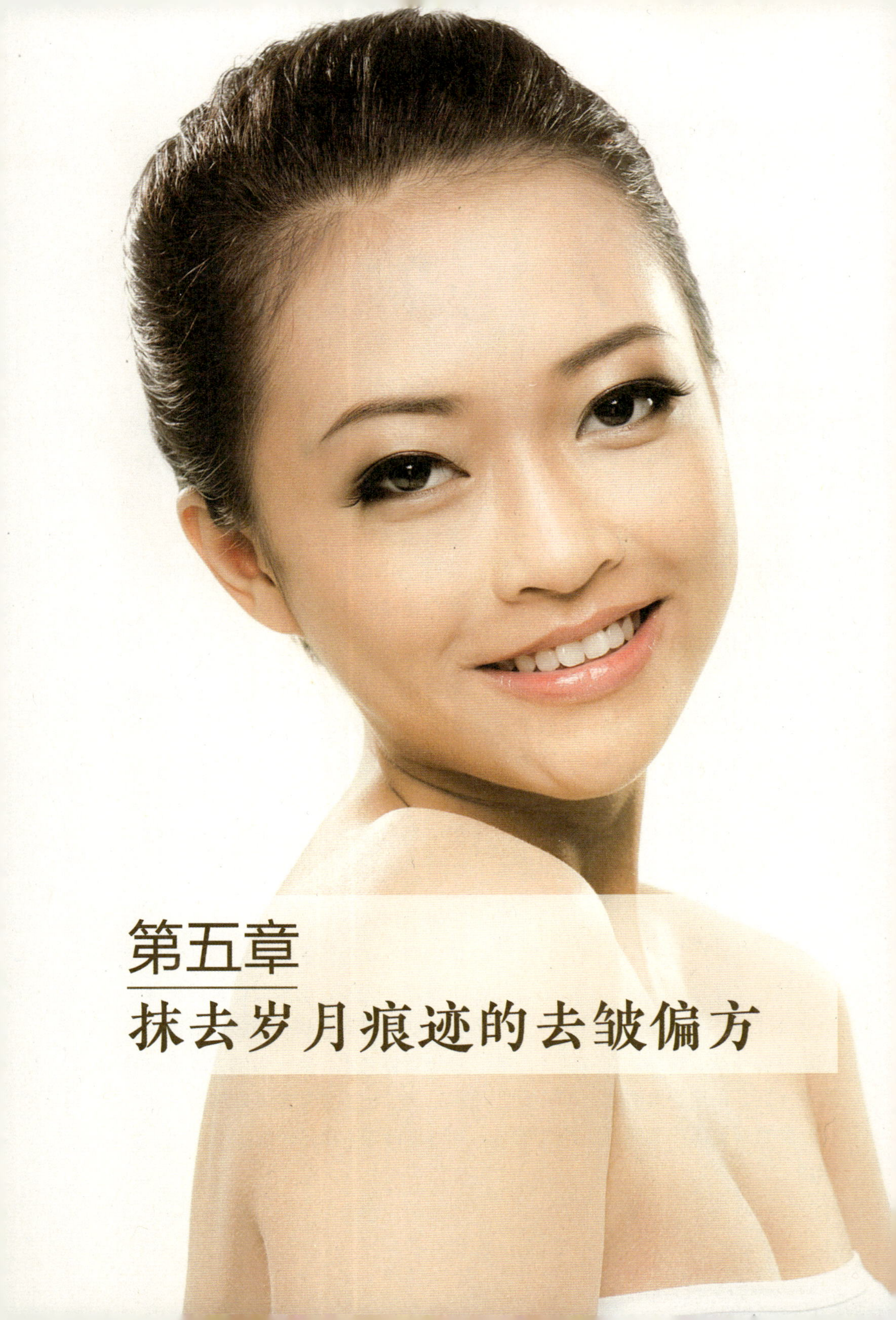

第五章

抹去岁月痕迹的去皱偏方

时光总会在人的身上留下痕迹，这是成长的证据。但是时间在脸上留下的痕迹——皱纹，却谁都不喜欢。皱纹代表着衰老，女人都怕衰老，只希望增添成熟的韵味，不想增添衰老的皱纹。那如何才能延缓衰老、去除皱纹呢？

本章为您分析了9种常见的皱纹问题对应的症状和偏方，如抬头纹、眉间纹、眼下纹、法令纹、鱼尾纹、细纹等。您可以根据自己的情况找到相对应的偏方，通过内调外用，双管齐下，让您重获光滑平整的肌肤，使岁月只为您增添美丽，而不留下痕迹。

柠檬木瓜去颈纹

在日常肌肤护理中，颈部的护理很容易被忽视。不少女性朋友通常只在脸部肌肤日常护理结束后，才将剩余的乳液顺带抹一下颈部，甚至几乎不对颈部做任何保养的也大有人在。然而，颈部对女性的外形起着举足轻重的作用。女性颈部和肩膀间的曲线被誉为女性最美的部位，优美的脖颈线极富魅力，容易吸引眼球。女性朋友们也喜欢戴上各式漂亮精致的项链来增添颈部的美感。但是随着年龄的增长，平时疏于保养，颈部很容易长出一圈一圈的颈纹，不仅暴露了年龄，美丽的容颜也大打折扣。

李琳是我的患者，30 岁，是一名 4 岁孩子的母亲。她的五官长得很漂亮，娃娃脸看起来也年轻。但是视线一转到她的颈部，那一圈圈的颈纹就显得非常突兀。“有一天，我去幼儿园接我女儿回家时，女儿的同学指着我的脖子说：‘你妈妈的脖子上好多圈圈啊。’虽说是童言无忌，但我心里还是不太舒服的。”李琳苦恼地说。

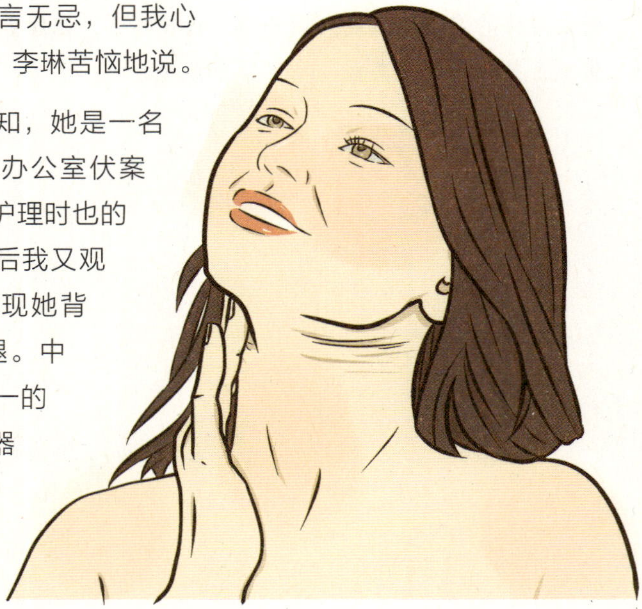

我从李琳口中得知，她是一名会计，需要长时间在办公室伏案工作，进行日常皮肤护理时也的确经常忽略颈部。随后我又观察了李琳的坐姿，发现她背微驼，习惯跷二郎腿。中医理论认为人体是统一的整体，皮肤作为体内器官的外延，反映着脏腑与气血的健康状况。脏腑健康，气血顺畅，皮肤也会紧致细腻，处于较好的健康状况。而长期久坐，跷二郎腿容易阻碍经络畅通，就会造成气血不畅，从而引发诸多皮肤问题。

我告诉她，不良的身体姿势、久坐不动都会对皮肤产生不好的影响，应时刻注意保持颈部的挺拔，以及多运动，多活动身体。适当锻炼颈部的肌肉，保持皮肤的弹性，都能减缓颈纹的出现并淡化颈纹。而颈纹产生的原因跟缺乏对颈部皮肤的护理有很大关系，因此，我给她推荐了柠檬木瓜颈膜。晚上敷用，每周 2~3 次，能有效减轻颈纹。木瓜中所含的木瓜酵素能促进肌肤代谢，帮助溶解毛孔中堆积的皮脂及老化角质，所含的果酸也能清除毛孔垃圾，并且还有滋润肌肤的作用；柠檬中含有丰富的维生素 A 和维生素 C，使皮肤美白，滋养老化的皮肤，消除皮肤皱纹。

李琳对这个方法很感兴趣，说回家立刻试试，并且问我还有什么方法可以预防颈纹。我告诉她，平时缺乏保养和姿势不当会造成颈纹，但胶原蛋白流失、肌肤老化往往是颈纹出现的最主要原因。皮肤的松弛、皱纹等问题的出现往往都从颈部开始，因此在日常护理中应该多花点儿心思在脖颈处。可以使用专门的颈霜、颈膜，并配合按摩，让颈部肌肤得到充分的滋养；在饮食上多补充含有卵磷脂、维生素、矿物质等营养成分的食物，如各种豆制品等，以增加皮肤的营养，增强皮肤的储水能力，延缓颈部肌肤衰老。

最灵老偏方：柠檬木瓜颈膜

- 取熟木瓜半个，洗净，去皮，去子，切块放进搅拌机中搅拌成泥，再加上新鲜的柠檬汁 3 滴，搅拌均匀后，敷在颈部，10 分钟后洗净即可。每周 2~3 次，只适合晚间使用。此方可滋润皮肤、淡化颈纹。

更多老偏方

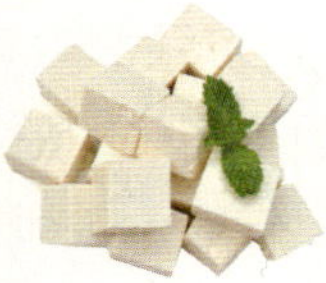

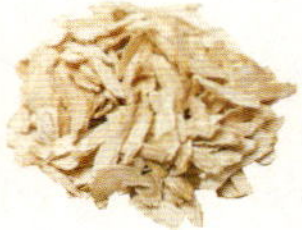

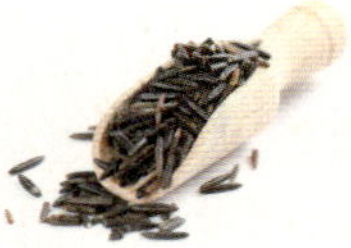

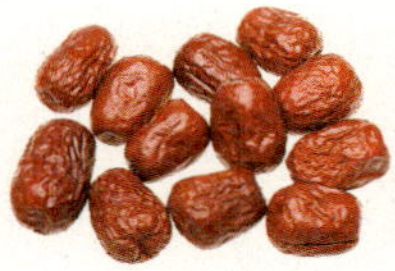

豆腐鱼骨汤

取鱼骨 50 克，豆腐 200 克。将鱼骨洗净，切段，放进砂锅中，加上适量清水和豆腐熬煮，食用前加盐调味即可，可佐餐食用。此方有排毒润肤、补充胶原蛋白、淡化颈纹的作用。

当归炖猪蹄

取猪蹄 1 只，当归 25 克，葱、姜、料酒、花椒、盐各适量。将当归洗净，切片备用，猪蹄洗净，切成大块，在开水中煮 2 分钟，去其腥味，捞出。在锅内加适量清水烧开，放入猪蹄，加入当归及适量调料，用旺火烧开，改用文火煮至猪蹄熟烂。可佐餐食用。此方补充胶原蛋白，有益气补血的功效。

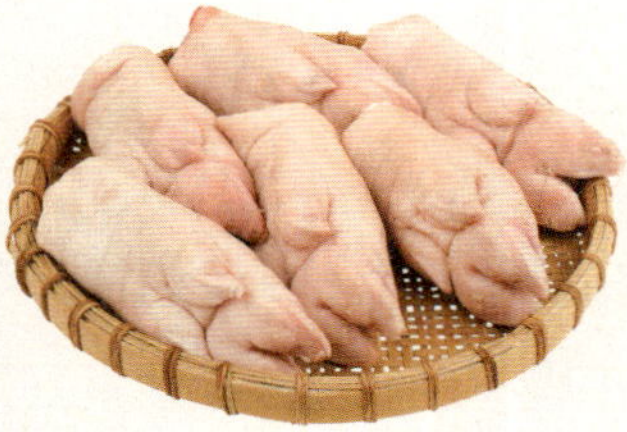

黑米养颜补血粥

取黑米 100 克，桂圆 15 克，红枣 6 个，淮山 30 克，红糖适量。将桂圆、红枣、黑米洗净。将黑米放入锅中加适量清水煮沸，转小火煮至八成熟，加入桂圆、红枣、淮山熬成稠粥，出锅前加适量红糖调味即可。此方有补血养颜、益气养血的功效。

当归红枣排骨汤

取排骨 200 克，当归 10 克，枸杞子 10 克，红枣 5 个，姜、葱、盐各适量。将当归、枸杞子、红枣洗净，枸杞子泡发，备用。将洗净血水的排骨放入砂锅中，加入适量清水与其他所有食材，大火烧开后转小火，炖至排骨酥烂，出锅前加盐调味即可。此方可滋阴润燥，养颜护肤。

牛奶橄榄油颈膜

取 1 匙牛奶，橄榄油数滴，将牛奶、橄榄油与少量面粉搅拌均匀，洁肤后，敷在颈部，待干后以温水清洗。此方可减少颈部皱纹、增加皮肤弹性。

银耳珍珠面膜巧妙消除法令纹

脸上的皱纹不仅不美观，也会让人显老，法令纹更是如此。法令纹是鼻翼两侧延伸而下的两道纹路，由于皮肤组织老化造成的肌肤表面凹陷的现象。人到中年，很容易出现法令纹。但是法令纹并不是只有中老年人的脸上才会出现，不少年轻人，鼻子两侧也有很深的法令纹。

黄思思是我以前任职的医院里的药剂师，27 岁，还很年轻，但是脸上的法令纹却非常明显，给人已经 30 多岁的假象。同事、朋友虽然没说什么，但是黄思思却非常在意，甚至想通过医学美容的方式去除法令纹，可无奈费用太高，效果不稳定，最终作罢。一天我在医院食堂吃饭时正好遇到她，黄思思立刻向我寻求帮助。我观察了一下黄思思的皮肤情况，发现她的皮肤属于偏干型，容易长皱纹；又问了她一些饮食起居的情况，黄思思的生活作息没有规律，喜欢熬夜看电影、玩手机，这会对皮肤的健康状况产生不良的影响。黄思思在饮食方面也不太注银耳珍珠面膜巧妙消除法令纹意，因此脾胃功能不太好。鼻翼两侧至嘴角处，正是脾胃的面部反射区，脾胃功能较差的人法令纹一般也会较早出现。聊天期间我还发现，黄思思的嘴部表情非常丰富和夸张。这些情况都会使得法令纹加深。

我给她介绍了银耳珍珠面膜敷

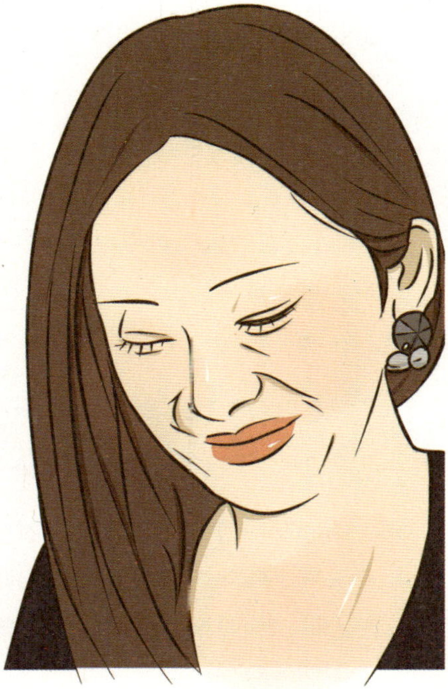

面这个方法，让她回去经常使用，对缓解法令纹效果不错。银耳能加强新陈代谢，使血液循环旺盛，银耳含有的丰富胶质也能使皮肤的弹性增强，使皮下组织丰满，皱纹变浅，皮肤变得细嫩光滑；珍珠粉含有的碱性磷酸盐能增强人体表皮细胞活力，延缓衰老，而珍珠粉中的有效成分可以增加皮肤的光泽和弹性。同时，我还给她推荐了红枣百合粥，用来调理脾胃功能，从而起到辅助作用。

我告诉她，为了避免法令纹加深，平时嘴部动作不要过于夸张，尽量不要肆无忌惮地夸张大笑，避免加深法令纹。做嘴巴韵律操也是淡化法令纹的一种途径，即紧闭嘴巴，然后用舌尖在口腔中画圈，这能使得已经形成的纹路扩散，从而起到让已经出现的法令纹变淡的效果；按摩位于下颌角前上方，耳下大约一横指处的颊车穴，能起到促进淋巴和血液循环、减轻法令纹的作用。而在饮食上，宜清淡，可以多吃一些养脾养胃的食物，改善脾胃功能。这些方法都贵在坚持，只有持之以恒，才能保住青春美貌。

黄思思听到我的建议，如获至宝，决定立刻回去试试。几个月后，她来我办公室向我道谢，说银耳珍珠面膜收效甚好，让她脸上的法令纹浅了许多。

最灵老偏方：银耳珍珠面膜

- 取适量银耳，去蒂洗净，放进砂锅中熬成糊状，待凉后加上适量的珍珠粉，搅拌均匀后涂在皱纹处，10~15 分钟后用清水洗净即可。每周 2~3 次，可长期使用。此方有润泽肌肤、去除皱纹的功效。

更多老偏方

红枣百合粥

取红枣 10 个、百合 20 克、粳米 50 克，洗净后一同放入砂锅中，加入适量清水，大火煮沸后改小火熬煮成粥，粥成后加入适量红糖，搅拌均匀即可，趁热食用。每日 1~2 次。此方有滋补脾胃、宁心安神、养颜抗皱的功效。

薏米莲子百合粥

取薏米 20 克，莲子 6 克，百合 10 克，枸杞子 15 克，大米 100 克，少量冬瓜仁、杏仁粉。将薏米、莲子同放碗内，加适量水置于蒸锅中蒸熟，再与洗净的百合、枸杞子、大米同煮成粥，粥熟后加入冬瓜仁、杏仁粉再煮片刻即可，每日 2 次，早晚空腹食用。此方可美肤去皱，光泽皮肤，美肤驻颜。

果醋淮山

取淮山 1 根，枸杞子 15 颗，食盐适量，植物油 1 匙，苹果醋 1 匙，糖桂花 1 匙，白醋少许。将淮山去皮、洗净、切片、放到醋中浸泡，备用。枸杞子洗净，用清水泡发。热锅，加入淮山片翻炒 3 分钟，加入糖桂花，翻炒均匀，再加入苹果醋，炒匀，根据个人口味加入适量盐调味，最后加入枸杞子，拌匀即可。可佐餐食用。此方可美容护肤，延缓衰老。

陈皮栗子老鸭汤

取老鸭半只，栗子 250 克，陈皮 10 克，老姜、食盐各 5 克。将陈皮洗净，老姜洗净、切片。老鸭洗净，斩成大小适中的肉块，放入沸水中焯烫，去除血沫。栗子洗净，去壳。将老鸭、陈皮、姜片一同放入锅中，加入适量清水，大火煮开后转小火炖煮 2 小时，放入栗子继续炖煮 1 小时，出锅前加盐调味即可。此方可美白保湿，祛斑祛痘。

香蕉橄榄油

取香蕉 1 根，去皮，切段，捣烂，加入半匙橄榄油，搅拌均匀后敷在已洗净的脸上，10~15 分钟后用清水洗净即可，每周 2~3 次。此方有利于去皱抗衰老。

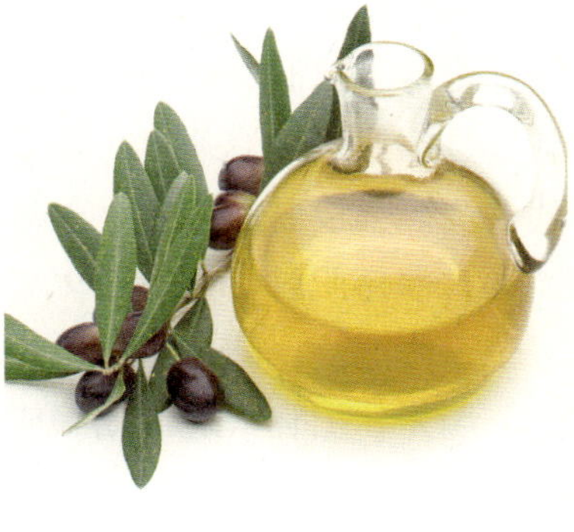

牛奶蜂蜜滋养眼尾肌肤

张萍是一名机关单位的办事员，已经 45 岁，由于平时很注重保养，张萍的皮肤状态一直很好，她也为此觉得很自豪。但岁月总是无情，还是在张萍的脸上留下了些许痕迹。

一天，张萍在跟女儿聊天时，细心的女儿发现母亲的眼角居然有了几条鱼尾纹，女儿安慰母亲说，妈妈还是一样美丽，皱纹很淡，根本看不出来。张萍感到欣慰的同时，心里还是有个疙瘩。不知道是不是心理作用，自从发现了鱼尾纹，张萍觉得这皱纹一天比一天深，这让她很着急。之前张萍来找我看过内分泌失调，趁着复检的机会，她问我有什么适合她的法子。鱼尾纹是氧化纹的一种， 30 岁以上的人面部较常发生，是真皮层的胶原蛋白受到氧化后断裂产生的皱纹，内分泌失调也会导致鱼尾纹的出现。从上述原因可见，张萍长出鱼尾纹也确实是在所难免的事情。从中医角度分析，由于肝胆相照的缘故，肝胆的情况会对应在眼部反射区反映出来。当胆经气血不足或瘀滞，便会在眼部皮肤上有所表现，胆经不畅则会诱使鱼尾纹出现。

我仔细观察了张萍的鱼尾纹，情况不算特别严重。张萍内分泌失调的情况通过治疗，也已经得到了极大的缓解，体质调养得不错。因此，针对张萍现在的情况，我给她推荐了牛奶蜂蜜再加按摩瞳子髎穴的方法，如果她每天坚持，能很好地减轻鱼尾纹。牛奶中含有丰富的 B 族维生素，对肌肤能起到很好的滋润作用；蜂蜜能有效改善肌肤的营养状况，促进皮肤新陈代谢，增强皮肤的活力，改善皮肤干燥的情况。眼部按摩可促进眼周血液流通，保持肌肤弹性，淡化皱纹。胆经的起源穴是瞳子髎穴，瞳子髎穴正好位于眼尾处，即长鱼尾纹的位置。因此常按摩瞳子髎穴有养肝利胆的功效。用无名指轻柔地带动眼皮肌肤，从内眼角向外眼角按摩，到达眼尾的瞳子髎穴时可稍微向上提拉一下肌肤，力度要适中，略微有紧绷感即可。

大约 1 个月后，张萍联系我说，她现在眼角的鱼尾纹的确变淡了，她打算坚持下去。我提醒她，除了敷眼膜和按摩这两个方法外，平时也要注重眼部的防晒和保湿，日晒和缺水都会加速鱼尾纹的产生；还可以通过食补来为身体补充胶原蛋白，帮助抗击皱纹。于是我又给她写了几个食疗方，让她从内到外来对抗鱼尾纹，张萍对我连连道谢。

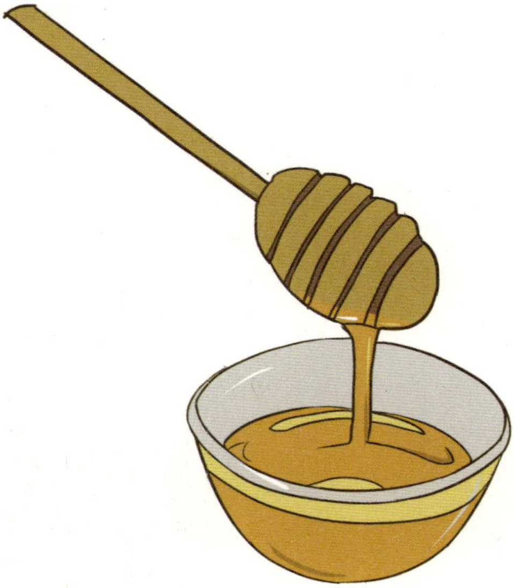

最灵老偏方：牛奶蜂蜜面膜

- 取适量鲜牛奶和蜂蜜搅拌均匀，然后涂抹于眼角鱼尾纹处，用无名指轻柔地带动眼皮肌肤，从内眼角向外眼角按摩，到达眼尾的瞳子髎穴时可稍微向上提拉一下肌肤，力度适中，略微有紧绷感即可，按摩 3 分钟后让其在眼部停留 30 分钟左右，用清水洗净。每晚 1 次，每周 2~3 次。此方可促进眼周血液流通，保持肌肤弹性，淡化皱纹。

更多老偏方

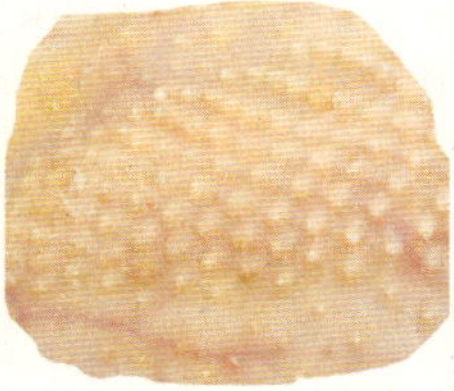

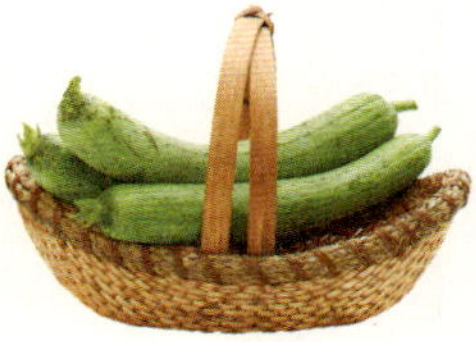

鸡骨汤

将买来的鸡洗净，取出适量鸡骨，洗净后和鸡皮一起放进砂锅中，加上适量清水，大火煮开后改小火煮 1 小时，使用前加盐调味即可，可佐餐食用。此方有光滑肌肤、淡化皱纹的作用。

丝瓜汁面膜

取适量丝瓜，去皮去子，切块后放入榨汁机中榨成汁，将丝瓜汁混合酒精及蜂蜜，洁面后，把汁液涂于脸上，待干后再用清水洗净，此方具有去皱补水、洁肤嫩肤的作用。

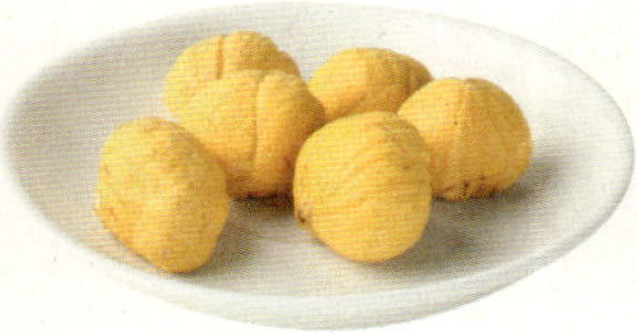

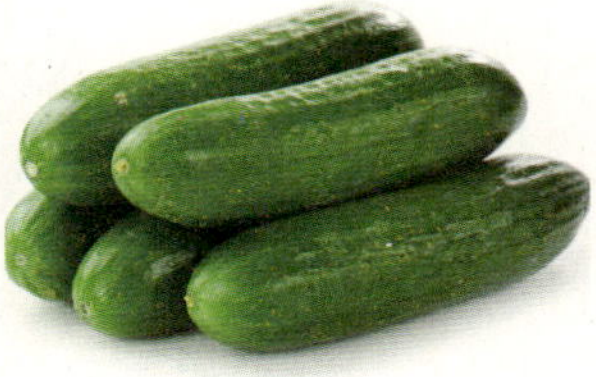

苹果燕麦豆浆

取黄豆 40 克，燕麦片 30 克，苹果 1 个，蜂蜜 2 匙。将黄豆洗净，浸泡水中 2 小时，捞出沥干；苹果洗净，去皮和核，切小块。将黄豆、苹果与燕麦片放入豆浆机，加入适量清水，磨成豆浆，加入蜂蜜调味即可饮用。此方可改善肝脏代谢功能，有保养肝脏的功效，防止产生鱼尾纹。

黄瓜蛋清眼膜

取黄瓜 50 克，鸡蛋 1 个，白醋 2 滴。将黄瓜洗净切块后放入榨汁机榨成汁备用，取蛋清，加入黄瓜汁调匀，再加 2 滴白醋，洁面后将眼膜轻涂于眼周，10 分钟后洗净即可。每周 1~2 次。此方可去除鱼尾纹，增加皮肤弹性。

巧用米饭保养脆弱眼周肌肤

眼眼睛下面的皮肤是人体最薄的皮肤，非常敏感、脆弱，稍有不慎就容易造成各种肌肤问题 。刘茜就被眼下纹这个问题困扰着。刘茜21岁，是一名打字员。刘茜虽然还非常年轻，但是眼睛下部却有许多细小的皱纹，特别是笑起来眼睛一眯，这些细纹就变得更加明显。这让刘茜非常苦恼。刘茜的妈妈是我的患者，她也来找我寻求帮助。

眼下纹一般分成动态性皱纹和静态性皱纹两种。动态性皱纹主要是由表情肌的收缩牵动造成的，当眼部有细微动作或表情时，皱纹就变得更加明显。而静态性皱纹是指在没有任何表情时就有的明显皱纹。刘茜的眼纹属于动态皱纹。刘茜舌红少津，脉弦细数，这是肝虚的表现。从中医角度来看，长期劳累，会伤肝气。眼睛属于肝脏的反射区。肝气不足，目酸而易疲劳，皮肤干燥，会促使眼纹产生。刘茜是一名打字员，需要长时间面对电脑，非常容易用眼过度，造成眼部疲劳；同时办公室的环境比较干燥，也会使眼部肌肤缺水。这些都容易使得眼睛下部的皮肤产生细纹。

要改善动态皱纹，相对来说还是较为简单的。常用米饭饭团在眼下轻轻按摩，就能轻松去除眼下纹。

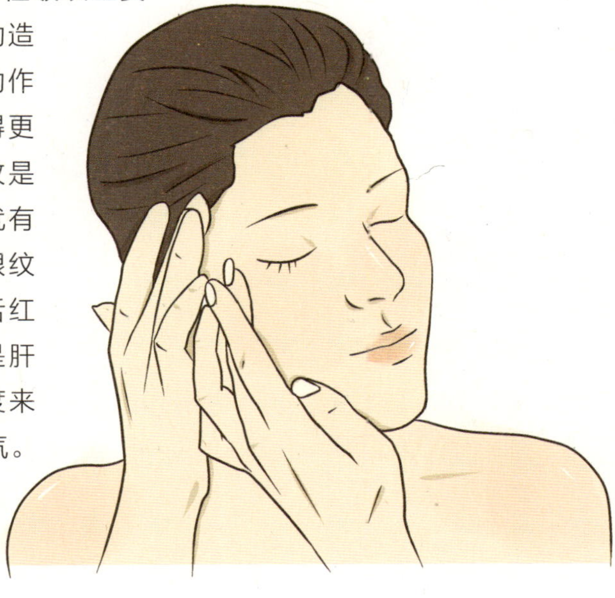

这个法子需要的材料很简单，只需适量煮熟的米饭即可。利用煮好的米饭本身所具有的黏性，可以黏去附着在皮肤表面的灰尘、油脂及其他污物，起到彻底洁净皮肤的作用；而米饭本身含有的各类维生素等丰富营养元素，也可给面部皮肤补充营养，并起到滋养皮肤的作用；使用米饭面膜按摩眼下肌肤，能使皮肤呼吸通畅，使皮肤光滑细腻，减少眼下皱纹。刘茜对这个简单的办法很感兴趣，表示回家后马上试试。

我告诉她对于动态性皱纹而言，用饭团按摩缓解眼部疲劳、滋养眼周肌肤是外用法的一种，还需要减少夸张表情，避免肌肤遭受损伤，也可配合使用含有胶原蛋白成分的眼部护理品，保持肌肤弹性。由于她肝气不足，所以，可通过食疗，例如喝淮山粳米粥等有补肝暖肝功能的食物来改善肝气不足的情况，同时起到保护眼睛、缓解眼部疲劳的作用。避免用眼过度，让眼睛得到充分休息，避免眼周肌肤过于紧张，都能减少细纹产生。

大约3周后，刘茜再次来到医馆，告诉我，她的眼下纹现在已经消失了许多，因为按摩的缘故，眼部疲劳的情况也得到极大的改善。

最灵老偏方：米饭按摩法

- 挑取柔软、温热又不会太烫的米饭揉成小团，放在眼下轻揉。每日 1 次，可长期坚持。此方能把皮肤毛孔中的油脂和污物吸出，使皮肤光滑细腻，减少眼下皱纹。

更多老偏方

淮山粳米粥

取淮山 80 克，洗净、去皮、切成块，粳米 100 克，洗净。将淮山与粳米一起放进砂锅中，加适量清水，大火煮沸后改小火煮至粥成，最后可加白砂糖调味。可佐餐食用。此方可健脾补虚，同时还兼有美容养颜、延年益寿等功效。

当归枸杞鸡汤

取鲜鸡半只，当归 5 克，枸杞子 15~25 克，菊花 10 克。将当归、枸杞子、菊花洗净，枸杞子用水泡开。将鸡洗净、切块、汆烫去血水。在锅中加入适量清水，将所有食材放入锅中一起炖煮，炖煮至鸡肉软烂，出锅前加适量调味料调味即可。可佐餐食用。此方可养心安神，美容护肤。

苹果燕麦豆浆

取黄豆 40 克，燕麦片 30 克，苹果 1 个，蜂蜜 2 匙。将黄豆洗净，浸泡水中 2 小时，捞出沥干；苹果洗净，去皮和核，切小块。将黄豆、苹果与燕麦片放入豆浆机，加入适量清水，磨成豆浆，加入蜂蜜调味即可饮用。此方可安心润燥，美容养颜。

蛋黄面膜

取鸡蛋黄 1 个，橄榄油 2 匙。将蛋黄与橄榄油一起放入碗中打至起泡，洁面后涂于脸上，10 分钟后用温水洗净即可，每周 2 次。此方具有去皱的功效。

菠菜猪肝汤

取猪肝 150 克，菠菜适量，调料适量。将菠菜洗净，择好备用。猪肝洗净，滤去血水，切片。将猪肝片用少许白醋腌渍，再用清水冲洗干净。猪肝放入碗里，将沸水倒入后再将水倒出，如此反复几次，备用。热锅放入猪油，姜片炒香，加入水或高汤；水烧开后放入菠菜，加入盐，猪肝，拌匀煮 1 分钟即可。此方可补血益气，明目护肤。

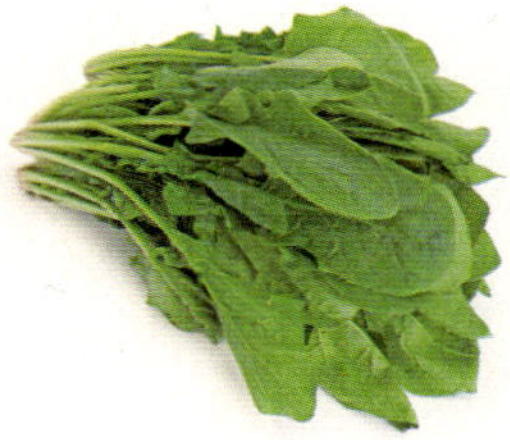

按摩印堂穴，抚平眉间纹

人们常用皱眉来表达忧愁和苦闷，殊不知，由于皱眉这个动作使双眉之间形成了较深的皱褶，使得面部产生了一种常见的表情纹——眉间纹。眉间纹，顾名思义，就是产生在双眉之间的皱纹，一般呈“川”字形，也称为川字纹。人通常在恼怒、痛苦、紧张时，在眉间产生皱纹，因此，眉间纹也被称作恼怒纹。

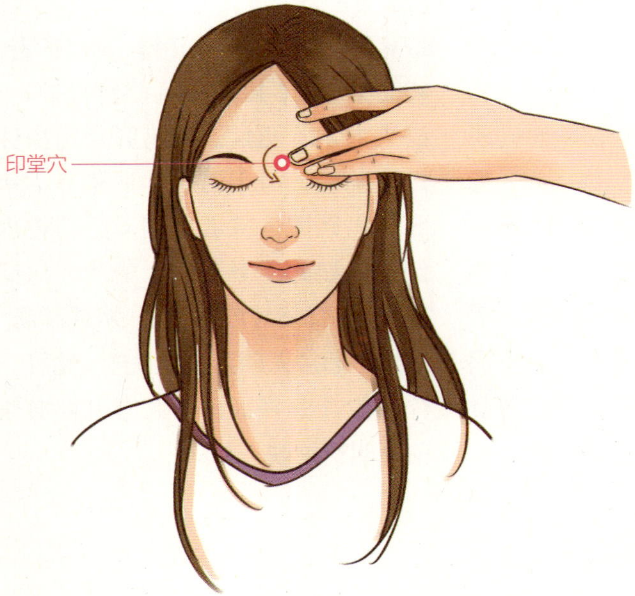

阿艳是居委会的负责人之一，为人热情开朗。一次我去居委会办理事务，刚准备走，发现阿艳坐在角落里愁眉苦脸，一反往日热情又开朗的常态。我过去跟她打招呼，阿艳一见是我，如同看到救命稻草一般，热切地对我说：“臧医生啊，你可得给我出出主意。”我问她出了什么事，阿艳苦恼又尴尬地向我细细道来。阿艳的母亲前阵子被查出得了癌症，这可愁坏了作为独生女的阿艳。从给母亲安排住院找医生到为母亲做饭送饭，全都阿艳一手包办。看着病床上的母亲，阿艳的脸上也是布满愁云。幸好查出母亲的癌症只是初期，可以通过化疗等方式来治疗。经过几个月治疗后，母亲的情况好了许多，阿艳悬着的心终于放下了。然而，好不容易松了一口气的阿艳发现，不知道是不是母亲患病时皱眉皱得太多，她的双眉间居然出现了浅浅的川字纹，整个人显得愁苦烦恼，这让她大惊失色。阿艳虽然35岁了，但一直保养得很好，这突然出现的皱纹，让她又忧心又紧张："臧医生，我顿时觉得自己好像老了好几岁！你有什么办法吗？"

我告诉阿艳，人的面部情况反映身体五脏的情况，双眉之间也就是我们俗称的印堂，反映的是肺部的情况。当人忧伤过度、思虑繁多时，会伤及肺气、肺精，可能会使得肺气的宣降功能失调，从而产生眉间纹。当然过多皱眉的动作也会促使皱纹出现。我给她介绍了按摩印堂穴的办法。印堂穴位于人的额头，在两眉头的中间。按摩印堂穴，有宁心安神的作用。同时，可加适量精油，在舒缓心情的同时，有助于血液循环，舒展眉间的纹路，减淡皱纹，注意贵在坚持。同时我给阿艳开了杏仁茶等几个食疗方，让她润肺补气，调理一下身体。

我提醒阿艳预防皱纹的发生，平时要注意尽量少皱眉或挤眉，多按摩皮肤。也要调节好情绪，减少大笑大悲，大怒大喜，保持愉快平和心境的同时脸部表情不要过于夸张。

阿艳听后一扫愁容，决定立刻试试。她说一定会注意不再悲伤过度，要保持愉快的心情，并将这愉快传递给她的母亲，让她早日康复。

最灵老偏方：按摩印堂穴

- 将两肘放置在桌面上，在前额涂上精油后，将左手牢牢压紧右侧的发际，用右手指尖摩擦，方向由眉间至前额，左手可在其上做环形运动。或是双手的中指与无名指并拢，置于眉间，顺着眉间往发际线的方向，自下而上按摩。每天早晚各1次，每次1~3分钟。此方可安心养神，有助于血液循环，让眉间纹路舒展。

更多老偏方

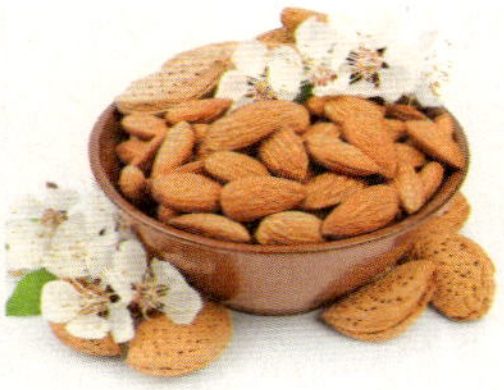

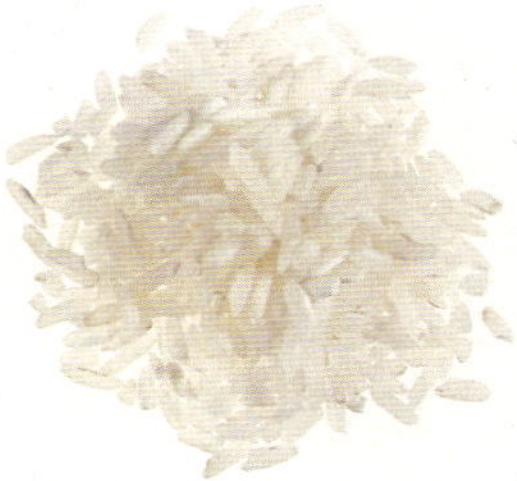

杏仁茶

取甜杏仁、核桃仁各适量。磨成粉后用水冲泡，加上蜂蜜调味即可饮用，或是直接食用，每天吃 10 粒甜杏仁即可。此方有生津止渴、润肺补肾的功效。

淮山瓜蒌仁面膜

取淮山 25 克，瓜蒌仁 15 克，白芷 5 克，当归 5 克，糯米粉适量。将所有材料放入锅中，加适量清水，煎水取汁，取适量药汁加入糯米粉调成糊状，洁肤后敷在脸上，15 分钟后洗净即可，每周 1~2 次。此方可柔嫩肌肤，除皱抗老。

银耳粳米粥

取银耳适量，洗净去蒂，泡发；粳米 50 克。将粳米洗净后放入砂锅中，加入银耳和适量清水，熬煮成粥即可，可加适量冰糖调味。可佐餐食用。此方有润肺的功效。

冬瓜仁杏仁面膜

取冬瓜仁 30 克，杏仁 10 克，白及 10 克。将材料各研磨成粉，加入少量矿泉水调成浓稠糊状。洁面后，将面膜敷在眉间和额头处，10 分钟后洗净即可，每周使用 2~3 次，连续 5 周。此方可防止肌肤老化，保湿平皱。

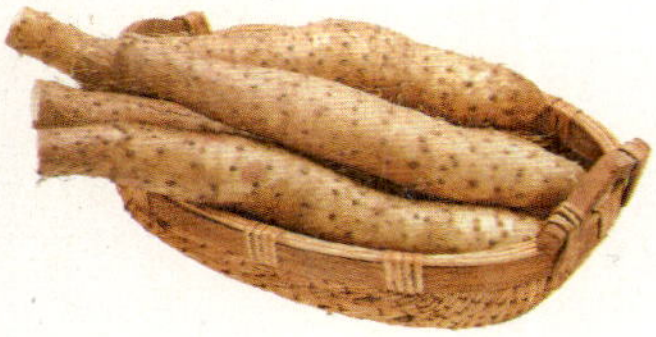

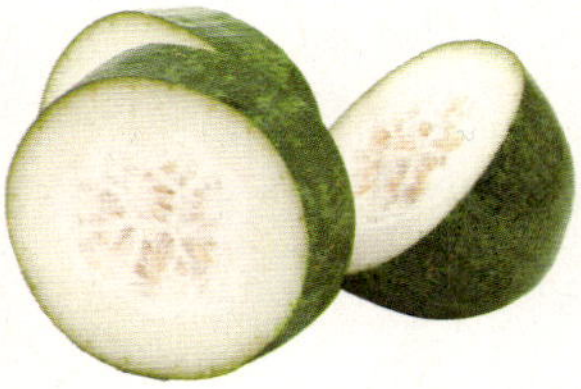

按摩百会穴，淡化抬头纹

皱纹并不是中老年人的专利，年轻人因为各种各样的原因，也会出现与年纪不相适应的面部皱纹。抬头纹就是常见的皱纹之一。抬头纹长在额头上，抬头或者挑眉时，纹路就显得非常清晰。有些年轻女性的额头上长有几道深深的抬头纹，陈飞就是其中一位。有一次，我去一位老朋友家做客，友人女儿的朋友也来访，恰巧这位姑娘也是健谈之人，便和我们俩老头聊起天来。好友女儿的朋友就是陈飞，29岁，是一位中学老师。聊天中她对中医产生了浓厚的兴趣，向我讨教了一些问题，其中一个就是有关抬头纹的。

每个女人都不希望自己的脸上有皱纹，特别是年轻的姑娘。陈飞30岁不到，但是额头上却有很深的抬头纹。她不想通过医学美容手段来解决抬头纹的问题，觉得太贵。她问我有没有什么便捷、可靠又不贵的小方法。我告诉陈飞，其实像她这种年纪长抬头纹，跟日常习惯有很大的关系。额头上的横向抬头纹跟思考有很大关系，有人说勤于思考的人，通常有抬头纹。人在思考问题时或为某事苦恼时，会不自觉地抬高眉毛，抚摸额头，这都容易形成抬头纹。在日常护肤中，人们常会忽略对额头肌肤的护理，使额头肌肤太过干燥，肌肤缺乏营养，时间一长皱纹也由此加深。陈飞说，因为有刘海儿的关系，时常忽略额头这块肌肤，等抬头纹变深了，她才开始有所察觉。

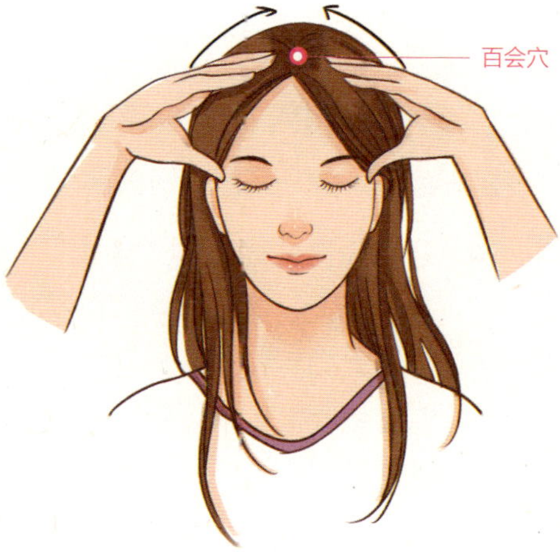

改善抬头纹，按摩是个很有效的方法。抬头纹主要出现在额头，中医认为额头是属于心脏的反射区。心脏主人体的神志与血脉功能，如若思虑过度，会耗伤心气，阻碍气血运行，导致气血不畅。气血不畅就容易带来诸如皱纹等各种皮肤问题。于是我给陈飞介绍了按摩百会穴这个方法，每日坚持按摩，就会消除抬头纹。百会穴位于头顶的正中央，有滋阴清热、醒脑开窍、疏经通络的功效。按摩百会穴，即是顺着自己额头往发际方向，自下而上，然后从中间到两边轻推按摩，一直按到头顶百会穴。这样可以紧致、提拉肌肤，使肌肤不易松弛。按摩时也可加入按摩油或乳液，可以充分润泽额头肌肤，让肌肤得到足够的营养，淡化抬头纹。重点按摩百会穴还有缓解头痛、焦躁、失眠的功效。陈飞很感兴趣，向我了解清楚了百会穴的位置，打算回去马上试试。

我告诉她，为了防止抬头纹加深，首先要减少自己挑眉的次数，也要克制从眉眼抬高的角度仰视等小动作，这能减小对额头的挤压，从而减少皱纹的产生。日常皮肤护理中不要忽略了额头这一部分，无论是保湿还是防晒，都应顾及到额头的肌肤。我又给陈飞推荐了几个食疗偏方，让她调养身心，宁心安神，也能减轻抬头纹。陈飞都记了下来，表示一定会坚持按摩和食疗。

最灵老偏方：按摩百会穴

- 双手拇指按住两侧太阳穴，4 指并拢，顺着自己的额头往发际方向，自下而上，然后从中间到两边轻推按摩，一直按到头顶百会穴，再从百会穴向后按至头后部，重点按摩百会穴。力度以出现酸胀感为宜，每天早晚各 1 次，每次 1~3 分钟。此方能紧致皮肤，防止皮肤松弛，减轻皱纹。

更多老偏方

莲子芡实炖猪肚

取莲子、芡实各 15 克，猪肚 150 克，瘦猪肉 50 克，生姜 3 片。先将猪肚反复洗净，切成条状；瘦猪肉洗净，切块；莲子、芡实用清水洗净，泡发，备用。将所有食材置于炖盅内，加入 800 毫升沸水，炖盅加盖，隔水炖。水开后，改小火炖 2.5 ~ 3 小时，食用前加入盐、味精调味，喝汤吃肉。可佐餐食用。此方可健脾补虚，美容养颜。

莲子莲藕枸杞汤

取莲子 40 克，莲藕 180 克，枸杞子 25 克，排骨 300 克。将莲子去心，洗净，莲藕去皮，切片，排骨汆水，备用。全部莲子、莲藕、排骨一同放进锅内，加适量清水大火煮沸，转中火煮 40 分钟，放入枸杞子煮 10 分钟，出锅前用盐调味即可。可佐餐食用。此方可补血益气，美白保湿。

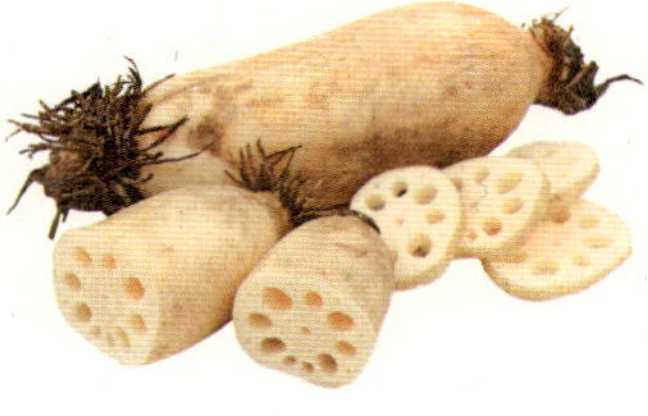

莲子百合汤

取莲子、百合各 20 克，洗净后一同放入砂锅中，加适量清水，大火煮沸后改小火煮成汤，可佐餐食用。此方具有美容养颜、安神的效果。

枣竹灯心草粥

取枣仁20克，玉竹20克，灯心草6克，糯米200克，冰糖适量。将枣仁、玉竹、灯心草用清水洗净，用洁净纱布包扎好;糯米淘洗干净。将布包放入锅中，加适量清水，与糯米同煮为粥；捞出纱布包，加入适量冰糖即可食用。此方可养阴清火，安神除烦，同时还兼有美容养颜、延缓衰老等功效。

丝瓜蜂蜜面膜

取丝瓜适量，洗净去皮，切成块后放进榨汁机中榨成汁，加入蜂蜜混合均匀，敷在已洗净的脸上，15 分钟后用清水洗净即可。此方能清洁肌肤，祛斑抗皱。

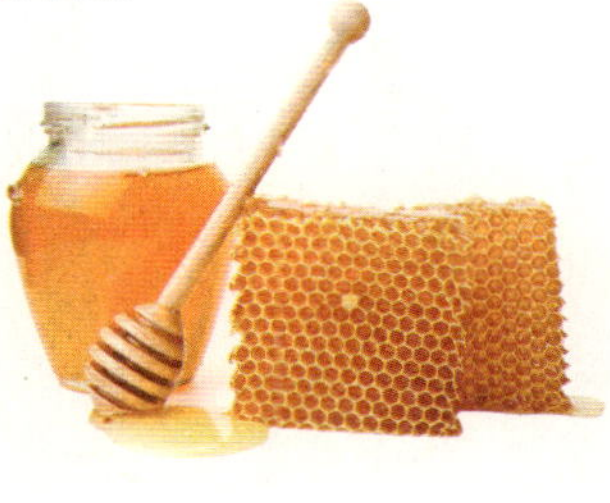

土豆糯米面膜还原紧致肌肤

虽说随着年龄的增长，肌肤会逐渐老化，导致各种肌肤问题的出现，但是，年龄增长并不是导致肌肤问题出现的唯一原因。工作和生活所带来的精神压力，也会成为加速皮肤老化的催化剂。杨女士就属于这种情况。

杨女士是一名汽车售票员，47 岁，起早贪黑，工作很忙碌；家里有许多家务事在等着她，小孩也还在读中学，需要她的照顾。用杨女士的话来说，就是每天都有干不完的事。她把所有的时间都给了家庭和工作，没有为自己留下多少空闲。经济也并不宽裕，还要为家庭的各种开销而烦忧。种种琐事和压力让杨女士变得憔悴、沧桑，脸部肌肤已经开始变得松弛。当她跟大她 5 岁的丈夫站在一起时，人人都会觉得杨女士的年纪比丈夫要大许多。杨女士心里不太好受，更让她焦急的是，她感觉丈夫对她也有所疏离了。不知如何是好的杨女士，听说我开的方子效果很好，而且花费也不高，于是立刻来医馆寻求帮助。

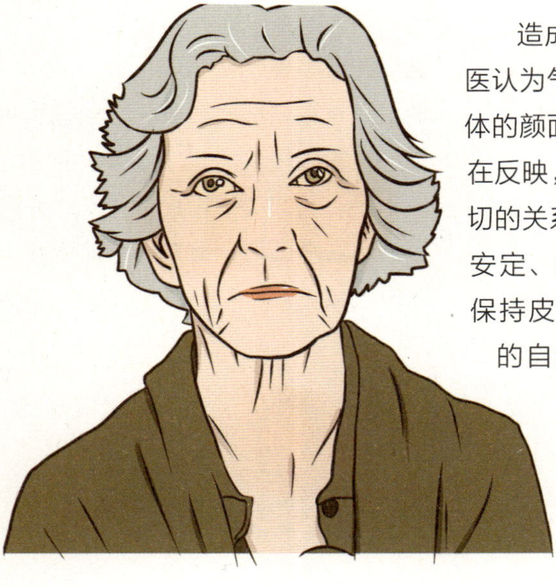

造成皮肤松弛的原因有很多，中医认为气血不畅会造成皮肤松弛。人体的颜面皮毛状况都是体内器官的外在反映，与气血、五脏六腑都有着密切的关系。只有获得阴阳平衡、脏腑安定、经络通畅、气血流通，才能保持皮肤的紧密性和柔韧性。人体的自然衰老，胶原蛋白的流失是皮肤松弛的重要原因。遗传、不良情绪、环境等因素也会使得皮肤松弛、失去弹性。

杨女士的情况，除了

有人体正常衰老方面的因素外，还有生活和工作带来的繁重的精神压力，导致情绪不畅，使得整体阴阳平衡被打破，气血运行受到阻滞；长期身处公共汽车这种污染较严重的工作环境，以及缺乏对皮肤的日常保养，使杨女士出现了皮肤松弛等肌肤问题。像她这种情况，我让她使用土豆糯米面膜，每周2~3次，长期坚持，便可见效。糯米中富含蛋白质、植物类脂肪和丰富的维生素，可以为肌肤提供营养，紧致肌肤；而土豆所含丰富的维生素能很好地改善皮肤干燥、粗糙的情况，土豆也是抗衰老的圣物，含有丰富的微量元素、氨基酸、蛋白质等，可以帮助减缓衰老、抗皱；蜂蜜能促进肌肤新陈代谢，增强肌肤弹性。

我告诉她预防皮肤松弛应注意保持日常皮肤清洁，面部油污、灰尘太多，会造成毛孔堵塞，使皮肤难以自然呼吸，引发炎症或是皮肤营养失衡。久而久之，会造成皮肤张力缺失，形成皮肤松弛。饮食上可以多吃猪蹄、鸡脚、鸡翅、鸡皮、鱼皮以及软骨等富含胶原蛋白的食物，以补充胶原蛋白；日常也要加强对皮肤的护理和保养，平时使用护肤品时，可以配合一些按摩手法，不仅能促进皮肤吸收营养物质，也能提拉紧致皮肤。杨女士认真地点点头，说一定要开始拯救自己的肌肤，让自己重获年轻。

3 周后，杨女士又来到了医馆。跟 3 周前比起来，杨女士显得精神了许多，脸上也洋溢着笑容。她说，她丈夫也觉得她变漂亮、变精神了。

最灵老偏方：土豆糯米面膜

- 取土豆 200 克，糯米 50 克。将土豆去皮、洗净后与糯米一同放入蒸锅蒸 30 分钟，直至熟烂，再把土豆切块放入搅拌机，并加入糯米、蜂蜜、冷开水，搅拌均匀，洁肤后敷在脸上，15~20 分钟后洗净，每周 2~3 次。此方可收紧松弛的皮肤，平滑疤痕，使肌肤更紧致、细腻。

更多老偏方

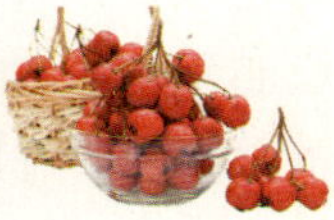
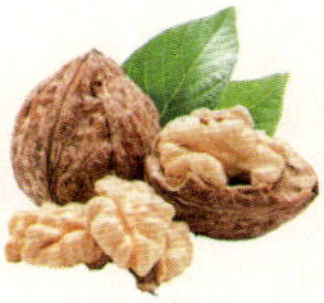
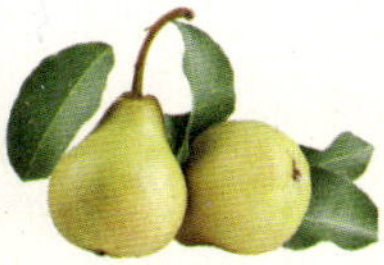
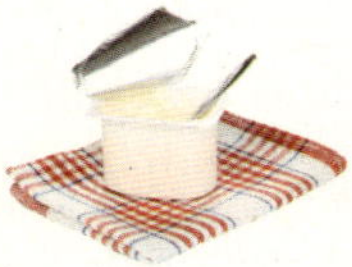

山楂枸杞粥

取山楂 30 克，枸杞子 15 克，大米 50 克。将山楂、枸杞子、大米洗净，枸杞子泡发。将所有食材一同放进砂锅内，加入适量清水，先用武火煮沸，再用文火熬煮成粥，待温随量食用。可佐餐食用。此方有行血运气、美容养颜的功效。

山楂荷叶茶

取山楂 30 克，荷叶 15 克，槐花 9 克，白糖少许。将山楂、荷叶、槐花洗净，然后一同放进砂锅内，加入适量清水煎煮，去药渣取汁，再加入少量白糖调味，用器皿装好，可代茶饮用。此方可行血化瘀，降脂减肥，护肤养颜。

核桃燕麦粥

取核桃 100 克，燕麦 100 克，红枣 5 个，桂圆 20 克。将核桃、燕麦、红枣、桂圆洗净，红枣去核。将所有食材一同放入锅中，加入适量清水同煮成粥，熬煮至浓稠即可。可佐餐食用，可长期服用。此方有益气补血、润泽肌肤的功效。

珍珠芦荟面膜

取芦荟汁2匙，面粉2匙，珍珠粉1.5克。将所有材料搅拌成糊状，洁肤后均匀涂于脸上、颈部，待感觉略干时，涂抹第2层，20分钟后用清水洗净即可。此方可为肌肤补充水分，延缓肌肤衰老。

生姜米酒

取适量生姜、米酒和醋。将生姜洗净切片后，与米酒和醋一起加进洗澡水中，身体洗净后入内浸泡，每5分钟起来休息一下，泡30分钟即可。此方可紧致肌肤、减肥、美白。

梨子酸奶面膜

取梨 1 个，酸奶适量。将梨洗净，去皮、去核，切块，放入搅拌机中搅拌成泥，放入面膜碗中，加上适量酸奶，一起搅拌均匀，洁肤后将面膜敷在脸上，每周 2~3 次。此方具有紧致肌肤的作用。

● 按摩特效穴：下关穴、颊车穴

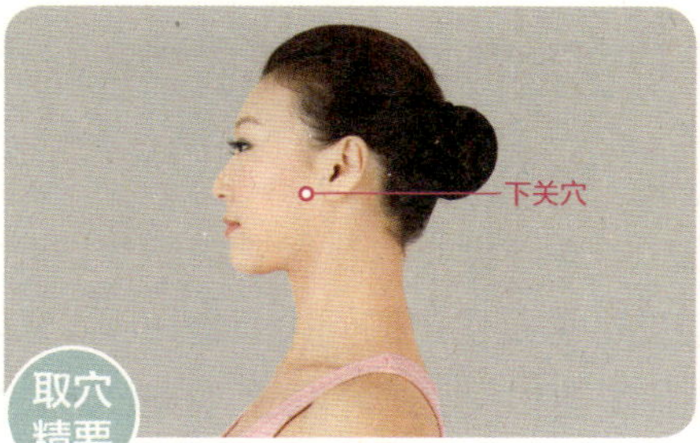

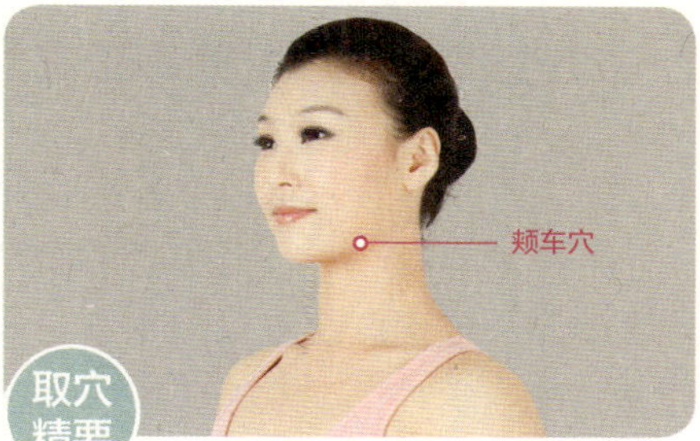

下关穴：消肿止痛，益气聪耳，疏风清热，通关利窍。穴位位于面部耳前方，当颧弓与下颌切迹所形成的凹陷中。

颊车穴：祛风清热，开关通络。穴位位于人体的头部侧面下颌骨边角上，向鼻子斜方向约 1 厘米处的凹陷中。

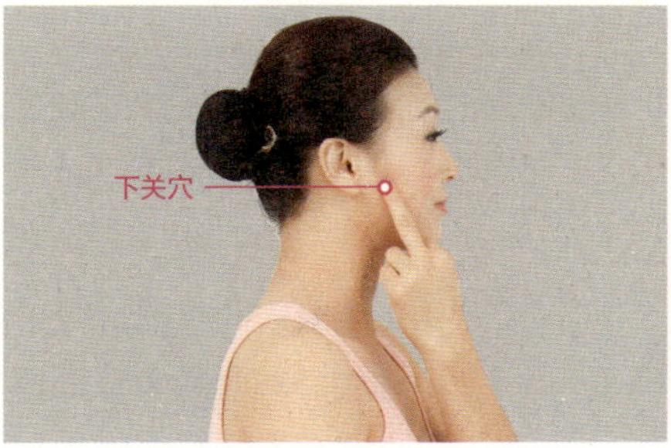

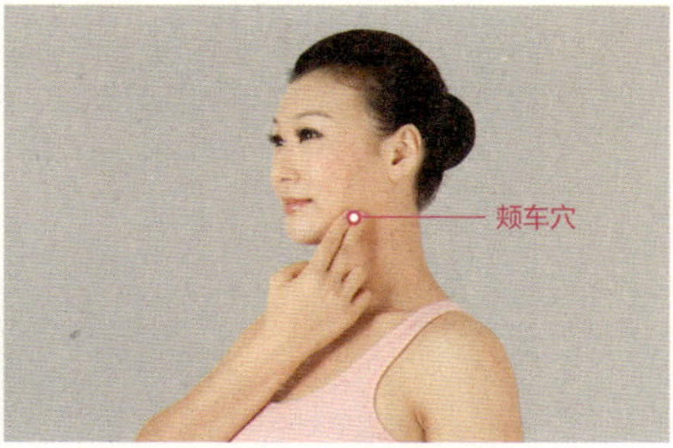

Step1：正坐、仰卧或仰靠，闭口，手掌握拳，中指置于穴位上，用指腹按揉。

Step2：正坐或仰卧，伸出食指和中指，两指的指腹置于穴位上，即咬牙时咬肌隆起处，用力按揉。可左右同时按摩，也可单侧按摩。

操作要领

①力度以出现酸胀的感觉为宜。

②每天早晚各按摩 1 次，每次 1~3 分钟。

蛋清去除妊娠纹

郭晓洁，28 岁，之前因为习惯性流产的事经常来找我看病，怀孕之后也会时常打电话联系我，向我咨询一些孕期保养及生产的问题。有一回，郭晓洁打电话给我，问我有没有办法帮她去除腹部和大腿的妊娠纹。郭晓洁说，怀孕时她腹部的妊娠纹特别明显，而且也很多；分娩之后，原以为这些妊娠纹会消失，结果还是留下了不少痕迹，让爱美的郭晓洁苦恼万分。

女性在怀孕时期，子宫增大，突出于盆腔，向腹腔发展，使腹部开始隆起。受增大的子宫影响，皮肤的弹性纤维与腹部肌肉开始伸长。到怀孕后期腹部隆起增大，使皮肤的弹性纤维与胶原纤维受到外力的牵拉，而产生不同程度的损伤或是断裂，皮肤因此变薄变细，腹部皮肤就会出现难看的条纹。分娩之后，这些条纹会渐渐消失，留下白色或银白色有光泽的疤痕，即妊娠纹。

中医学认为，产妇分娩后常有气血两虚的情况，气血两虚容易导致面色不华、面色苍白、肌肤干燥枯裂，会加重妊娠纹的情况。妊娠纹的出现跟怀孕期没有做好预防工作也有关系。孕期可以坚持用天然橄榄油按摩身体，橄榄油含有丰富的不饱和脂肪酸及维生素 E，容易被皮肤吸收，为皮肤提供营养，从而起到预防妊娠纹产生的作用。

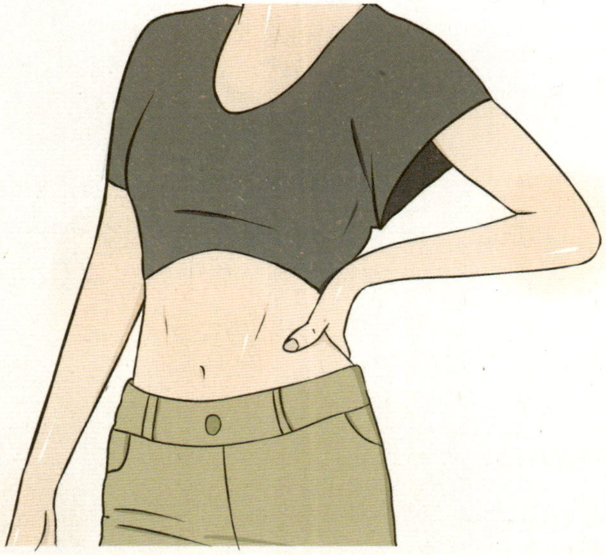

针对郭晓洁的情况，我为她推荐了蛋清腹膜这个方法，月蛋清敷在妊娠纹上，长期坚持，对消除妊娠纹有良好的效果。鸡蛋清中富含蛋白质，《本草拾遗》中记载，鸡蛋清，有解热除烦的作用，还能保护皮肤，有促进组织生长、伤口愈合的作用。同时蛋清可以起到收紧皮肤的作用，不仅有助于妊娠纹的消失，还能帮助孕妇产后恢复体形，一举多得。外用的同时还可以多吃红枣、桂圆、枸杞子等有补气血功效的食物，起到辅助治疗的作用。郭晓洁听了之后很高兴，决定当晚就立刻试试。

我告诉她，使用精油在长有妊娠纹的部位进行按摩，也可帮助消除妊娠纹；加强腰、腹部以及大腿部位的锻炼，紧致肌肉，也有淡化妊娠纹的作用；还可以通过食疗的方式来改善妊娠纹的情况，多吃含有胶原蛋白、胶原纤维的食物，为身体补充胶原蛋白，增强皮肤弹性，并起到润泽机体、延缓皮肤衰老的作用。

郭晓洁边听边点头，说已经将这些都牢牢记住，她相信只要她能坚持外用内服、双管齐下的方法，一定会成为自信漂亮的妈妈。大约 1 个月后，郭晓洁带着她的宝宝来医馆看我，主要是感谢我对她的帮助。聊天期间她还告诉我说蛋清腹膜收效甚好，她腰、腹部的皮肤都变紧致了，纹路也变得更淡了。

最灵老偏方：蛋清腹膜

- 取鸡蛋清 1 个，将鸡蛋清打散之后，敷在腹部，可以用纯棉的白条布裹在腹上，白天裹好，晚上睡觉时就放松，次日更换。1 个月为 1 个疗程。此方有助于消除妊娠纹，帮助产后的恢复。

更多老偏方

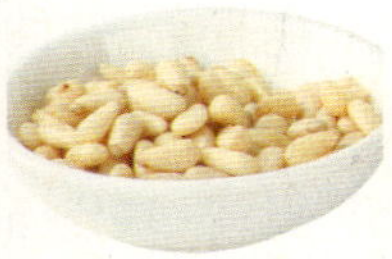
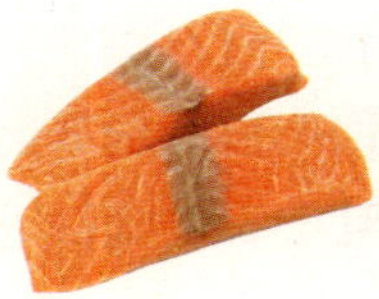
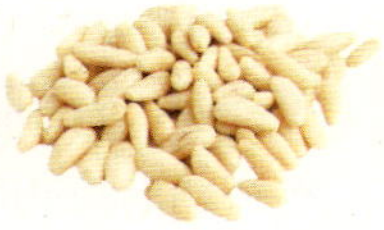
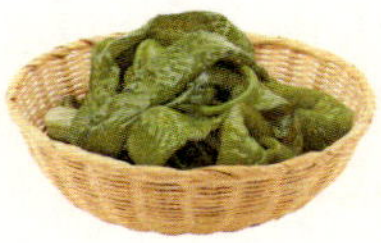

黄豆煲猪蹄

取猪蹄2只，黄豆100克，调味料适量。洗净，用开水焯去血水，放入清水中用中火炖40分钟后加入黄豆与调味料，转小火炖1小时即可。可佐餐食用。此方有滋补身体、增加皮肤弹性的功效。

黄豆排骨汤

取猪排骨250克，黄豆100克，盐适量。将猪排骨切成小块，将砂锅置于火上，加清水适量，旺火煮沸。再把黄豆、猪排骨一同放入砂锅内，加盖，改温火煲3小时后，点入盐调味即可。可佐餐食用。此方可使皮肤细嫩、白皙、润泽，有效防止妊娠纹的出现。

烤三文鱼

取三文鱼肉150克，小番茄20克，香料少许。先将小番茄洗净，备用；将三文鱼洗净，切块，用香料、料酒、盐等腌渍片刻，在烤盘上铺上铝箔，抹上黄油，放入鱼块和准备好的小番茄，最后进烤箱烤熟即可。此方能有效缓解妊娠纹，可使皮肤丰润饱满，富有弹性。

猪蹄粥

取猪蹄1只，通草3克，漏芦10克，粳米100克，葱白适量。将通草、漏芦洗净，一同放入锅中，加适量清水，熬煮至汁浓，去渣取汁，备用。将锅置火上，放入猪蹄、药汁、粳米、葱白，加清水适量煮至肉烂熟，加入盐调味即可佐餐食用。此方能增强皮肤弹性和韧性，延缓衰老。

松仁海带

取松子仁5克，水发海带100克。将松子仁用清水洗净，海带洗净，切成细丝；然后将砂锅置于火上，加入鸡汤、松子仁、海带丝，用文火煨熟，加盐调味即成。可佐餐食用。此方可有效防止皮肤老化，缓解妊娠纹。

按摩推拿法，让橘皮纹变光滑

橘皮纹，也叫橘皮组织，是表皮上凹凸不平的波纹状组织。说到橘皮，首先浮现在脑海的画面，就是体重超重的肥胖人士。其实橘皮绝不只出现在肥胖人士的身上，有不少看起来并不肥胖的女性也深受橘皮问题的困扰。

可以参照以下几点，来判断是否出现了橘皮。首先保持平躺的姿势，如果用手挤压、揉捏皮肤，皮肤都呈现平滑、无褶皱的状态，则为保养良好；如果皮肤外观光滑，但是只要稍加用力揉捏大腿、臀部等部位，肌肤便呈橘皮状，表示下半身已经开始出现橘皮组织；如果身体平躺时看不出橘皮组织，站立时却出现凹凸皱褶，说明橘皮现象已较为严重。

郭晓就是因为橘皮问题来找我求助的。郭晓 26 岁，中等身材，但下身偏胖。按照大众认知来说，理应不受橘皮问题的困扰，但事实却恰恰相反。郭晓因为橘皮的问题，在自己的身材方面很自卑。郭晓告诉我，她身上的橘皮情况属于上述橘皮自测中的最后一项，即站立时橘皮现象就很明显，出现橘皮组织的部位主要为腰、臀部和大腿。皮肤出现橘皮现象是结缔组织松动和退化造成的。从生理上而言，男性先天就有较强韧的皮下结缔组织，而女性则较为“吃亏”，因此女性比男性更容易出现橘皮纹。橘皮的出现通常与个人体质、激素、饮食等都有关系。

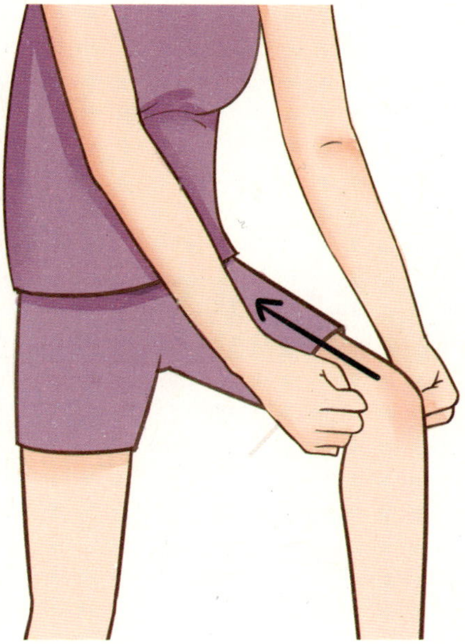

我从郭晓口中了解到，她现在是一名在读研究生，由于工作与学习的缘故，她大部分的时间都在实验室里度过。由于从事数据分析工作，要求较为精细，她经常久坐不动；而到了假期也是大部分时间都待在家中，很少运动。我还了解到，郭晓喜欢吃膨化食品和油炸类食品，百吃不厌。这些不良习惯都会导致局部脂肪堆积，再加上女性先天皮下结缔组织就没有男性强韧，脂肪层容易不均匀地侵入真皮层，从而形成一团团脂肪团块，橘皮组织也就由此出现了。

我推荐郭晓采用按摩推拿来消除橘皮，每日推拿按摩 1~2 次，长期坚持，对消除橘皮组织有很好的效果。对出现橘皮的部位进行按摩，可以增加皮肤的胶原纤维强度与数量，使皮内与皮下结缔组织更为强韧，从而减轻橘皮现象。

我提醒她，以前常吃的膨化食品和油炸类食品都要尽量少吃，避免身体堆积多余的脂肪和毒素；加强肌肉锻炼，当结缔组织非常致密、强韧时，肉眼是看不到橘皮组织的；可以在橘皮部位使用含有维生素 A 的乳霜，配合按摩，会取得更加明显的效果。

1 个月后，郭晓告诉我，现在她腰、腿部的肌肤已经紧致了许多，橘皮纹的情况也有所好转。

最灵老偏方：按摩推拿法

- 脚踩在阶梯上，使大腿与小腿呈 90°，上身前倾，两手握拳，注意拇指要收在拳里，拳头放于大腿的内外两侧，从膝盖以上的位置开始，用手指的第二关节，以均匀力度擦至大腿根部，左右大腿共轻擦 5 次。每日 1~2 次。此方能促进血液循环，加快新陈代谢。

更多老偏方

麻汁西蓝花

取西蓝花400克，麻酱100克，海鲜酱油20毫升。将西蓝花洗净，切成小块，去掉硬梗。麻酱中加入海鲜酱油、适量清水，调成均匀黏稠的麻酱汁。将西蓝花在热水中焯1~2分钟，再过冰水，装盘，均匀地淋上调好的麻汁即可。此方可增强皮肤的抗损伤能力，有助于保持皮肤弹性。

维生素A去橘皮

使用维生素A乳霜，在橘皮部位以局部画圈的方式，按摩腹部和腿部等产生橘皮组织的地方，再用手心由下而上来回拍打。此方可促进弹性纤维和胶原纤维的生成，从而改善结缔组织的密度。

海盐浴

取海盐适量，加入洗澡水中，最佳入浴温度为37℃，洗浴时间约为15分钟，浴后不宜立即擦干身体，用浴巾包裹湿润的肌肤休息30分钟后再淋浴1次，并涂润肤乳液。此方可消炎杀菌，清洁肌肤，延缓衰老。

全方位抗橘皮练习

采取站立姿势，背靠墙壁。身体下蹲，下蹲时腰椎要紧压住墙壁，直至大腿和小腿相交成直角，1次约20秒，每天锻炼5分钟。此方能对腰部、腹部、臀部的肌肉进行锻炼，改善肌肉组织密度，有效去除橘皮纹。

葡萄柚法

取新鲜葡萄柚半只，饭前食用。此方能帮助降低体重，从而收到消除橘皮的功效。

石榴红茶

取红茶200毫升，石榴1个，蜂蜜适量。将石榴洗净，取其果肉，放入榨汁机中榨取汁液，弃渣取汁。将石榴汁、蜂蜜加入红茶中，搅拌均匀即可。可代茶饮。此方有增添细胞活力、紧致肌肤的功效。

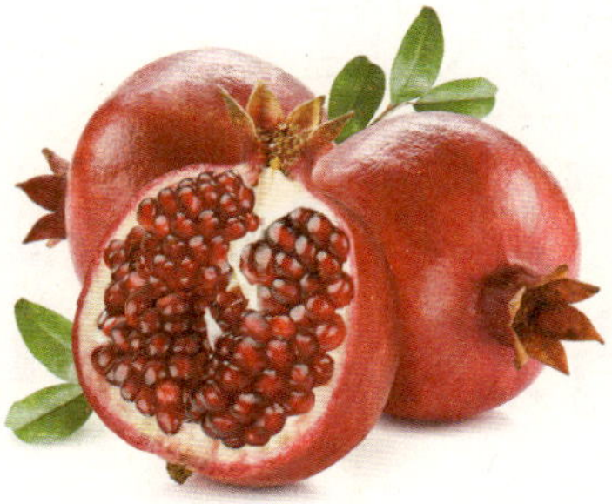

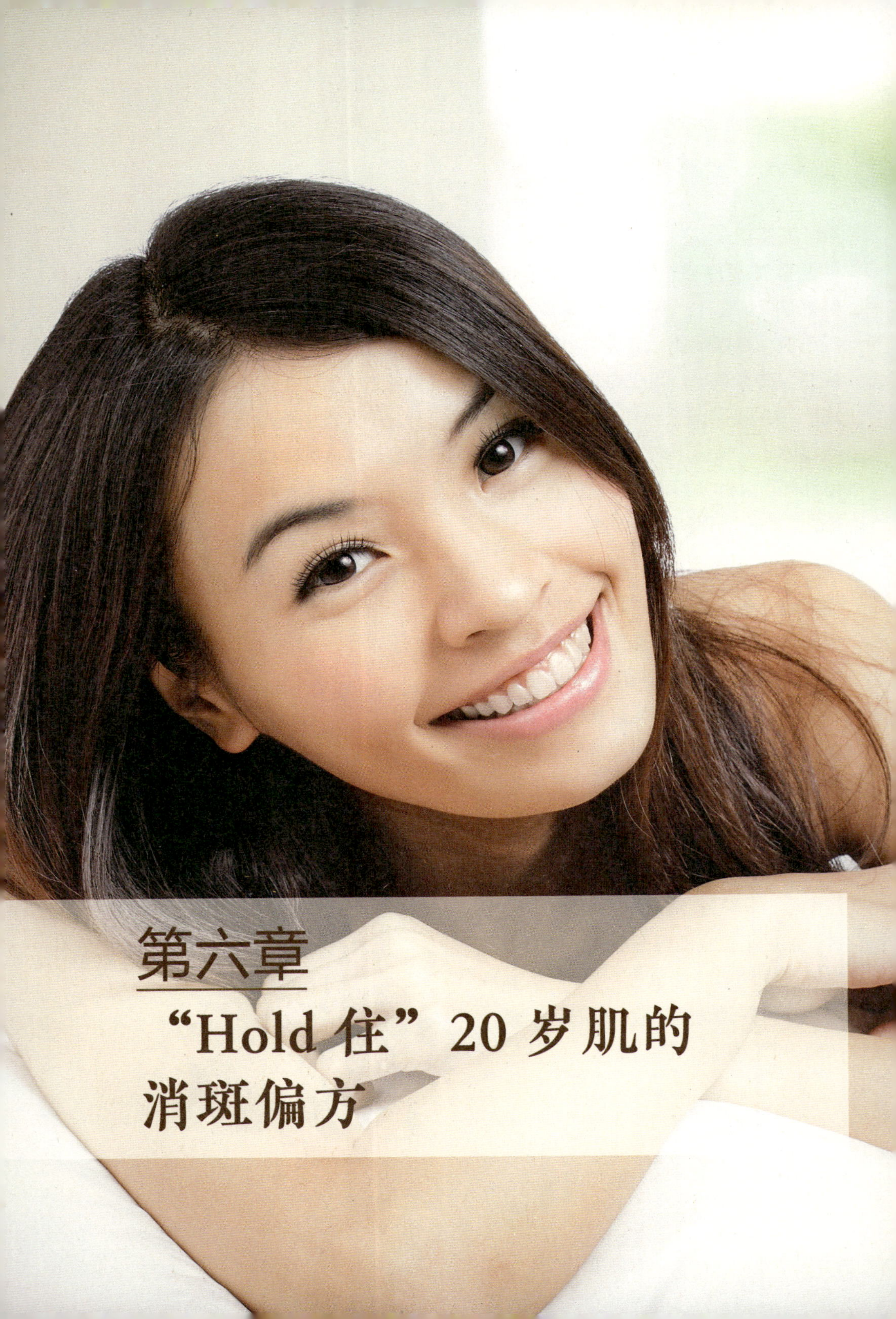

第六章

“Hold 住”20 岁肌的消斑偏方

皮肤色素沉积，便会出现斑点。色素沉积的原因与内分泌、遗传、外部环境等诸多因素有关。不管斑点是大还是小，都会使女性的美丽容颜大打折扣。斑点的出现除了有损容颜外，还能预示身体内部的某些器官出现病变。因此，想要彻底去除脸上的各类斑点，有时候内外兼修，方见成效。

本章从雀斑、黄褐斑、晒斑、黑斑等7种不同类型的常见斑入手，让大家了解不同斑点的产生原因及症状。同时为大家介绍全方位、有效的祛斑偏方，让皮肤得到由内而外的调养，使您的皮肤健康，光洁。愿这些偏方能助您捍卫肌肤美丽，保持脸颊白嫩无瑕，跟斑点说再见。

三仁美容粥赶走恼人黄褐斑

黄褐斑是一种色素代谢障碍性的皮肤病，雌激素水平高是黄褐斑产生的主要原因，多见于女性。黄褐斑为黄褐或深褐色斑片，常对称分布于颧颊部，也可累及眶周、前额、上唇和鼻部，因为多呈蝴蝶状，也称为蝴蝶斑。黄褐斑对女性容颜的美丽造成了不小的损害，是一种困扰诸多女性的皮肤问题。

金桂就是因为黄褐斑的问题来医馆寻求帮助的。金桂 42 岁，从怀孕开始，脸上就出现了黄褐斑，主要集中在两颊的颧颊部，从那时起斑点就一直没有消退过。金桂使用过各种祛斑产品，但是效果都不好，作为保险公司的客户经理，脸上的斑点给工作带来不少大大小小的麻烦。金桂试图通过化妆来遮盖脸上的黄褐斑，可没想到斑点还是越来越多，颜色越来越深，粉底也只能越擦越厚。无计可施之下，金桂便抱着试一试的心态来到我的医馆。

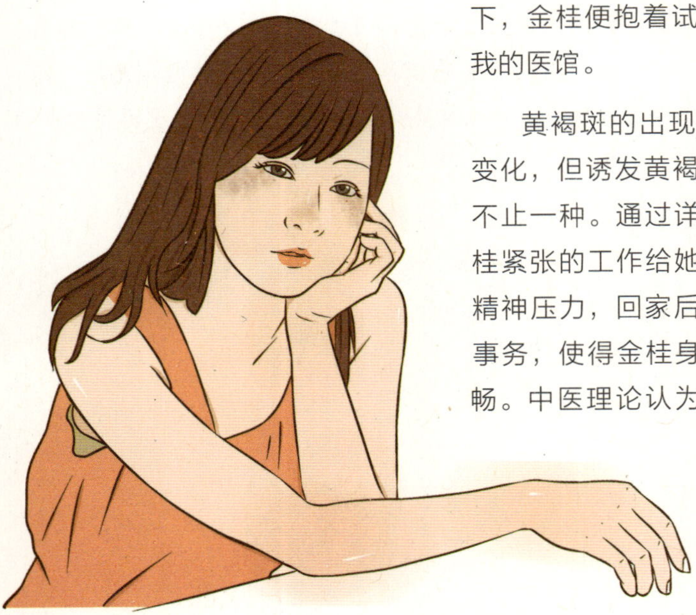

黄褐斑的出现多因雌激素发生变化，但诱发黄褐斑出现的因素却不止一种。通过详细询问得知，金桂紧张的工作给她带来非常繁重的精神压力，回家后还面对诸多家庭事务，使得金桂身心疲惫，心情不畅。中医理论认为，情志不舒，气机郁结，气郁一成，诸郁遂生。一有怫郁，诸病生焉。长期心情不畅会导致气郁的情况出现，气郁不仅会带来各种疾病，同样也会带来各种皮肤问题，黄褐斑就是其中一种。针对金桂的情况，我向她推荐了三仁美容粥这个偏方。这方子选用天然材料，制作简单，香甜可口，经常服用，有美颜抗衰、白嫩肌肤的效果。桃仁，味苦、甘，性平，有活血化瘀、润肠通便、润肤祛皱的功效；甜杏仁富含蛋白质和多种维生素，能滋润平燥，有美容功效，能促进肌肤微循环，使肌肤红润光泽；白果仁，味甘、苦、涩，性平，内含白果酸，可延缓皮肤衰老，防止皮肤粗糙。

我提醒金桂，日晒会加剧黄褐斑的症状。紫外线是各类斑点的催化剂，因此要做好防晒工作。虽然化妆能遮盖黄褐斑，但是化妆品中所含的铅、汞会对皮肤产生伤害，容易造成黄褐斑的反弹。在调理黄褐斑的过程中，精神层面的问题同样不容忽视。心态平和，轻松愉悦，面部肌肤就会显得比较有光泽。反之，紧张焦虑，郁郁寡欢，操劳过度，脸上的斑点便只增不减，不仅如此，其他肌肤问题也会接踵而来。所以，学会劳逸结合，排解心中的烦躁至关重要。

3 个月后，金桂再次来到医馆找我，她脸上的黄褐斑变淡了不少，金桂对此很是满意。

最灵老偏方：三仁美容粥

- 取桃仁、甜杏仁、白果仁各 10 克，粳米 50 克。将桃仁、甜杏仁和白果仁研成细末；粳米淘洗干净后放入砂锅内，加入桃仁等三味中药细末和适量清水，旺火煮沸，打入 1 个鸡蛋，改用文火煨粥，粥成加入白砂糖调匀，每日 1 剂，当早餐食用，7 天为 1 个疗程。此方有美容养颜、延缓衰老、除皱祛斑的功效。

更多老偏方

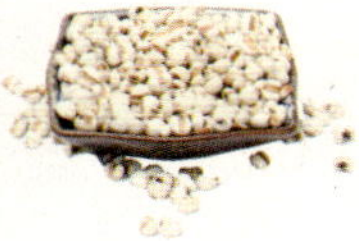
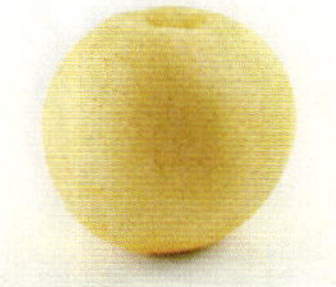
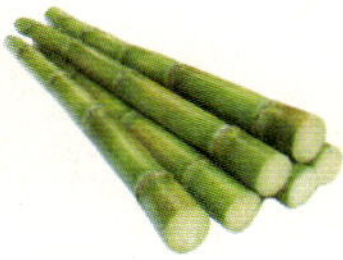
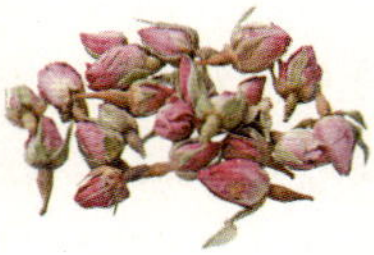

桃花酒

取适量盛开的桃花，洗净阴干，放入米酒中浸泡，密封；15 天后开封，每日 1 小杯。此方能行气活血、疏肝解郁，有助于消除黄褐斑。

薏米猪肾粥

取猪肾 1 对，淮山 100 克，粳米 200 克，薏米 50 克。将猪肾去筋膜、臊腺，切碎洗净；淮山去皮切碎。将以上食材一同放入锅中，加适量清水，用小火熬煮成粥，加调料调味即可，可佐餐食用。此方具有补肾益肤功效。

养颜祛斑汤

取百合30克，白芷10克，香附子10克，白芍20克，糯米20克，蜂蜜50克。将百合、白芷、香附子、白芍、糯米洗净，放入锅中，加500毫升清水，煮取汁200毫升；再加500毫升清水煎，取汁200毫升。将两次汁液混合搅拌后，调入蜂蜜，搅拌均匀即可食用。此方能养颜祛斑、祛风除湿，有防治黄褐斑的功效。

玫瑰花鸡蛋汤

取玫瑰花 10 克，鸡血藤 30 克，萼梅花 10 克，鸡蛋 2 个。将玫瑰花、萼梅花、鸡血藤洗净，与鸡蛋一同放入锅中，加 3 碗清水同煮，待蛋熟去壳再煮片刻，加少量白糖，饮汤吃蛋，每日 1 次。此方有防治黄褐斑的功效。

茯苓蜂蜜面膜

取茯苓适量，研磨成细末，加上适量蜂蜜搅拌均匀，洁肤后敷在脸上，约 20 分钟后用清水洗净即可。此方有营养肌肤、淡化色素斑的功效。

美肤汁

取雪梨 100 克，甘蔗 200 克，葡萄 300 克。将 3 种食材洗净，放入榨汁机中榨汁去渣，与 100 克蜂蜜混合装瓶备用。早晚各取 10 毫升，用温水兑后服用。此方具有清肺热、滋润五脏六腑的功效，可淡化色素斑。

● 按摩特效穴：大椎穴、肾俞穴

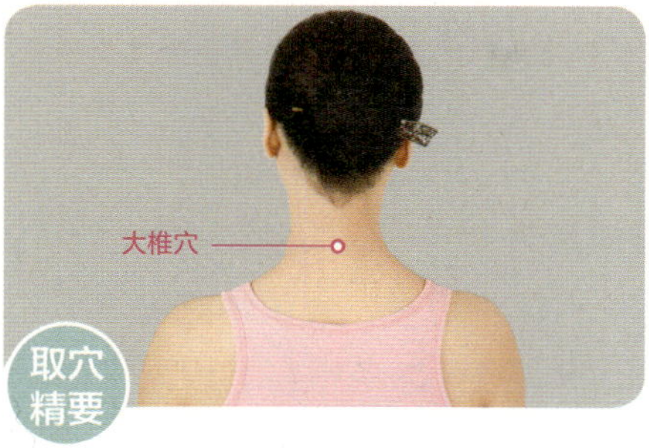

大椎穴：清热解表。穴位位于后正中线上，第七颈椎棘突下凹陷中。

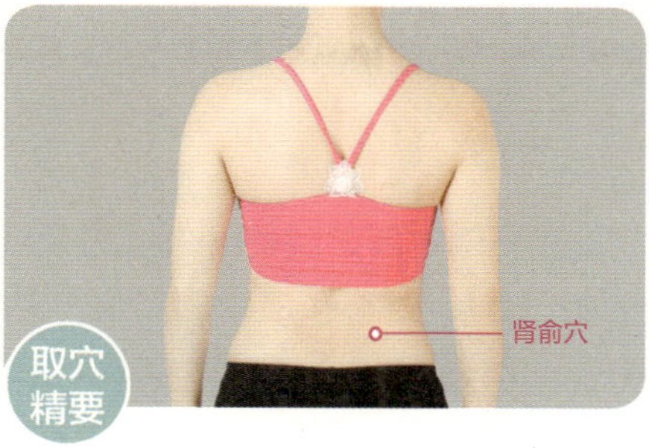

肾俞穴：益肾助阳，强腰利水。穴位位于腰部，当第二腰椎棘突下，旁开 1.5 寸。

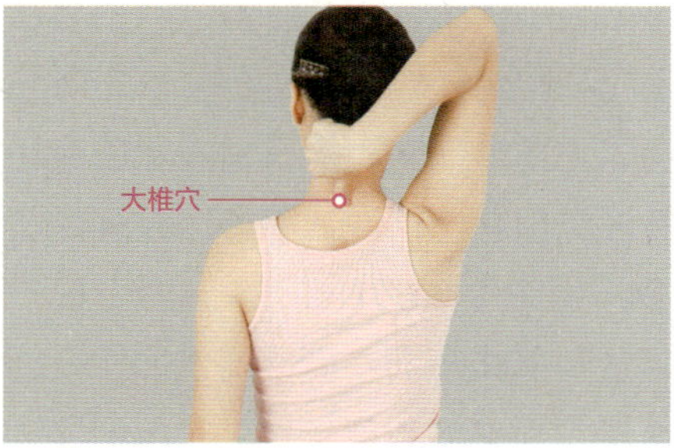

Step1：正坐或站立，一手举起，放在后颈部，拇指外的 4 指屈曲，大拇指置于穴位上，用指尖按揉穴位。

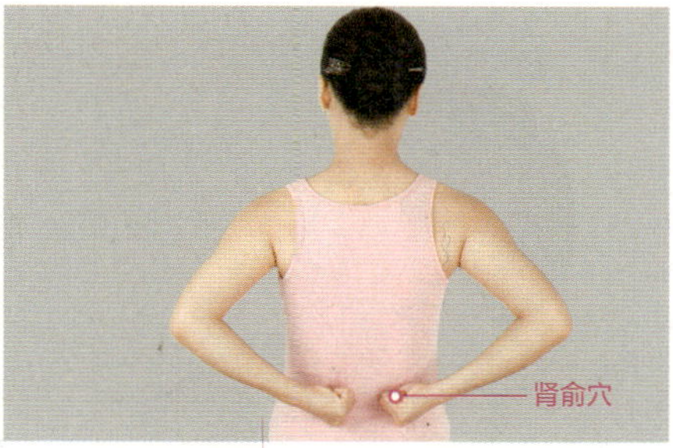

Step2: 正坐或站立，双手绕到腰部，大拇指置于穴位上，以指腹用力按揉。

操作要领

①力度以出现酸胀的感觉为宜。

②每天早晚各按摩 1 次，每次 1~3 分钟。

苹果泥面膜扫除脸部雀斑

有一年过年，我的一位远房亲戚来我家里做客，一起来的还有他的女儿童童。童童已经 6 岁了，即将上小学，长得非常可爱，大眼睛充满灵气。但说起童童，做父母的还是不由得叹了口气。童童肤色很白，但是白嫩的小脸上却有不少雀斑，并且集中在鼻子上，在白嫩的皮肤的衬托下，雀斑显得特别明显。童童母亲看了一眼正在专心看电视的童童，小声对我说："童童像我，我小时候脸上也有雀斑，但不像她这么严重。现在冬天了还好些，等到了夏天，雀斑就更明显了。我很担心童童上小学后，会不会因为雀斑的问题被同学嘲笑。童童还小，我也不敢给她用那些祛斑的产品。唉，真是麻烦啊。"

中医认为，肝郁气滞、肾虚血瘀可能引起雀斑，可以通过调理五脏六腑，纠正人体失衡的内分泌，增强内部排毒代谢功能，阻断黑色素的生成。但雀斑通常也有遗传性，患者也以女性居多，先天性雀斑多在 3~5 岁出现，其数目随年龄增长而逐渐增加。日晒会使得雀斑的数目增多，颜色加深。但也有后天性雀斑，是因妊娠所产生。童童的雀斑属于遗传性，且童童年龄小，一些治疗雀斑的方式确实也不适合童童。童童妈妈似乎想起了什么，问我："我听我姨她们说，您治疗皮肤病很厉害，有没有什么办法适合我家童童的？"

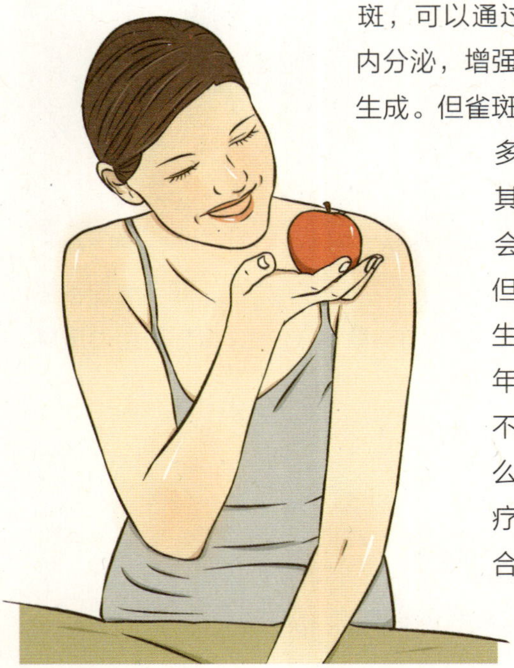

看着童童父母急切的眼神和天真可爱的童童，我想了想，给她们推荐了苹果泥面膜。这个方法使用纯天然的材料，是天然绿色美容法，不用担心童童稚嫩的皮肤受到化学品的伤害。苹果中富含维生素 C，可抑制黑色素的沉着，从而起到淡化、去除面部雀斑的作用；其中丰富的营养成分还有滋润皮肤的功效；使用这个偏方贵在长期坚持，若能坚持，不仅可以帮助消除皮肤雀斑、黑斑，还能保持皮肤细嫩红润；而且经常食用苹果也有淡化雀斑的功效。把苹果泥敷在脸上，每日 1 次，长斯使用，对消除雀斑颇有效果。听我讲完之后，童童母亲一扫之前的焦虑，对消除童童脸上的雀斑充满了期待。

1 个月后，童童的母亲打电话给我道谢，说童童鼻子上的雀斑开始变淡了，没想到小小的苹果作用这么大。我提醒她，由于日晒会诱发雀斑的产生，并使雀斑的情况加剧，因此平时应该避免过度日晒，特别是到了夏季，防晒显得更为重要，外出应带上遮阳伞或是使用防晒霜。在饮食上可通过多吃些海带、山楂、玫瑰花等具有行气、解郁作用的食物，预防雀斑复发。童童的妈妈将我所说的都记下，并说会好好督促童童坚持下去。

最灵老偏方：苹果泥面膜

- 取苹果 1 个，洗净，去皮、去核，切成块，捣成果泥后敷在脸上，20 分钟后用清水洗净。每日 1 次，1 个月为 1 个疗程。此方可淡化雀斑，美白肌肤。

更多老偏方

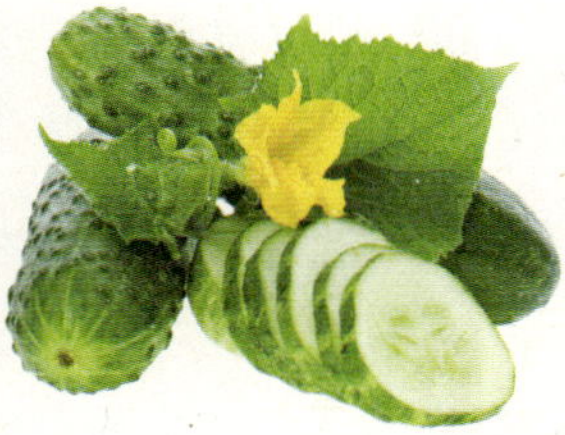

黄瓜粥

取大米 100 克，鲜嫩黄瓜 300 克，盐 2 克，生姜 10 克。将黄瓜洗净，去皮、去心，切成薄片。大米淘洗干净，生姜洗净拍碎。锅内加水约 1 000 毫升，置火上，下大米、生姜，武火烧开后，改用文火慢慢煮至米烂时下入黄瓜片，再煮至汤稠，入盐调味即可。每日 2 次温服。此方有祛斑、美容、养颜的功效。

淮杞椰子鸡汤

取淮山 20 克，枸杞子 30 克，椰子肉适量，仔鸡 1 只，生姜 3 片，盐适量。将淮山、枸杞子洗净，椰子肉切碎，仔鸡去除内脏，剁碎。将所有食材放入砂锅中，加入适量清水，武火煮沸，改文火煲 3 个小时，出锅前加适量盐调味即可。可佐餐食用。此方有滋补气血、养颜润肌、祛斑的效果。

金针云耳鱼头汤

取金针菜 15 克，木耳 10 克，生姜 3 片，红枣 5 个，鳙鱼头 1 个，盐适量。先将金针菜、木耳水发、洗净。红枣洗净、去核。将鱼头一剖为二，洗净，下锅煎一下；将金针菜、木耳、鱼头一起放入砂锅，加入适量清水，煲 1 小时，出锅前用盐调味即可佐餐食用。此方对去除雀斑有较好的疗效。

柠檬冰糖汁

取柠檬 200 克，冰糖 30 克。将柠檬洗净、去皮切块，放入榨汁机中榨取汁液，加入适量冰糖，充分搅拌后即可饮用。每日 1~2 杯，可长期饮用。此方可白嫩皮肤，防止皮肤血管老化，消除面部色素斑。

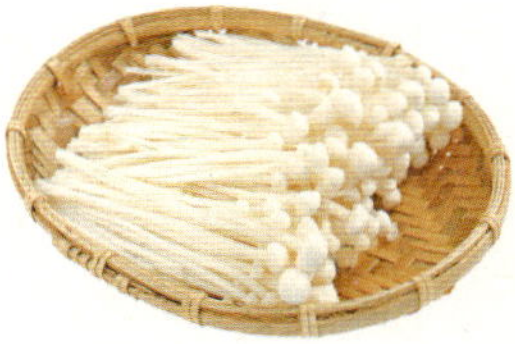

白芷面膜

取白芷 10 克，白附子 10 克。一同研磨成细末状，加入适量清水和蜂蜜，搅拌均匀，洁面后，将面膜敷于脸上，约 20 分钟后用清水洗净即可。此方有使皮肤增白、去皱、消斑的作用。

● 按摩特效穴：地仓穴、迎香穴

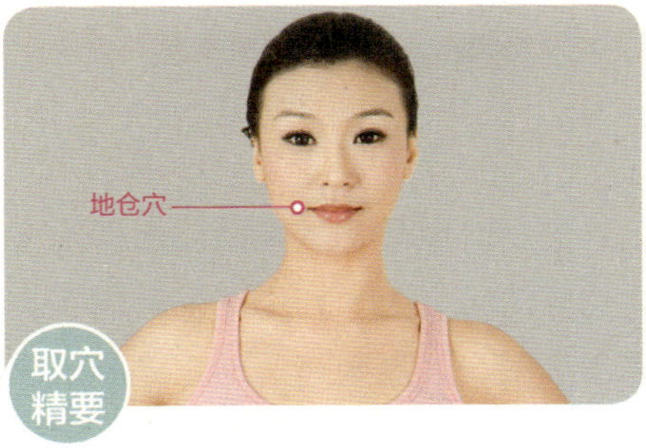

地仓穴：祛风止痛，舒筋活络。穴位位于口角外侧，上直对瞳孔。

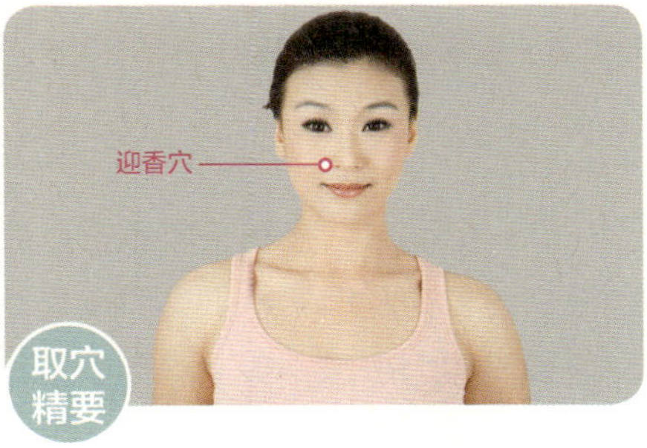

迎香穴：祛风通窍，理气止痛。穴位位于鼻翼外缘中点旁，当鼻唇沟中间。

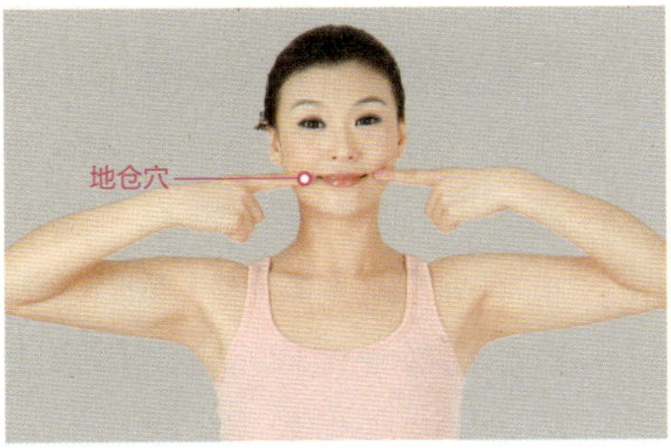

Step1：正坐或仰卧，闭口。举起双手，分别将食指置于口角两旁的地仓穴上，用指腹按揉左右穴位。

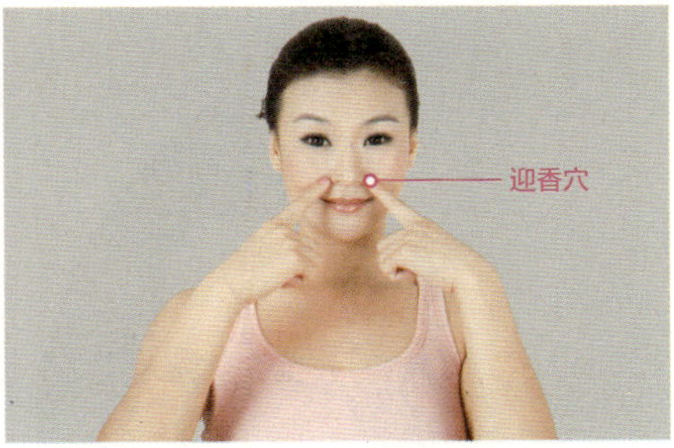

Step2：正坐或仰卧，双手轻握拳，食指伸直，用食指的指腹垂直按压左右穴位。

操作要领

①力度以出现酸胀的感觉为宜。

②每天早晚各按摩 1 次，每次 1~3 分钟。

丝瓜水解晒斑之愁

有一个周末，我正在家看书，突然接到侄女的电话，从电话里听得出来她很着急。询问后了解到，原来是她的女儿任洁因为大学新生军训晒伤了，而且情况较为严重，身上和脸上都出现了不少晒斑，甚至有些地方还脱皮，起水泡；随后，有些晒斑变成黑褐色，也没有褪去，并且有刺痛感。父母听了也很心疼女儿。由于相隔两地，做母亲的只好打电话来向我求助。

晒斑即是肌肤晒伤后出现的红色斑点，是皮肤经过暴晒后产生的急性损伤性反应，红色的斑点会随着时间的推移而慢慢加深颜色。由于个体差异和晒伤程度不同，斑点所呈现的颜色以及出现的症状也会有所不同。晒伤程度较轻的，一般 2~3 日内晒斑就会减退甚至痊愈；情况严重者如任洁，出现了脱皮、水泡的，需要 1 周以上的时间才会痊愈，但晒斑的消退可能需要更长的时间。听到任洁的情况，我推荐用丝瓜水来消除晒斑。丝瓜是寻常蔬菜，超市常年有售。只需把丝瓜晒干后磨成粉状，调成水剂，每晚涂用，月余即有效果。丝瓜有解毒凉血的作用，可镇静、舒缓皮肤，所含的木糖胶、植物黏液和多种维生素等，可维持角质层正常含水量，为皮肤补充必要的水分，改善皮肤干燥脱水的情况。同时能促进新陈代谢，抑制黑色素细胞的生成，有较强的美白效果。长期使用，

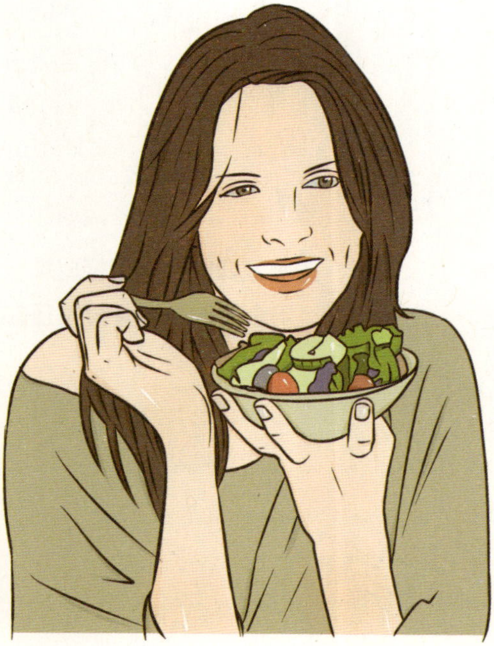

可使皮肤恢复幼嫩水润，并起到祛皱、祛斑的作用。任洁妈妈听完松了一口气，向我道谢后，立刻将这个偏方告诉了任洁。

晒斑的形成跟没有做好防晒有很大关系，日光中的紫外线堪称皮肤杀手，紫外线辐射会给没有做防护措施的皮肤带来极大伤害。长时间的暴晒会使皮肤晒伤，而平时若长期忽略日常防晒，也会加剧皮肤的光老化，产生诸多皮肤问题。在与任洁母亲的通话中我得知，任洁在军训时，只是穿了长袖衣和戴了帽子而已。这对于需要长时间在烈日下进行军训的任洁而言，是远远不够的，因此才会导致被严重晒伤。

我告诉任洁妈妈，每天都坚持使用丝瓜水，晒斑的情况就会好转。之前暴晒后变得粗糙的皮肤，也会恢复光滑。

我还建议，晒斑的生成是由于黑色素的增加所致。所以，去除晒斑除了外用，还可通过内服的方法来加强效果，充分抑制黑色素的产生。多吃含有丰富维生素 C 的食物是一个不错的选择。维生素 C 能够使深色的氧化型色素还原为浅色的还原型色素，抑制黑色素的形成，并淡化已经形成的黑色素。一旦出现晒斑，就应及时进行治疗，一旦产生色素沉着，治疗所需要的时间便会增加。

最灵老偏方：丝瓜水

- 取丝瓜适量，洗净，切块，晒干，将丝瓜研磨为细末，每晚睡前取适量丝瓜粉用水调和后涂于已洗净的脸上，次日用温水洗净即可。每晚涂用，月余即有效果。此方可使皮肤细腻白皙，有祛斑、紧致肌肤的功效。

更多老偏方

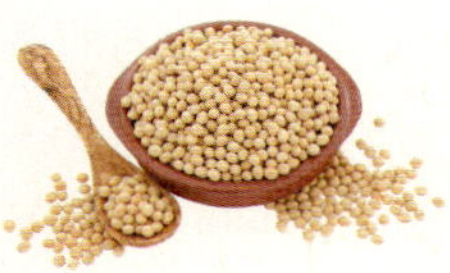
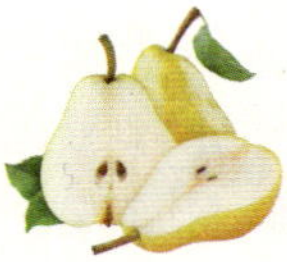
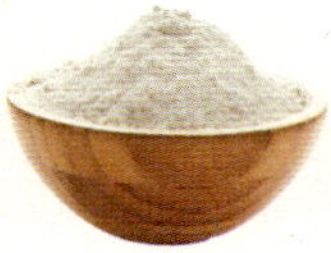
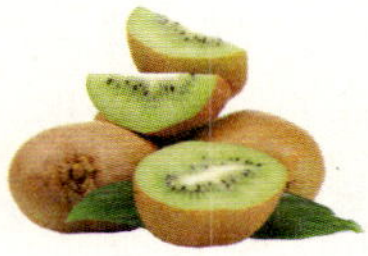

醋黄豆

取500毫升醋，250克黄豆。将醋与黄豆一同放进玻璃瓶中，密封好，浸泡15天后可开封食用，每天早饭之后，吃10颗左右。此方能去除晒斑，有美白的功效。

雪梨美肤汁

取雪梨 100 克，甘蔗 200 克，葡萄 300 克，蜂蜜 100 克。将雪梨、甘蔗、葡萄洗净，放入榨汁机中榨取汁液，去渣取汁，将汁液与蜂蜜混合装瓶备用。早晚各取 10 毫升，用温水兑后饮用。可长期饮用。此方有消斑美白的功效。

木耳炖鸡

取木耳100克，鸡肉500克，蒜、盐、料酒、白糖各适量。将木耳洗净、泡发。将鸡肉洗净，焯水备用。热锅，将大蒜爆香，加入鸡肉翻炒，再加入木耳，适量的盐、料酒和白糖翻炒后，再加适量清水，炖15分钟，待水开后即可。可佐餐食用。此方有消斑、美肤的功效。

醋水洗脸法

洗脸时，在洗脸水中加入 1 匙食用白醋，用醋水轻轻擦拭脸部肌肤，后再用清水洗一次，可长期使用。此方能促使血管扩张，滋养皮肤，使皮肤丰润饱满，并有去除黑色素、美白肌肤的功效。

番茄片

取番茄 1/3 个，洗净，切成薄片，洁肤后，将番茄片敷在脸上，20 分钟后即可拿下，洗净。此方具有美白肌肤、祛斑的功效。

猕猴桃汁

取猕猴桃 1~2 个。洗净，去皮，切块，放进榨汁机中榨汁饮用，每天 1 次，每次 1 杯。还可将猕猴桃去皮，捣成糊状，加入适量珍珠粉，搅拌均匀，洁肤后敷在脸上，10~15 分钟后用清水洗净即可。此方可美白肌肤，去除斑点。

● 按摩特效穴：四白穴、迎香穴

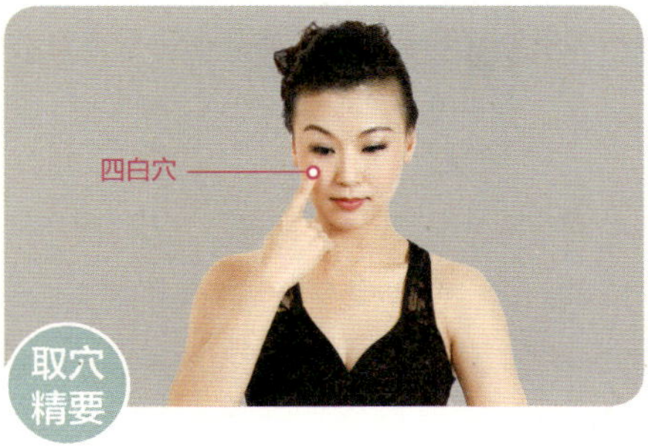

四白穴： 祛风明目，通经活络。穴位位于瞳孔直下，当颧骨上方凹陷中。

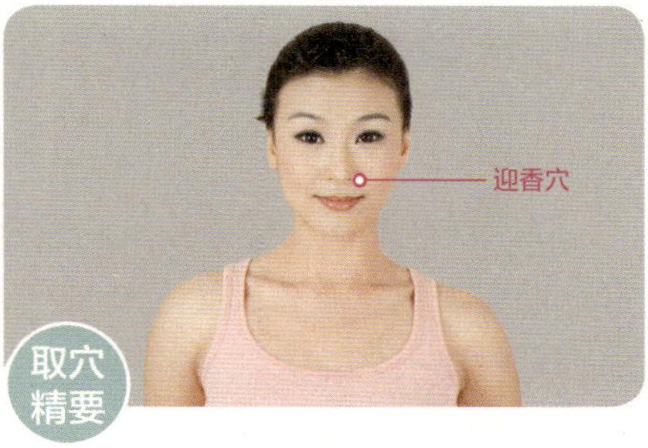

迎香穴： 祛风通窍，理气止痛。穴位位于鼻翼外缘中点旁，当鼻唇沟中间。

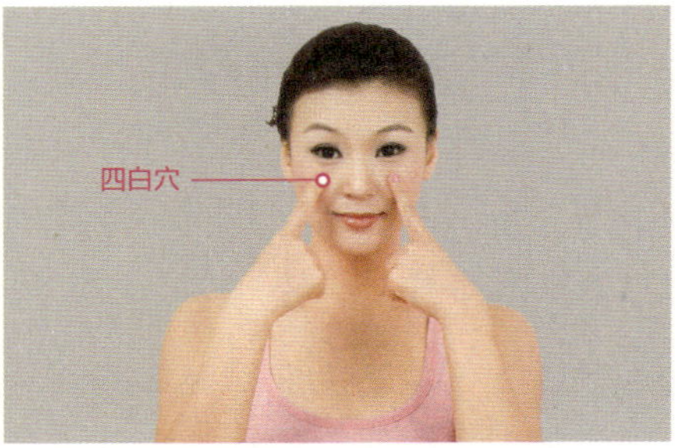

Step1： 正坐、仰卧或仰靠，双手食指置于穴位上，同时以食指指腹按揉左右穴位。

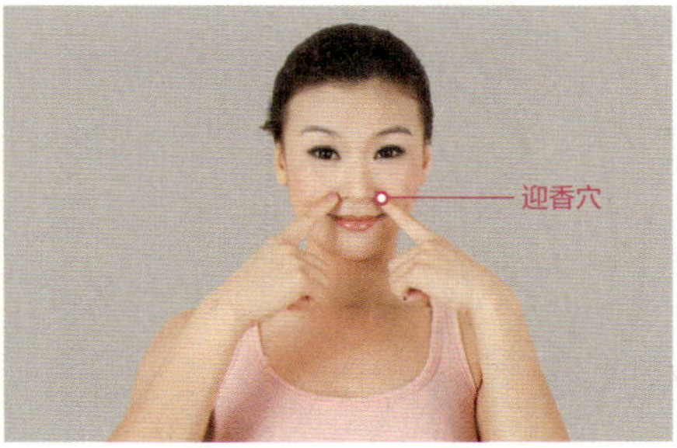

Step2： 正坐或仰卧，双手轻握拳，食指伸直，用双手食指的指腹垂直按压左右穴位。

操作要领

①力度以出现酸胀的感觉为宜。
②每天早晚各按摩 1 次，每次 1~3 分钟。

桃花冬瓜子面膜除面部黑斑

我所居住的小区花园里植物繁多，植物的造型设计也很好看，很有美感。因此我喜欢有空就去花园里走走看看，机缘巧合下认识了负责景观植物造型的园艺师——叶诗。叶诗还很年轻，才 27 岁，出于对工作的热爱，她对工作充满热情，常常灵感迸发，对工作非常努力。虽然长期在室外工作，但叶诗不怕苦、不怕累，正是这份热情让她在这个领域内小有名气。

每位女性都渴望拥有白皙干净的皮肤，而黑斑则是人人避之不及的苦恼。在享受事业带来的光环的同时，叶诗也在经历着工作带来的麻烦——黑斑。因为在室外工作的关系，需要长时间与日光接触。虽然爱美的叶诗对皮肤进行了一定的防晒保护，也难免有疏漏之时。日积月累，叶诗的脸颊和手上都长出黑斑。她试用过一些祛斑的产品，但是效果都不太好，而且花费也很大。在我俩的一次闲聊中，叶诗问我有没有什么法子可以让她试试。她说，不想因为这些黑斑被男朋友嫌弃。

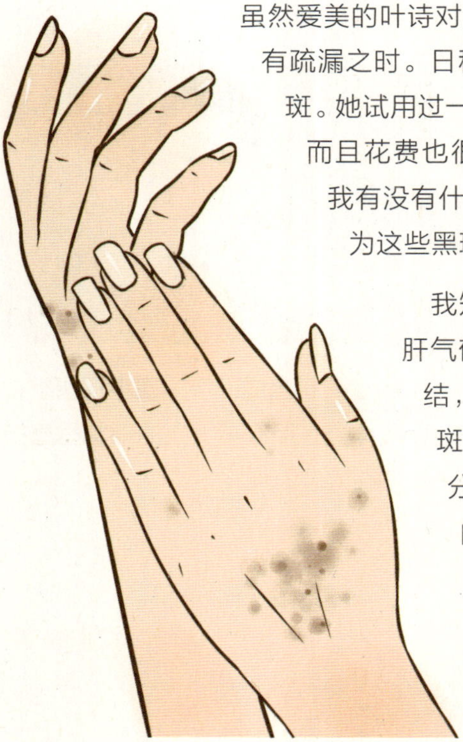

我知道叶诗之前就有胸胁窜痛、胸闷等肝气郁结的情况。中医理论认为，肝气郁结，会导致气血阻滞，促使面部出现黑斑。引起黑斑出现的原因还有日晒、内分泌失调、睡眠不好等。通过与叶诗的对话我了解到，她平时虽然注重做防晒工作，但是由于在室外工作时间长，对涂抹在脸上和身体的防晒品没有进行补给，导致紫外线对皮肤的损害加深，给黑斑生成以可乘之机。

我建议她不妨试试桃花冬瓜子面膜。这面膜制作方便，经常使用能美白肌肤，改善面部气色，净斑淡斑。桃花在古时候就被当作美容圣品。桃花的美容作用，主要是源于花中含有山奈酚、香豆精、三叶豆苷和多种维生素等营养物质。这些物质能扩张血管，疏通脉络，润泽肌肤，改善血液循环，促进循环，防止黑色素在皮肤内慢性沉积，起到预防黑斑的作用；同时桃花有改善皮肤干燥、粗糙的功效。冬瓜子则有祛皮肤风剥黑皯、润肌肤的功效。

我提醒叶诗，防止黑色素沉着还可以多吃含有维生素 E 的食物，如大白菜。维生素 E 是脂质抗氧化剂，起到预防皮肤色素沉着的作用。而芹菜、橙子、柚子、萝卜等食物有很好的疏肝理气作用，能改善由肝气郁结引起的黑斑。叶诗点点头，表示记住了。

几个月后，我经过花园时又遇见叶诗，叶诗高兴地对我说：“桃花冬瓜子面膜效果很好，连一直很难消退的手上的黑斑都淡化了。”

最灵老偏方：桃花冬瓜籽面膜

- 取适量桃花，阴干，和适量干燥冬瓜子同量混合，一起研成细末，加上蜂蜜调匀，睡前涂于已洗净的脸上，次日早晨洗净即可，每周 2~3 次。此方有美白祛斑、润泽肌肤的作用。

更多老偏方

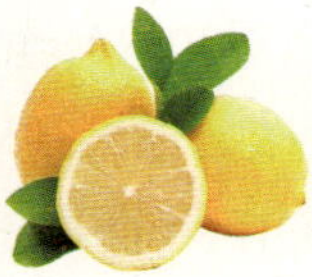
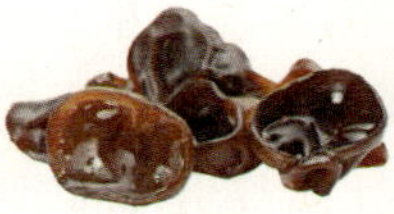
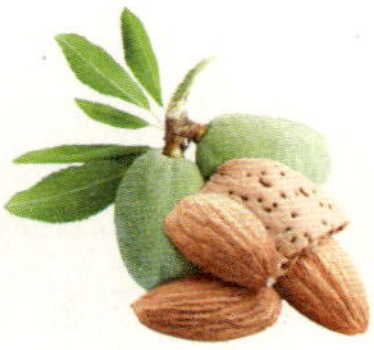
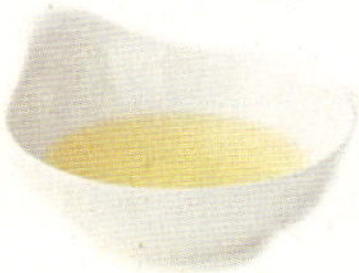

柠檬冰糖汁

取柠檬半个，将柠檬榨汁，加冰糖适量饮用，每日 1 杯。此方可以白嫩皮肤，防止皮肤血管老化，消除面部色素斑。

黑木耳红枣汤

取黑木耳 30 克，红枣 20 个。将黑木耳洗净，红枣去核，加清水适量，煮半个小时左右即可，每日早、晚餐后饮用 1 次。常饮此方可以驻颜祛斑、健美丰肌，并治疗面部黑斑。

地黄老鸭煲

取生地黄50克，淮山30克，枸杞子20克，老鸭1只，葱、姜、黄酒、盐各少许。将老鸭洗净，去除内脏，切成小块，入沸水焯去血水。生地黄、淮山、枸杞子洗净，与鸭肉一同放入锅内，加适量清水，炖煮至鸭熟，出锅前加盐调味，即可食用。此方有泽面润肤、滋养机体、消斑美肤的功效。

丝瓜络饮

取丝瓜络10克，白茯苓10克，白菊花10克，珍珠母10克，玫瑰花3克，红枣10克。将所有药材洗净，用纱布包裹后，放锅中加适量清水，煎取汁2碗，分早、晚各饮1碗，或代茶饮。此方有清热通络、悦颜祛斑的功效。

杏仁面膜

取杏仁适量、鸡蛋清 1 个。杏仁用热水泡后去皮、捣碎，加入鸡蛋清调成面膜，每晚睡前敷于洁净的脸上，过夜，第二天早晨以温水洗去即可。此方可去除面部黑斑，减少皱纹，滋润皮肤。

山姜米醋化解汗斑尴尬

说到汗斑，大家的第一反应是男性才容易得的病。其实汗斑患者中也不乏女性，保洁小妹招娣就深受汗斑的困扰。招娣负责医馆的保洁工作，很热情也很健谈。有一回听我和同事聊天聊到皮肤病时，招娣面露难色。招娣出身于南方的农村，父母都外出打工，是爷爷奶奶将她带大。招娣也很懂事，小小年纪就开始帮着爷爷奶奶干家务、干农活。农村孩子在生活细节上也没那么讲究，干活虽然出了一身汗，也不常换衣服。长期这么下来，背部还有手臂便出现了一些斑块，颜色深浅不一，还会有瘙痒感，若用手去抓，则有皮屑脱落。找医生看过，确诊为汗斑，搽过药膏，反反复复的让人很烦恼。到了夏天出汗量变大，斑就更加明显，面积也会变大，给招娣的生活带来极大的苦恼。

汗斑，旧称花斑癣，是因为细菌感染表皮角质层引起的浅表真菌病，有轻度的炎症。高温潮湿的环境，

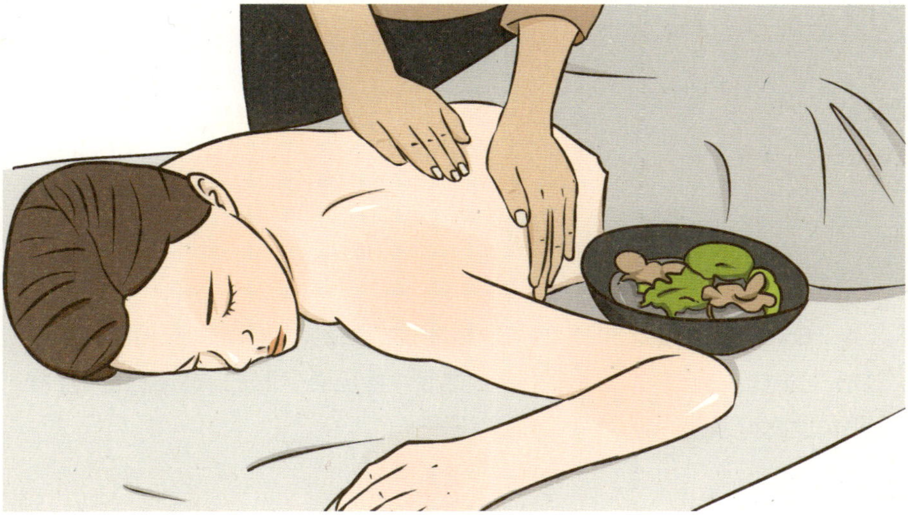

以及多汗和卫生条件不佳等情况下容易诱发此病。多发于胸部、背部、上臂、腋下这些容易出汗的部位，有时也会波及面部。虽然男青年是多发人群，但是也有女性会得此病，特别是身体虚弱、营养不良、糖尿病以及妊娠都可诱发本病。冬季由于出汗量少，症状会减轻或消失，但夏天又可复发。患汗斑的时间久了，皮肤上会留下一些淡白色不易消退的斑片，影响肌肤的美观。

看了招娣得汗斑的情况，我向她推荐了鲜山姜米醋这个治疗汗斑的老偏方。山姜性温，味辛，具有理气止痛、祛湿、消肿、活血通络的功效；米醋外敷能治疗烧烫伤、关节炎、腋臭和癣，能杀菌、去毒，诚如李时珍和陶弘景两位大医药学家所言，“……取其酸收之意，而又有散瘀解毒之功”；将二者合用，可杀菌消炎，适用于治疗汗斑。这方子取材天然，材料非常普通，随处可见；而且制作并不困难，使用方便。如能坚持使用，对去除汗斑有良好的效果。招娣很开心地收起偏方，兴致勃勃地打算下班后立刻找齐材料来试试。

1 个月后，招娣跟我说，现在她汗斑的情况得到了很好的控制。不仅不再痒了，斑块的面积也缩小了些。我告诉她治疗汗斑，还可以试试用艾草药浴治疗。药浴疗法能将艾草的药效直接作用于患处，取得良好的疗效；同时避免药物直接进入人体大循环，从而可以减少对肝脏、肾脏等器官的毒副作用。汗斑容易复发和再感染，皮肤应经常保持清洁干燥。穿过的衣裤应勤换洗，使用过的被单、枕套等应常消毒。

最灵老偏方：鲜山姜米醋方

- 取鲜山姜20克，米醋100毫升。鲜山姜洗净、捣碎，放米醋中浸泡12小时。先用肥皂水洗净患处，然后涂敷药液，1日1次，3日为1疗程。此方可杀菌消炎，适用于治疗汗斑。

更多老偏方

药浴

取适量艾草或青蒿，放入大锅中，加入适量清水熬煮，取水弃渣，可在药水中兑适量热水，进行沐浴，每周 1 次即可。此方有预防汗斑的作用。

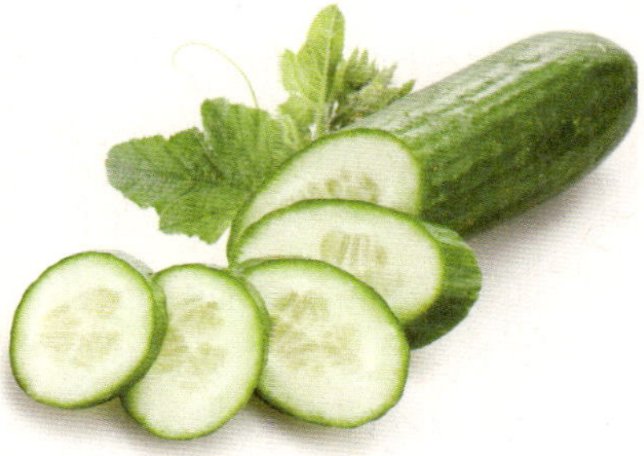

灯芯草硼砂糊

取灯芯草适量，硼砂少许。将灯芯草、硼砂同放入碗中，加少许水，放入锅中蒸约 20 分钟，趁热将灯芯草与硼砂搅拌均匀，涂抹患处，每日 1~2 次。此方可治疗汗斑。

土槿皮丁香方

取土槿皮 10 克，丁香 10 克，体积分数为 75% 的酒精 100 毫升。将土槿皮、丁香洗净、晾干、切碎后放入酒精中浸泡，加盖密封，约 1 周后即可开封外用。洁净患处后，取适量药液涂抹患处，每日 2~3 次。5~10 天为 1 个疗程。此方适合患汗斑的人士。

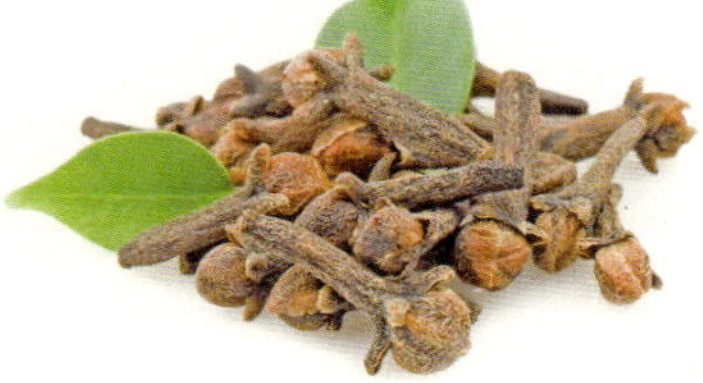

樟柳头方

取鲜樟柳头根茎 50 克，土槿皮 10 克，陈醋 100 毫升。将樟柳头根茎、土槿皮洗净，晾干后放入陈醋中浸泡，加盖密封，约 8 小时后即可开封外用。洁净患处后，取适量药液涂搽患处，每日 2 次。7~12 天为 1 个疗程。此方适合患汗斑的人士使用。

黄瓜硼砂汁

取黄瓜 200 克，硼砂 100 克。将黄瓜洗净、切片，装入容器，再将硼砂放入，略微搅拌后，放置 3~4 小时，过滤出黄瓜液装入瓶内，放到冰箱里或阴凉处备用。使用时，先清洗皮肤，用消毒纱布块浸黄瓜液涂搽患处，每日 3~4 次。此方可用于治疗汗斑。

姜汁蜂蜜除老年斑

爱美不分年龄，无论是正值妙龄的少女，还是已经步入花甲的老人，都有追求美的权利。正如我的邻居钟姨，虽然已经 68 岁了，依然衣着时髦，注重保持健康苗条的身材。出门时喜欢画个淡妆，也喜欢穿入时的衣服，并且还加入了老年模特队。子女们也都为母亲这种年轻积极的心态感到高兴，尽量满足母亲的追求。但岁月总是无情，喜欢在人的身上留下衰老的痕迹——老年斑。

一天我在楼下运动时，遇到了正在散步的钟姨。钟姨一看到我，原本皱着的眉头立刻舒展了，大步朝我走来，笑眯眯地对我说："哎呀！遇到救星了！"看着我一脸疑问，钟姨立刻解释道，她想向我请教有什么方法可以解决老年斑。人老了，脸上或者身体其他部位难免会长出一些大小不等的褐色斑块，这属于良性表皮增生性肿瘤，即是老年斑。由于生长这种斑点多是老年人，也被称作"寿斑"。老年斑会随着年龄的增长而不断扩大，钟姨正是因为身上的老年斑越来越多而感到苦恼万分。爱美的钟姨之前会通过化妆品来遮盖脸上的老年斑，但是最近她发现脸上的老年斑开始慢慢扩大，手上也出现老年斑，这让她很焦急。她的女儿为她买了不

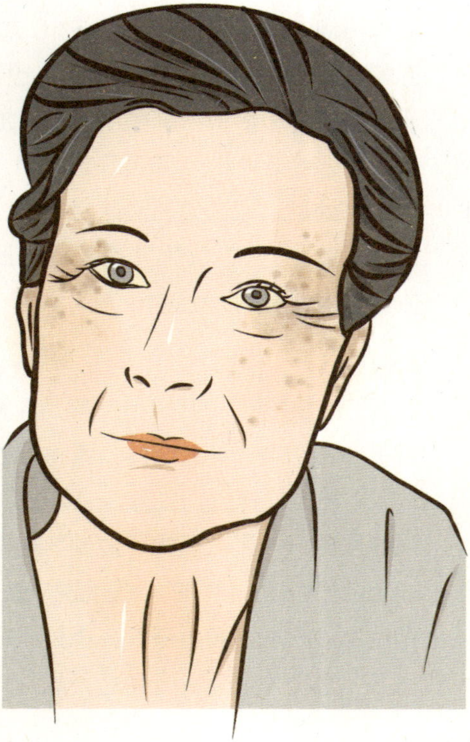

少祛斑的护肤品，但都没有效果。今天碰巧遇见了我，便向我寻求帮助。

中医理论认为斑的产生与气血运行不畅有一定的关系。人到老年，身体开始走下坡路，气血不足非常普遍。我向钟姨推荐姜汁蜂蜜水。此方虽取材寻常，但长期服用，能活血祛瘀，对去除老年斑效果不错。生姜性辛温，具有发汗解表、驱寒活血等功效，可促进气血的运行。现代医学研究也表明，生姜中含有多种活性成分，特别是所含的“姜辣素”具有很强的抗过氧化性，可以快速清除自由基，抑制体内过氧化脂质的产生，因而可防止或减少脂褐素的沉积，可治疗老年斑。

我还告诉钟姨，对于治疗老年斑，一定要趁早，及早发现及早治疗效果会更好。为了预防老年斑出现和加剧，平时要注意防晒，日光中的紫外线是各类斑点的催化剂。多吃含有丰富维生素 E 的食物，如植物油、谷类、坚果类、深绿色植物，以及动物肝、蛋和乳制品等食物，可以起到有效延缓衰老的作用。钟姨边听边用纸、笔记下。

1 个月后，钟姨来我家做客，她告诉我，姜汁蜂蜜水的效果比一些祛斑产品的效果要好。她说：“只要肯多花心思，就能保持年轻的心态和美丽的容貌。”

最灵老偏方：姜汁蜂蜜水

- 取适量生姜，洗净，切成片或丝，加入沸水冲泡 10 分钟，再加入 1 匙蜂蜜搅匀，每天饮用 1 杯，长期服用。此方能消除老年斑。

更多老偏方

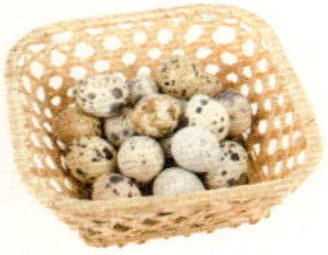
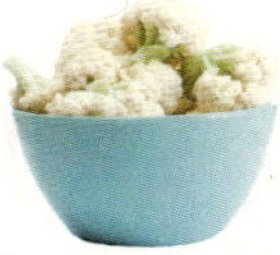
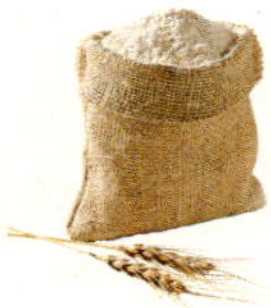
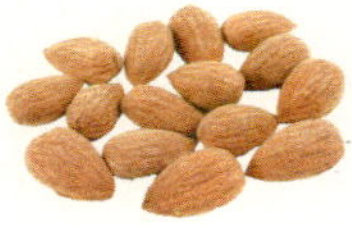

银耳鹌鹑蛋

取水发银耳 50 克，煮熟鹌鹑蛋 3 个。将银耳和鹌鹑蛋放入炖盅中，加少量黄酒、味精、盐，慢火炖烂后食用，每天 1 次。此方具有滋润皮肤、祛斑的功效。

红烧菜花

取菜花半个，胡萝卜半根，香菇适量，花椒、料酒、盐、温油、高汤、水淀粉各适量。将菜花洗净，切成小块。香菇洗净，对半切开。胡萝卜洗净，切成菱形片。将胡萝卜与香菇放入开水中焯一下，捞出，沥干水分。将花椒投入烧热的油锅中，炸出香味，捞出花椒，油另存。热锅，把菜花、胡萝卜片、香菇倒入翻炒几下，加料酒、盐、酱油和高汤，汤开后煨一下，水淀粉勾芡，淋入花椒油即成。此方能提高机体的免疫力，防止老年斑的形成。

绿豆豆沙包

取面粉适量，绿豆沙适量。面粉加入适量水及酵母发酵后，再加入食碱、适量糖，揉匀揉透，分成大小均匀的面团。将面团擀成皮，豆沙包入其中，注意口向下，平放在托盘上，将豆包生坯摆入屉中，用旺火沸水蒸熟，即可食用。面粉有养心益肾、防止老年斑的作用。绿豆有解毒、保护肝脏的作用，二者合用有清除老年斑的疗效。

维生素 E

取维生素 E 胶丸 1 颗，刺破，取其中的维生素 E 油涂抹在老年斑处，每天 3 次。此方使皮肤柔腻、光滑、润泽，舒展皱纹，可淡化色素，消除斑点。

杏仁蛋清面膜

取杏仁适量，去皮捣碎，与鸡蛋清调匀，每晚睡前涂抹，晨起用温水洗净。此方具有美白祛斑的功效。

柠檬蜂蜜水帮你找回光洁肌肤

曾女士，45 岁，是一名全职太太。全职太太乍一听，给人生活闲适、无忧无虑的感觉，而事实上全职太太也有全职太太的烦恼。

曾女士的丈夫是一家公司的老总，工作繁忙，没有太多的时间陪伴她。孩子长大了，去外地上大学，只有到了节假日才会回家。平时偌大的别墅，就只有曾女士一人，显得空荡荡的。打麻将和逛街是曾女士主要的消遣方式，但都不能很好地排解曾女士内心的空虚寂寞。久而久之，曾女士脾气变得越来越不好，时常觉得焦躁，百无聊赖，很容易因为小事而动怒。前一段时间曾女士发现她的脸上突然出现很多小斑点，试过了不少护肤品，其中不乏价格昂贵的高级护肤品，但结果都不尽如人意。脸上的斑点一直不消，让曾女士变得更加焦躁、烦闷。曾女士的一位朋友经常来医馆看病，她看曾女士的情绪一天比一天坏，于是推荐她来我这里看看。她跟曾女士介绍说，臧医师对各种皮肤问题都很有心得，经常能用简单的方子解决问题。曾女士听后急忙来到医馆找我帮忙。

中医认为面部色斑的形成与身体内部系统有关。我为曾女士号脉后初步诊断，曾女士面部色斑的成因跟她肝火旺盛、肝气郁结有关。肝的生理功能为“疏泄”，负责调节人体的气机。曾女士长期烦躁，心情不畅，使肝郁气滞，经络不通，气血不畅，新陈代谢缓慢导致黑色素在体内堆积，沉淀色素最终在皮肤表面形成斑点。

我向曾女士推荐了柠檬蜂蜜水。柠檬取汁后加蜂蜜，经常饮用，可以美白淡斑，疏理肝脏，同时排出体内毒素。柠檬味酸甘、性平，入肝、胃经，是极具药用价值的水果之一。柠檬含有丰富的维生素 C、维生素 B_1、维生素 B_2 等，是天然美容的佳品。其中维生素 C 能阻止黑色素生成，防止和消除皮肤色素沉着，具有美白作用。长期食用柠檬能使皮肤平滑光亮、洁白细腻。注意，柠檬也具有感光性，因而食用过柠檬后，应避免阳光直晒，或者在晚上食用柠檬。而蜂蜜有排毒清热、滋润肌肤的作用。《神农本草经》说，蜂蜜入药能“益气补中，止痛解毒，除众病和百药，久服轻身延年”。

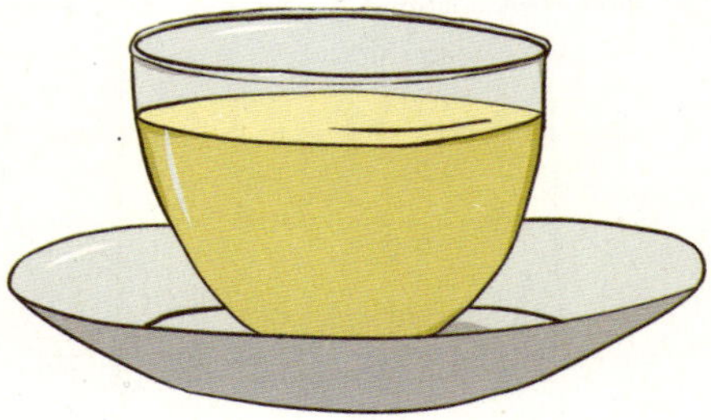

后来，曾女士跟我联系说，这段时间她每天坚持喝一杯柠檬蜂蜜水，皮肤变好了许多，不仅脸上的斑淡了，皮肤也变得细腻光滑，而且连排便都通畅了。我对曾女士说，她脸上的斑跟她长期心情不畅、烦躁郁闷有很大关系。学会舒缓情绪、排除烦闷也是预防和治疗面部色素沉淀的关键；自我按摩是一种很好的舒缓心情的方法，有保健养颜的功效；培养自己的兴趣爱好，丰富自己的生活，也对保持积极乐观的情绪有帮助。从中医的角度而言，内外兼修效果往往会更好。我又给曾女士开了几个食疗方，让她继续调理体质。

最灵老偏方：柠檬蜂蜜水

- 取柠檬半个，洗净，去皮、去子，放入榨汁机中榨汁，在柠檬汁中加适量蜂蜜，搅拌均匀后即可饮用，每日 1 杯，可长期饮用。此方有美白、淡斑、排毒的功效。

更多老偏方

菊花炖猪肉

取菊花 15 克，干荷叶 5 克，胡萝卜 250 克，猪肉 200 克，生姜 3 片，盐适量。将菊花、荷叶洗净，稍浸泡。胡萝卜刮皮，洗净，切块。猪肉洗净，切成块状。把所有食材一起放入炖盅中，加适量冷开水，加盖隔水炖约 3 小时便可。食用前加盐调味。可佐餐食用。此方具有散风清热、护肤养颜的功效。

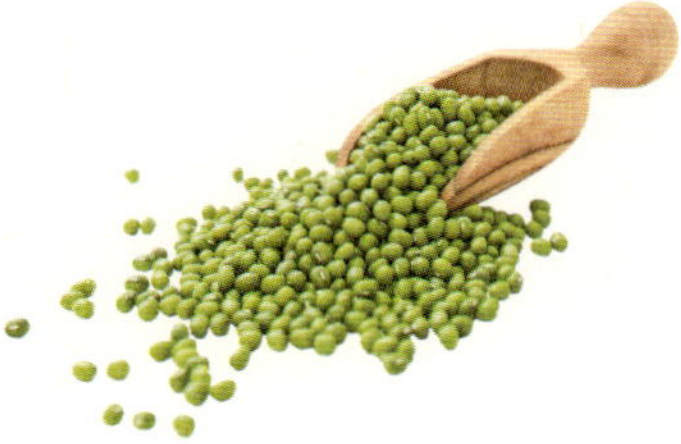

小米绿豆粥

取小米 100 克，绿豆 100 克，橘皮、冰糖各适量。将小米和绿豆洗净，一起放进砂锅中，加适量清水。先用猛火煮沸后改慢火煲 1 小时，煮至绿豆开花，米花尽碎，在关火前加入几片橘皮。食用前加入适量冰糖调味，搅拌均匀即可。可佐餐食用。此方具有去肥腻、清肠胃、助消化、祛肝火的功效，好喝又养颜。

自我按摩法

保持坐姿，两手掌横置于两腋下，手指张开，指间距与肋骨间隙等宽，手指应紧贴肋间，用力宜均匀，先用右掌向左分推至胸骨，再用左掌向右分推至胸骨，由上而下，交替分推至脐水平线，以胸肋有温热感为宜，重复 10 次。此方可通经活络、排毒养颜。

茄子皮面膜

取茄子适量，将茄子洗净，取茄子皮，将茄子皮贴在已洗净的脸上，约 15 分钟后即可移开。此方具有消除斑点的作用。

百合双豆汤

取适量的百合、绿豆和赤小豆。将所有食材洗净泡发，放进砂锅中，加适量水，大火煮沸，小火煮至豆粒开花，可佐餐食用。此方富含 B 组维生素，可改善肌肤粗糙。

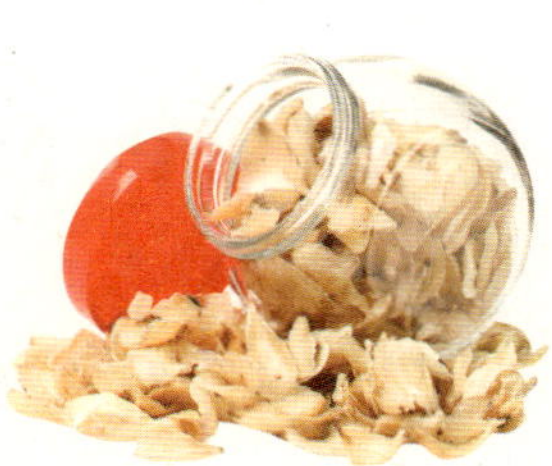

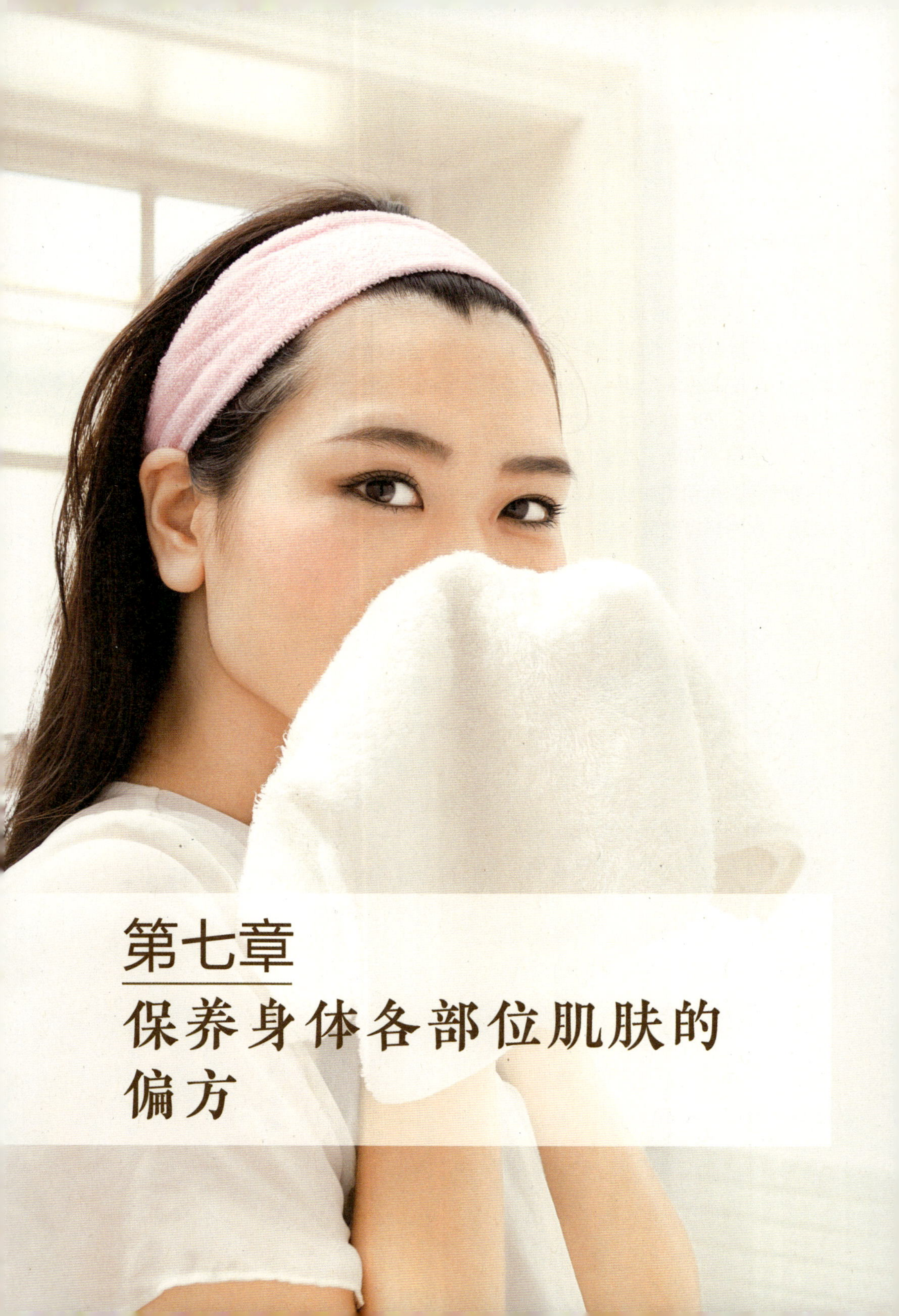

第七章

保养身体各部位肌肤的偏方

女性对美的追求不仅仅停留在脸部肌肤的美丽上，女性对美的需要会越来越细致，越来越具体，从头到脚，不放过每一个细节。做一个精致的女人，举手投足间都无懈可击，散发健康、美丽和自信，也是每位新女性的理想。

本章从身体各个部位的皮肤护理入手，详细介绍了手部、脚部、头皮、指甲、女性私密部位等不同身体部位容易出现的皮肤问题及养护知识。为您提供相应的偏方，让您能够根据自己的需要找到适合自己的护理方法，对自己的身体进行全方位有效护理，让您由头到脚闪耀出动人的光彩。

啤酒打造无屑秀发

头皮屑是一种由真菌引起的皮肤病。真菌在头皮上的大量繁殖引起头皮角质层的过度增生，从而使角质层细胞以白色或灰色鳞屑的形式脱落，这种脱落的鳞屑即为头皮屑。头发是容貌美丽的要素，也是健康的重要标准。头皮不健康不仅会带来头皮屑，也会带来脱发。头皮屑和脱发，不仅会使外形减分，给工作和生活带来诸多不便，还会给人们带来各种各样的困扰。

小杨是因为有严重的头皮屑问题，来医馆求助的。小杨 24 岁，虽然毕业于普通大学，但是专业水平过硬，有很强的写作能力，她近期却发现自己的能力并不受人重视。究其原因就是小杨有非常严重的头皮屑，肩部的衣服上经常落有许多头皮屑，就算刚扫干净，很快又有新的头皮屑脱落。小杨的头发上也时常粘着头皮屑，这些都使小杨给他人以很不好的印象。小杨也试过市面上许多去屑洗发水，但对她都毫无用处。就在小杨不知所措时，小杨的闺蜜介绍她来找我。小杨的闺蜜曾经来找我治疗过青春痘，治疗效果很好。小杨便抱着试试的心态走进我的医馆。

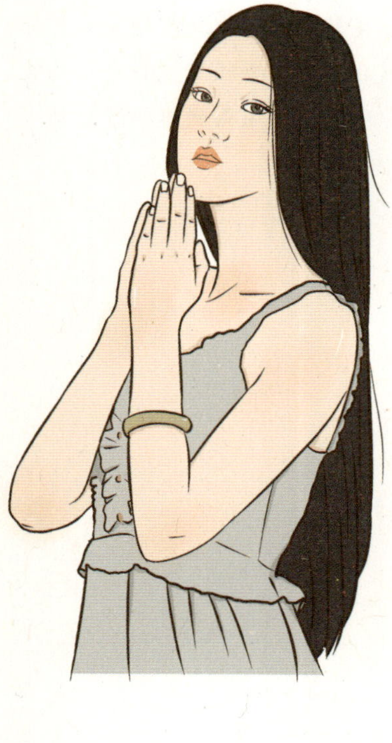

我发现小杨的头皮有些发红，头皮屑是细细小小、一层一层的。中医认为，此类头皮屑大多是因为肝郁气滞，气滞血瘀会导致皮肤表层失去津液滋润，使头皮发红干燥、脱屑。而小杨还存在精神容易紧张、睡眠不足的情况，这些也是肝气郁结的表现，也会加重头皮屑的产生。针对小杨的情况，我让她试试用啤酒去屑。这个方子非常简单，洗头前先用啤酒冲洗、按摩头皮。坚持使用此法洗头，对头皮形成健康的环境非常有益。啤酒是由发酵的谷物制成的，因此含有丰富的 B 族维生素和其他营养素，缺乏 B 族维生素是头皮屑产生的一大原因。啤酒中的酒精成分也有很好的杀菌作用，为头皮提供营养的同时，也为头皮提供健康干净的环境。除了去屑，啤酒还有缓解头皮瘙痒的作用。

预防头皮屑的产生，除了要提高头皮护理意识，还要调整生活规律，学会放松和减压，要保证充足的休息。避免吃煎炸、油腻、辛辣等食品，可起到调节和保护头皮自身平衡、抑制细菌过度繁殖、减少头皮屑发生的作用。学会科学洗发，也对预防头皮屑的发生有着重要作用。天天洗头会减少头皮皮脂的厚度，令皮脂加速分泌，出现头发干燥、头皮屑过多的现象；而用过热的水清洗头发容易刺激头皮，致使头皮分泌过分的油脂，使脱落的细胞一起附在头皮上，干燥后变成头皮屑，因此建议用温水洗头。

使用啤酒洗头 1 个月后，小杨头皮屑过多的情况得到了很好的控制，再次来到医馆的小杨，跟一个月前比起来自信了不少。她说，现在的情况已经大有好转了，谢谢我的方子。

最灵老偏方：啤酒去屑

- 取啤酒适量，用啤酒湿润头发，保持 15~20 分钟，期间不断揉搓头皮，用温水冲洗干净后，再用普通洗发水洗净，4~5 次为 1 个疗程。此方可缓解头皮瘙痒、头屑过多的症状，还有滋润头发、预防头发干枯脱落的功效。

更多老偏方

营养方

取大米100克，花生25克，萝卜50克，胡萝卜50克，猪排骨50克，油、盐各适量。锅里放入食盐加热2分钟，将萝卜、胡萝卜、猪排骨放在锅里炒至六分熟，加入盐，将大米和花生掺入菜中，将上述混合物移入蒸锅中，蒸至米熟即可食用。此方适用于由于睡眠不足、疲劳过度导致血虚生风而头屑繁多、发质枯损，具有滋阴补气、生津润发的功效。

红豆薏米粥

取红豆、绿豆、薏米各30克，江米50克，车前子、茯苓、麦冬各6克。将车前子、茯苓、麦冬煎液1000毫升，去渣取汁，加入红豆、绿豆、薏米、江米，熬至粥熟，再焖半小时即可食用，每周2次。此方适用于湿热内蕴导致的头屑不断，具有清热泻火、润肺养发的功效。

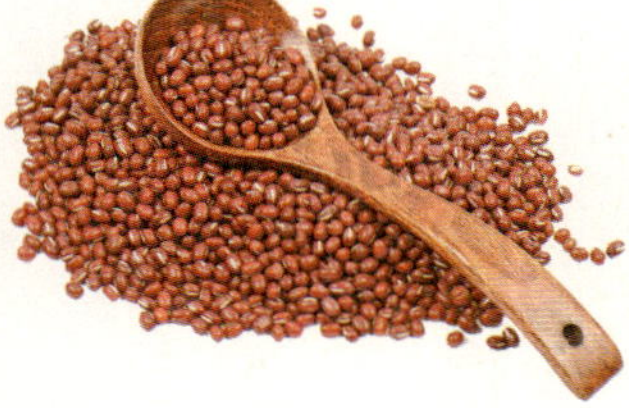

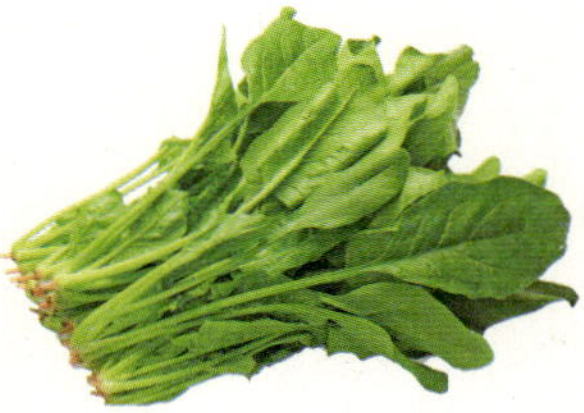

菠菜粥

取菠菜 50 克，大米 50 克。将菠菜洗净，煮去涩味，切段备用。再将大米淘净，放入锅内，加上适量的水熬至米熟汤稠，再将菠菜放入粥内，继续熬至粥成。空腹时服用，每日 1 次。此方适用于血虚风燥型头屑患者。

皂角洗头

取皂角 50 克。将皂角洗净后放入锅中，加适量清水，煎取 500 毫升的汁液，先用温水洗净头上的灰尘和油脂后，再用皂角汁液洗 2 遍，后用清水洗净即可，每周 2 次，连洗数周。此方有消炎、对抗头皮屑的功效。

苹果醋梳头

取苹果 1 个，米醋 2 匙。将苹果洗净榨汁后，与米醋一起倒入盆中充分混合，将头发洗净后放入盛有苹果醋的盆中，以梳子蘸取苹果醋梳理头发，然后用清水洗净即可。此方有调节头皮油脂分泌、去屑、去油的作用。

橄榄油还你纤纤双手

人们常说手是女人的第二张脸，双手粗糙、干燥会让女人的魅力减分。白皙柔嫩的双手亦是古往今来万千女性的不懈追求。但是干燥的天气，有刺激性的化学物品以及长期从事各种劳动，都会对手部皮肤造成伤害。若没得到及时的护理与修复，随着时间的推移，手部肌肤便会变得干燥粗糙，还会起皮屑，让许多爱美的女性备感苦恼。

有一次我正在超市购物，遇到了高梦梦。她跟我住在同一个小区，从小身体不舒服都是来找我看病的，因此跟我很熟。梦梦见到我立刻热情地跟我打招呼，并熟络地和我聊起天来。聊着聊着，梦梦皱起了眉头，我问她是不是有什么不顺心的事，梦梦点点头。梦梦大学的专业是美术，与各种颜料打交道是理所当然的事。因为长期跟颜料接触，再加上需要经常清洗沾染在手上的颜料，梦梦的双手变得十分粗糙，手部肌肤的纹路也变得很深。为了补救，她甚至买了很贵的手霜，但是效果都不尽人意。粗糙的双手不仅影响美观，同时也给自己带来不适感，特别是冬天的时候，很容易手裂，于是梦梦问我能不能帮帮她。

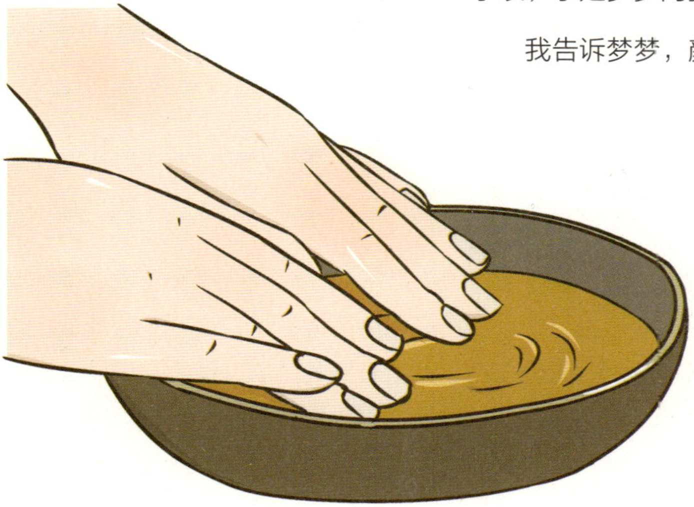

我告诉梦梦，颜料中的化学物质

会刺激皮肤，长期停留在皮肤表面会损害皮肤。使用清洁力强的清洁品虽然可以洗去附着在表皮的颜料，但也会在皮肤表面留下一些碱性物质，若没有用清水将其冲洗干净，同样会对手部皮肤造成伤害。频繁使用清洁品则会带走手部肌肤的水分，使皮肤干燥缺水，久而久之，手部皮肤就变得干燥粗糙。梦梦闻言更郁闷，问我有没有什么办法可以解决。

我指着货架上的橄榄油对她说：“橄榄油就能帮你。”橄榄油中富含极具皮肤亲和力的角鲨烯和人体必需的脂肪酸，能使皮肤迅速吸收其中的营养，有效保持皮肤的弹性和润泽。橄榄油中所含丰富的单不饱和脂肪酸和维生素 E、维生素 K、维生素 A、维生素 D 等及酚类抗氧化物质，能有效滋润皮肤、防治手足皴裂等功效，是皮肤可以“吃”的美容护肤品。我让梦梦每天用橄榄油按摩手，再热敷 5 分钟，几天后就会改善手部皮肤的情况。我笑着对梦梦说，改善和预防手部粗糙，要从养成良好的日常习惯做起。用洗手液、肥皂洗手时，一定要用清水冲洗干净，避免碱性物质残留损害肌肤；还要养成洗手后及时擦护手霜的习惯，及时滋润皮肤，避免皮肤缺水；使用护手霜和涂抹橄榄油再配合一定的按摩手法能使肌肤更好地吸收营养，取得更好的效果；定期给手部去角质不仅能使手部嫩滑，也能让肌肤更好地吸收保养品中的营养。

半个月后，梦梦来我家做客，她惊喜地说，没想到橄榄油的功效那么神奇。她的手变得细腻光滑了许多。她的舍友们也跟着纷纷开始使用橄榄油了。

最灵老偏方：橄榄油护手

- 取适量橄榄油，洗净双手后，涂上橄榄油，轻轻摩擦并双手交替按摩 2~3 分钟后，轻轻拍打手部皮肤，用热毛巾敷手，约 5 分钟后取下毛巾即可。每日 1 次，长期坚持。此方有滋养肌肤、使手部皮肤柔嫩光滑的功效。

更多老偏方

豆腐炖猪蹄

取猪蹄1~2只，切块，豆腐约200克。先将猪蹄煮熟后放入豆腐，葱白数根，并加入适量盐和酱油调味。待豆腐熟后即可食用。此方益气养血，滋润皮肤。

红糖蜂蜜手膜

取红糖适量，蜂蜜适量。将红糖和蜂蜜混匀备用，取一小盆，在盆中放入适量热水，待水稍凉后泡手3分钟，然后将红糖蜂蜜手膜涂于手上，两手相互搓揉直至红糖化开为止，用清水洗净，涂上护手霜即可。此方有去除手部死皮、使手部肌肤细嫩的功效。

柠檬汁泡手

柠檬1个，温水适量。温水里加一点儿柠檬汁，泡手5分钟。每天坚持使用，手部皮肤会变得柔软白皙。

牛奶面粉手膜

用生的牛奶和面粉各3匙，合在一起搅拌，成糊状涂在手背上，待干后用温水洗净，1周2次。此方具有防皱和滋润的效果。

手部美容操

闲暇时模拟空中弹钢琴或空中打字活动手指关节，或十指相对挤压做手部压伸。此方可以加速手部血液循环，令手部皮肤紧绷细致。

手部按摩法

将护手霜均匀涂于手背上，用手指以螺旋状在手背循环打圈按摩，并针对手指关节进行拉伸按摩，用拇指按摩手背骨骼肌理，直至手部发热、护手霜完全被皮肤吸收。此方具有润手效果。

淘米水嫩手法

煮饭时将淘米水储存好，睡前将双手洗净后浸泡在淘米水中，约10分钟后，用温水洗净，涂上护手霜即可，每晚1次，长期坚持。此方可美白肌肤，有嫩手功效。

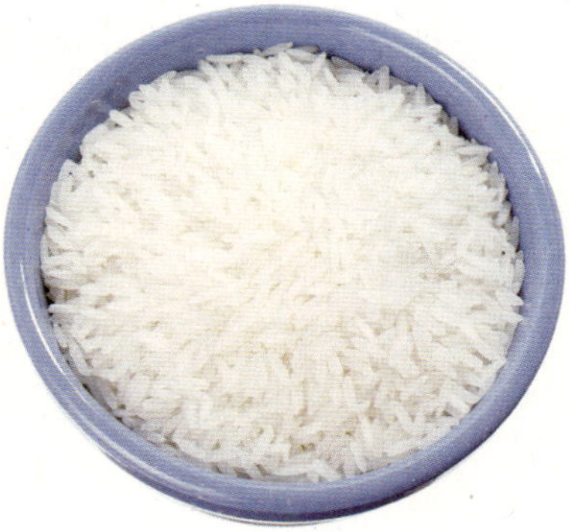

● 按摩特效穴：合谷穴、鱼际穴

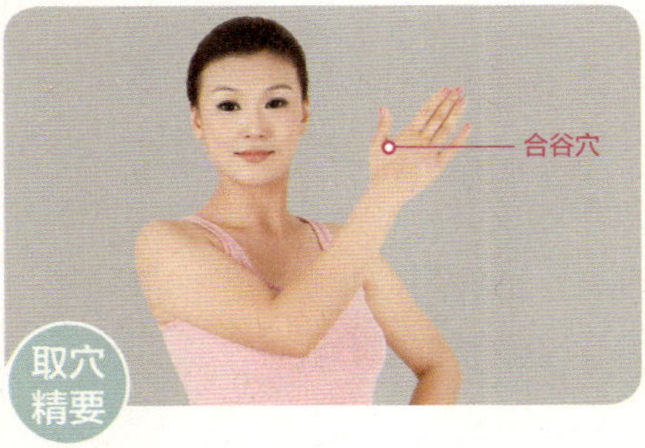

合谷穴：镇静止痛，通经活络，清热解表。穴位位于手背，第一、第二掌骨间，第二掌骨桡侧的中点。

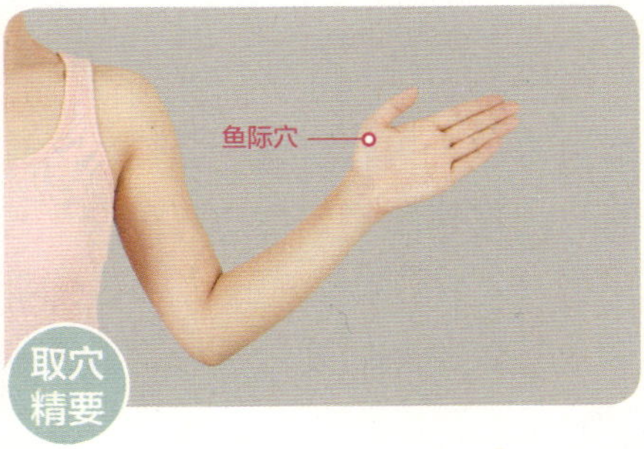

鱼际穴：泻热开窍，利咽镇痉。穴位位于第一掌骨桡侧中点赤白肉际处。

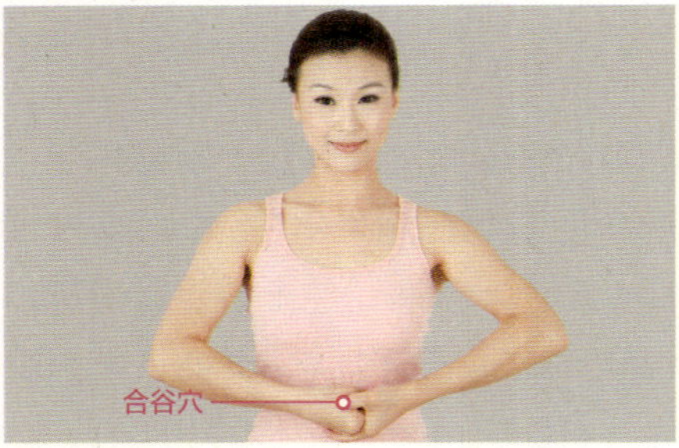

Step1：一手轻握空拳，另一只手轻轻握住该拳头，用大拇指指腹垂直按压穴位。

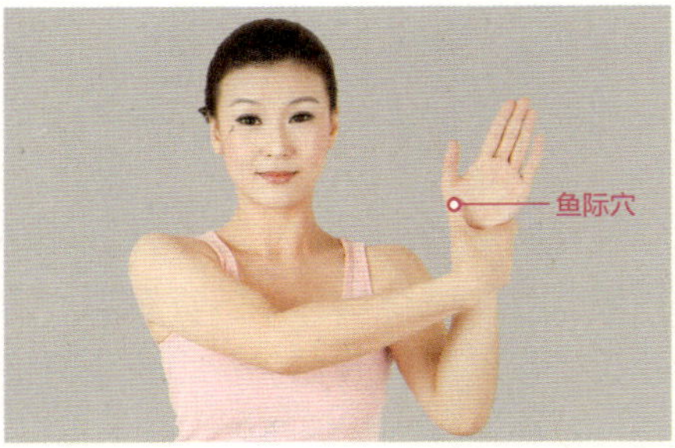

Step2：用一只手的手掌握着另一只手的手背，大拇指弯曲，用掐法按摩。

操作要领

①力度以出现酸胀的感觉为宜。

②每天早晚各按摩 1 次，每次 1~3 分钟。

妙用维生素 E，帮你健康美甲

张静是我之前任职的医院里的护士。有一次我刚下班走出办公室，看见张静和几名也刚下班的小护士一起，在走廊上低声讨论着什么。张静眼尖看见了我，马上把我招呼过去。我走过去一问才知道，原来她们在讨论指甲问题，说是要咨询一下我这个专业人士的意见，于是我们边走边聊了起来。

无论是医生还是护士，只要是在医院工作，都要天天跟病菌打交道。护士的工作跟医生一样累，不仅需要帮助落实治疗工作，还要兼顾病人的起居；同时还需要长期且频繁地接触清洁杀菌强度大的清洁品，再加上一些烦琐的工作，使得不少护士的手非常干燥，指甲没有光泽，指甲的周围也容易长肉刺，甚至发炎。到了冬天情况就变得更加严重，就算洗完手立刻擦滋润度很高的护手霜，情况也没得到太大的改善。特别是指甲周围的肉刺，不仅不美观，也给工作和生活带来了诸多的不便。

指甲周围的肉刺学名为“逆剥”，是一种常见的甲周皮肤问题，其形成原因是角质层过于干燥而发生分离。角质层是皮肤的第一道屏障，角质层表面有一层皮脂，是皮肤的天然保湿

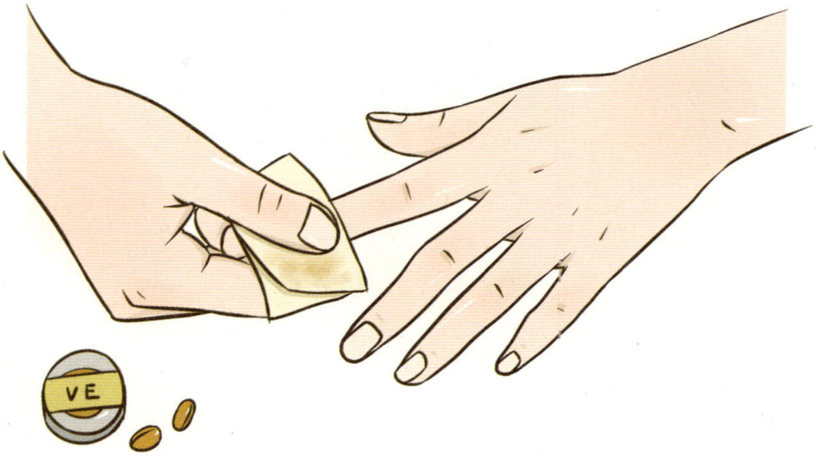

剂，可以减少角质层水分蒸发，保证其适当的含水量，使角质层和下面的皮肤紧密贴合在一起。肥皂、洗涤剂等或是物理摩擦等原因会带走皮肤表面的皮脂，使角质层失去保护。角质层的水分蒸发过多时，会出现干燥和剥离的情况。

我推荐她们使用维生素 E 来护理指甲，经常用维生素 E 涂抹指甲及其周围，再轻轻按摩，能很好地保护指甲和周围皮肤。外用维生素 E 能稳定细胞膜的蛋白活性结构，保持肌肤的弹性，也能加快皮肤新陈代谢，促进血液循环，加速细胞修复和再生；维生素 E 还能促进维生素 C 和维生素 A 的吸收，并帮助细胞更好地吸收外部护肤品的营养成分，同时帮助角质层锁住肌肤内水分，让肌肤得到由内而外的深层滋养；维生素 E 还能提高指甲的硬度，防止指甲受损或断裂，并且恢复指甲光泽。

我告诉张静，出现了肉刺千万不要揭下或咬掉，这可能会导致皮肤撕裂和感染，使皮肤受损面积增大。最好是先将肉刺软化后，用锋利且清洁的指甲剪整齐地剪掉肉刺，这样清除起来也更彻底。凡士林滋润度高，是很好的护手和护甲产品，睡前将适量的凡士林涂抹在指甲及其周围，轻轻按摩，长期坚持能使指甲更有光泽。

张静将我所说的都记下后，迫不及待地要跟小姐妹们试用新的美甲小妙招。半个月后，张静告诉我，用了维生素 E，她们的指甲不仅很快恢复了光泽，肉刺也少了很多，而且指甲也不容易断裂，手指甲现在看起来干净整齐了许多。

最灵老偏方：维生素 E 护甲油

- 取维生素 E 软胶囊 1 粒，刺破维生素 E 软胶囊外衣，用卫生棉球或者化妆棉蘸取维生素 E，擦拭指甲及其周围皮肤并加以适当按摩。或直接将维生素 E 滴在护手霜中，使用护手霜按摩双手。1 日 1~2 次，可长期使用。此方有滋润皮肤、恢复指甲光泽的作用。

更多老偏方

花生焖鸡脚

取鸡脚 10 只，花生 150 克。花生洗净后泡水待用，鸡脚剁去爪尖，洗净后在开水中煮 5 分钟捞起备用。起热油锅，放蒜蓉爆香后加入鸡脚、料酒翻炒，再加入五香粉、生抽、白糖做调料。将炒好的鸡脚与花生一起放入锅中，加适量清水煮 30 分钟即可食用，每周 2 次。此方有润泽肌肤、美甲亮甲的功效。

凉拌黄瓜

取黄瓜 2 根，大蒜适量。黄瓜洗干净，对半剖开，用刀轻轻地拍一下。黄瓜切菱形，然后加盐腌渍 10 分钟。蒜头切末，待用。把蒜末放入黄瓜中，倒入麻油，加点鸡精拌匀即可食用，每周 1 次。此方可以补充人体维生素，防衰老，对亮甲有很大的帮助。

胡萝卜炖羊肉

取胡萝卜 300 克、羊肉 180 克、水 1200 毫升、料酒 3 匙、葱姜蒜末各 1 匙、糖与盐各适量、香油 1 匙。胡萝卜与羊肉洗净沥干，并将胡萝卜及羊肉切块备用。将羊肉放入开水汆烫，捞起沥干。起油锅，放入 5 匙色拉油，将羊肉放入大火快炒至颜色转白。将胡萝卜、水及其他调味料（除香油外）一起放入锅内用大火煮开。改小火煮约 1 小时后熄火，加入香油即可起锅。此方补中益气，滋阴润燥，同时兼有恢复指甲光泽的功效。

菠萝蛋清护甲

取菠萝适量，鸡蛋清 1 个。将菠萝洗净榨汁，取 2 匙菠萝汁与鸡蛋清混合均匀，将混合物涂抹在指甲和指甲周围的皮肤上，进行按摩，待吸收后，用清水洗净即可。此方能为指甲和甲周皮肤提供营养物质，同时兼有滋润肌肤的功效。

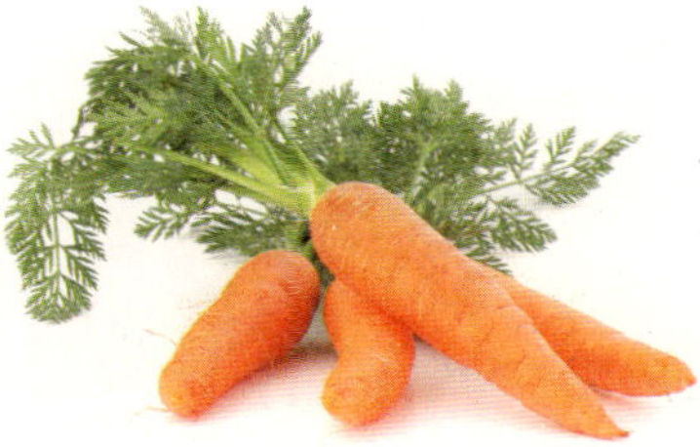

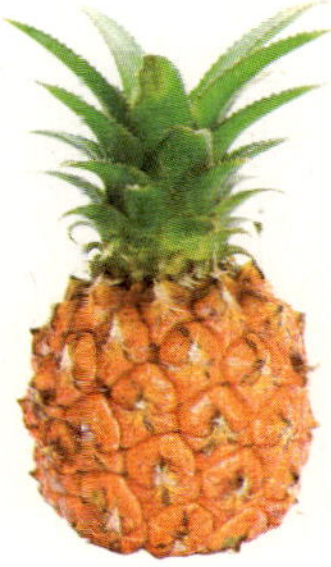

红糖豆浆让乳晕色更淡

吕女士因为更年期提前的问题，来到医馆寻求帮助。几服药下来，取得了不错的治疗效果。吕女士对我充满了感激，在对我连连道谢后，我发现她神色有异，似乎欲言又止。我问她是不是还有别的疑问。吕女士沉吟片刻后，低声告诉我是因为她的女儿李霞。

李霞 22 岁，她从发育开始乳头颜色就比较暗，现在更是呈现深褐色。李霞今年在大学选修课上，选修了女性生理健康这一门。在课堂上老师说女性的乳头和乳腺发育各有不同，乳头的颜色也会有许多差别。但通常情况下，青春期和没有性行为的女性的乳晕呈玫瑰红色，有性行为的、妊娠期和哺乳期的女性乳晕色素沉着加深，呈深褐色。李霞课后还就这个问题专门悄悄问了老师，老师对她说女性雌性激素水平较高者，会出现乳头、乳晕发黑的情况，并安慰她说这是一种健康的女性特征，让李霞不用担心。虽然有了老师的解释和安慰，但是李霞对此却还是耿耿于怀。她还没有交男朋友，要是以后交了男朋友，却因这个问题被男朋友误会该怎么办。看着女儿一直为这个

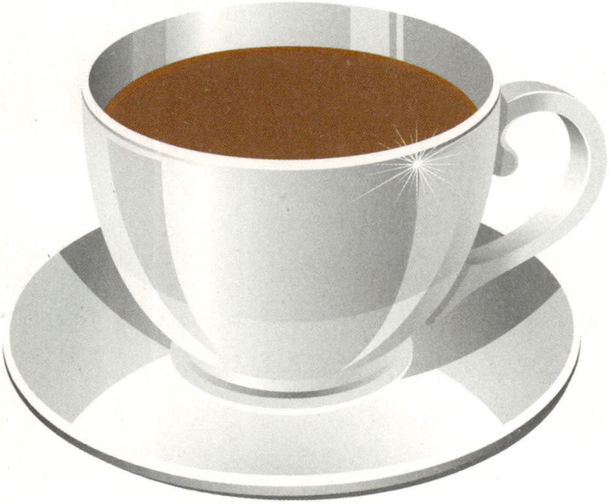

问题而苦恼，吕女士也心疼女儿，终于还是鼓足了勇气，来向我咨询。

我告诉吕女士，李霞的老师说得对，乳晕的颜色因人而异，并不能单纯依据女性乳晕的颜色判断其性经验的多少，这是不科学的。李霞这种渴望改变乳晕颜色的情况，可以通过补养气血来实现。气血不足，面色无华，肤色黯沉；气血充足能使皮肤白皙红润，减轻色素沉淀的情况。

对于李霞的这种情况，我推荐经常饮用红糖花生豆浆。红糖不仅益气补血，还可以平衡皮肤内色素分泌数量和色素分布情况；花生所含有的儿茶素、赖氨酸对人体起抗老化的作用，含有的脂肪油、蛋白质和多种维生素，有补血润肤的功效；豆浆含有丰富的植物蛋白和磷脂，可调节内分泌，有滋润皮肤、养颜抗衰老的作用。

后来吕女士告诉我，她的女儿坚持喝红糖花生豆浆后，乳晕的颜色的确逐渐变淡，李霞悬着的心也终于放下了。

我告诉吕女士，为了避免乳晕加深，洗澡时不要用太热的水来冲击胸部，也要尽量避免摩擦乳晕乳头。使用温水或冷水对着胸部冲击，能令乳晕颜色及乳房形状更漂亮。内衣材质粗糙，不断摩擦乳头、乳晕，也会造成黑色素沉淀。平时多食用红枣、阿胶、桂圆、红糖、枸杞子等补气血的食物对于改善乳晕色深的现象能起到很好的辅助作用。

最灵老偏方：红糖花生豆浆

- 取黄豆70克，花生20克，红糖2匙。将黄豆、花生用水泡发后与红糖一起装入豆浆机中，启动豆浆机制作豆浆即可。每日1杯，可长期饮用。此方有美白润肤、补血滋阴的功效。

更多老偏方

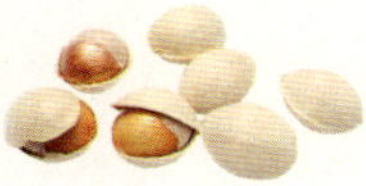 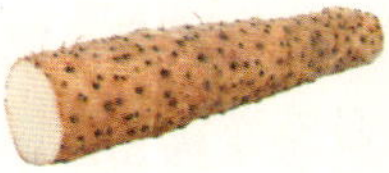 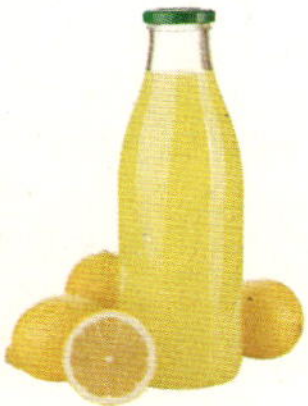 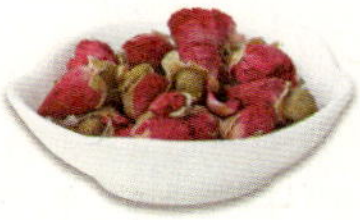

青枣甜粥

取青枣50克，白果10个，杏仁15克，红枣20克，枸杞子10克，大米适量。将所有食材洗净后放入锅中，加适量清水，用旺火煮沸后改用小火熬煮成粥，粥成加入冰糖即可食用，早晚分食，每周3次。此方有丰胸、疏通乳房血管、淡化乳晕的作用。

枸杞淮山汤

取淮山150克，枸杞子25克，芡实50克，猪腰2具，生姜5片。先将猪腰切开，将白膜去掉，然后用清水冲洗，除去尿味备用。淮山、枸杞子、芡实洗净，与切好的猪腰一同放入锅中，加水适量，大火烧滚后，改慢火煲2小时，汤成即可食用，每周2次。此方具有补肾止带、补气养虚的功效。

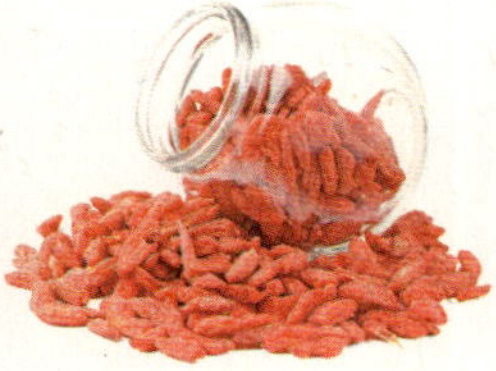

苦瓜炒肉丝

取猪肉50克，苦瓜300克，调料适量。首先把猪肉切成丝，然后加黄酒、淀粉搅拌均匀。入热油锅以旺火滑炒盛起，锅内留少许底油，投放切成条的苦瓜，加盐并倒进肉丝翻炒。最后加白糖、味精稍炒即成食用，每周1~2次。此方可益脾补肾，美白护肤。

蜂蜜面粉方

取适量面粉与蜂蜜，面粉与蜂蜜比例为3:1。将面粉与蜂蜜搅拌均匀，成糊状，涂抹在已洁净的乳头乳晕上，15分钟后洗掉，再用热毛巾敷几遍，敷完后用化妆棉蘸碱性化妆水或矿泉水轻轻擦拭即可，每周1~2次。此方有淡化乳晕的功效。

玫瑰乳贴

取柠檬汁2滴，玫瑰花瓣适量。将柠檬汁稀释后，用棉棒蘸取适量柠檬汁轻轻擦拭乳晕，将玫瑰花瓣在牛奶中浸泡后贴在乳晕上，10~15分钟后取下即可。此方能淡化乳晕。

私密部更水润，就喝百合雪梨汤

黄女士是一名外企高管，39岁，因为之前检查出卵巢早衰，所以找我求助。现代女性由于长期心理压力过大，影响内分泌调节，以致卵巢功能过早衰退。除此原因外，黄女士还有过度减肥的情况，当脂肪比率过低时就会影响体内雌激素的水平，这也容易造成卵巢功能早衰。卵巢功能早衰为黄女士带来了诸多烦恼，不仅月经紊乱，还伴随皮肤松弛、睡眠质量降低等其他症状。

在治疗过程中，我询问黄女士的具体情况时，黄女士几度欲言又止，面露难色。我对她说有什么问题就要说出来，不要怕尴尬，也不要讳疾忌医，耽误了治疗时间可就得不偿失了。几经挣扎，黄女士终于说出，她与丈夫最近行房事时，觉得阴道干涩，有疼痛感，丈夫对自己也颇有微词。黄女士还发现自己的私密部位不仅没有之前水润了，色泽也变暗了许多。市面上有一些私处美白的护肤品，但是担心其中的化学成分，不知道会不会给身体带来其他危害，也不敢轻易尝试。由于不知道这个情况是否跟卵巢功能早衰有关系，也不好意思提。

中医认为，体液主要是指人体内的血、精、津、液等，人体内的体液为阴，滋阴就是滋养体内的阴液，使身体润泽不干燥。中医也将

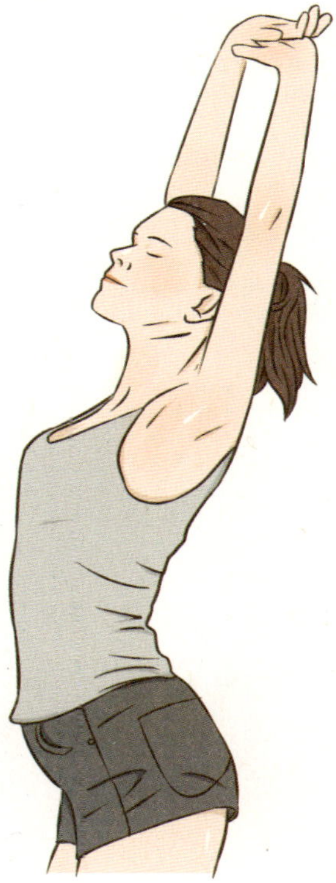

滋阴视为调节内分泌失调的主要方法。因此，对于黄女士的情况，滋阴润燥不仅有助于卵巢保养，对黄女士的私密处干燥不水润的情况也会有较好的改善。我建议她试试这个具有滋阴功效的食疗方，百合雪梨汤。将百合、雪梨和冰糖一起炖煮，每日饮用，长期坚持，对滋阴养颜极具效果。百合味甘，性寒，有清心安神、滋阴养阴的功效；雪梨则有养血生肌的功效，雪梨中所含的苹果酸、柠檬酸、维生素 B_1、维生素 B_2、维生素 C、胡萝卜素等都有美白润肤的功效。食用百合雪梨汤，有很好的滋阴润燥的功效，使皮肤变得水润白皙。

随着治疗的继续，以及配合食疗方进行调养，黄女士的病情得到了好转，性生活也更加和谐。我告诉黄女士，卵巢健康，保养得当，可使皮肤细腻光滑，白里透红，富有弹性；还能促进生殖和机体健康，调节并分泌雌性激素，提高性生活质量，使女性私密部位紧实、水润。

身心健康对于卵巢保养来说非常重要，女性的生殖内分泌受大脑皮层的影响。精神紧张，压力过大，精神状态不佳，会直接影响女性内分泌功能；久坐也不利于卵巢保健，适当的运动有利于促进新陈代谢及血液循环，延缓器官衰老；多吃富含植物雌激素的食物，例如豆浆、豆腐等豆制品，也是保养卵巢的好方法。

最灵老偏方：百合雪梨汤

- 取百合 30 克，雪梨 1 个，冰糖适量。将百合用清水浸泡一夜，次日将百合连同清水一起倒入砂锅内，再加半碗清水，煮 90 分钟，待百合已烂，加入已去皮、去核、切块的雪梨及冰糖，再煮 30 分钟即成。每日 1 碗或隔日 1 碗，7 天 1 疗程。此方可滋阴养肤。

更多老偏方

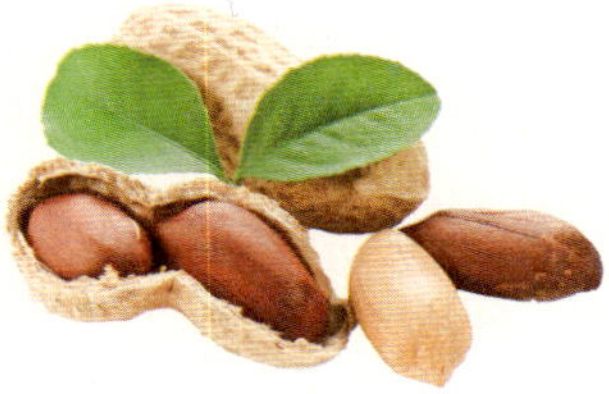

猪蹄花生汤

取红皮花生米25克，红枣15克，莲子25克，猪蹄1只。将猪蹄去毛、洗净后放入锅中，加入适量清水用慢火熬3小时后，将花生、红枣和莲子放进去，同煮1小时，每天早晨和临睡前喝1小碗。此方有补血养阴的功效。

山楂银耳汤

取山楂100克，银耳50克，冰糖10克。将银耳泡发，将锅中放入山楂和500毫升的水煮沸，去渣留汁，加入泡发的银耳，小火炖烂，加入冰糖调味即可。每日1~2次，连服2~3周。此方可补血养颜，水润肌肤。

当归益母草

取当归30克，益母草50克。将上述这两种材料加入锅中，用中火煮沸后加入鸡蛋，再小火煮1小时即可食用，每周2次。此方适用于血虚导致的阴道干涩，具有滋阴润肺的功效。

阿胶炖红枣

取红枣30个，阿胶10克。将上述两种材料放入碗内，隔水用中火蒸1小时即可食用，每周2次。此方适用于血虚、冲任不固现象，具有补血滋阴的功效。

桂圆枸杞煮蛋

取桂圆肉30克，枸杞子20克。先把鸡蛋煮熟，剥壳备用。把龙眼肉和枸杞子煮沸后加入剥壳后的鸡蛋，再煮30分钟即可食用，每周2次。此方适用于肝肾亏虚、血气不足导致的阴道干涩，具有补肾养肝的功效。

豆浆大米粥

取黄豆适量，大米50克。将黄豆洗净泡发后，放入豆浆机制成豆浆，取豆浆2碗备用，将大米洗净后，浸泡半小时，往锅内加入大米与豆浆，大火煮沸后转小火煮至大米熟烂，加白砂糖调味即可，每日早晨空腹食用。此方有调理女性生理机能、润肤的功效。

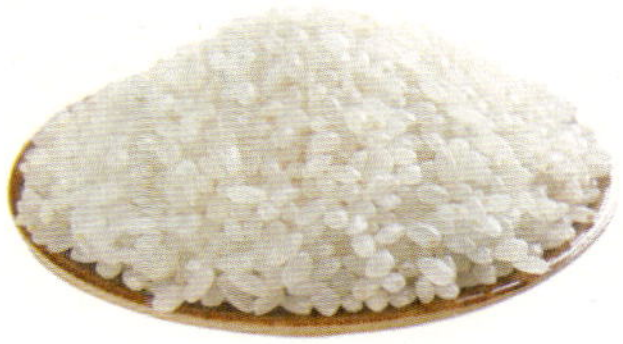

足浴解压又嫩足

有一回去老同学家里做客，天南地北地聊着天，也聊了些家长里短。聊着聊着他突然嚷道：“哎！一直想着要问你来着，你来一次我忘一次！今天终于记起来了！有没有什么法子能够除脚茧的？”原来我这位老同学的夫人阿君，一直深受脚茧的困扰。阿君自己开店，创业初期，由于既缺资金又缺帮手，经常是阿君自己跑来跑去处理各种事务。阿君又爱美，喜欢穿高跟鞋，慢慢地阿君脚上出现了许多老茧，脚后跟也长出了厚厚的硬皮。之前忙工作、忙家务，阿君无暇顾及这些细节，这几年工作都步入正轨了，孩子也长大了，阿君也开始有时间、有心思关注起这些细节来。阿君花了不少心思想去除脚茧，但结果都不太理想。做丈夫的理解妻子的爱美之心，也想帮帮忙，于是便向我求助。

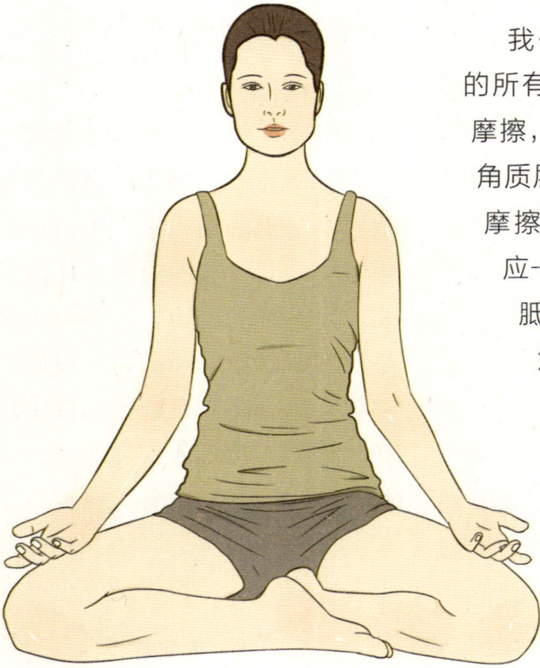

我们的脚掌需要负担起身体的所有重量，再加上行走时受到摩擦，很容易生出厚硬的死皮或角质层。当脚底长期受到挤压和摩擦时，人体会产生保护性反应——长出脚茧，医学上称胼胝，一种局限性的、扁平状的、角质增生肥厚性的皮肤病，情况较严重者会产生疼痛感。鞋子不舒适，如大小不合适、鞋底太硬以及鞋型不合脚，或是长时间行走，使脚底长时间受到摩擦和挤压，都会使脚茧产生。

对于去除脚茧，我推荐的办法是进行足浴。脚部是人体经络汇聚的地方之一，人体各器官均在脚部有特定的反射区。我国从古代就已经开始利用按摩脚底穴位的方式对身体内部进行调理。足浴利用水的温热作用，刺激足部各穴位，可扩张足部血管，改善足部的血液循环，从而促进全身血液循环，畅通经络，促进气血运行。气血顺畅，自然会使皮肤细腻有光泽。足浴时由于毛孔张开，在足浴盆中加入精油，能使精油中的成分更好地被皮肤吸收、渗透，不仅能起到很好的杀菌效果，还能软化脚底又硬又厚的角质层和滋润脚部肌肤。足浴后再对脚底去除角质也能取得事半功倍的效果。足浴可每晚 1 次，长期坚持，不但去除脚茧，还对身体有很大的益处，是非常好的养生方法。

我提醒他，穿舒适合脚的鞋子，劳逸结合，才是预防脚茧的关键。除了进行足浴，每晚睡前对双脚进行按摩，不仅能有效缓解疲劳，也能使足部的皮肤变得细腻光滑。按摩时配合精油或专门的足部护理霜，美肤、嫩肤效果会更好。

我给我的同学写了几个护足、美足方，他说一定会转告阿君。我的同学还说看着足浴有这么神奇的效果，他自己也想试试。

最灵老偏方：足浴法

- 在足浴盆中加入适量温水，在水中加入精油 3 滴，双脚放入水中，水深保持在脚踝的上方一拳左右的位置，浸泡 15~20 分钟，以毛巾拭干水分，即可进行去角质或涂抹足部护理品。每晚 1 次，可长期使用。高血压患者慎用。此方能舒缓疲劳，促进血液循环，可使足部皮肤细腻光滑。

更多老偏方

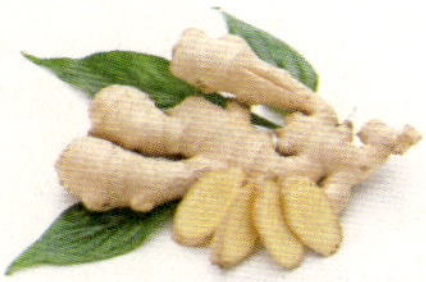
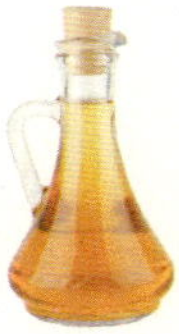
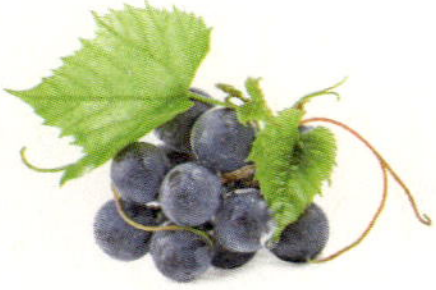
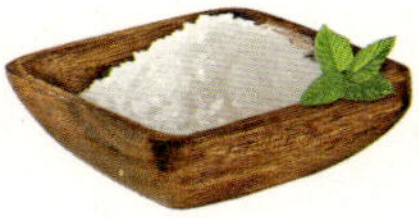

生姜甜醋炖猪蹄

取猪蹄2只，生姜500克，甜醋1000毫升。将生姜去皮切块后与猪蹄、甜醋一同放入锅中，煮熟即可。煮好放置1~2星期后再食，效果更佳。有健脾胃、补气血、滋润皮肤的作用。

赤小豆炖鲫鱼

赤小豆90克，鲫鱼1条（去肠脏）。把鲫鱼放在砂锅内，放入少许醋和清水，略加生油，煮至半熟时加入赤小豆，再小火煮1小时即可，饮汤吃渣。此方可以帮助去死皮，令脚部皮肤恢复紧致。

白砂糖橄榄油敷脚

取橄榄油5毫升，白砂糖5克。将白砂糖和橄榄油混合均匀备用，用热水泡脚后，将混合物涂抹在脚部皮肤上，按摩5分钟后洗净即可。此方有抗菌美白、滋润去角质后的肌肤的作用，可使肌肤更细腻。

葡萄醋盐方

取香醋500毫升，葡萄100克，盐少许。将葡萄洗净，去皮去籽，将果肉放入榨汁机中榨取汁液，将葡萄汁中加入香醋并密封，放置在阴凉处3天制成葡萄醋，足浴时在热水中加入100毫升葡萄醋泡脚后，取一小撮食盐用一点水化开后搓揉脚部，用温水洗净即可。此方有去死皮、滋润肌肤的功效。

搓脚法

将两手掌搓热，然后搓两脚各100次。力度宜中等，速度不可过急。此方具有滋肾水、降虚火、舒肝明目的作用，同时还可以促进脚部的血液循环，增加肌肤的弹性，防止死皮和老茧的出现。

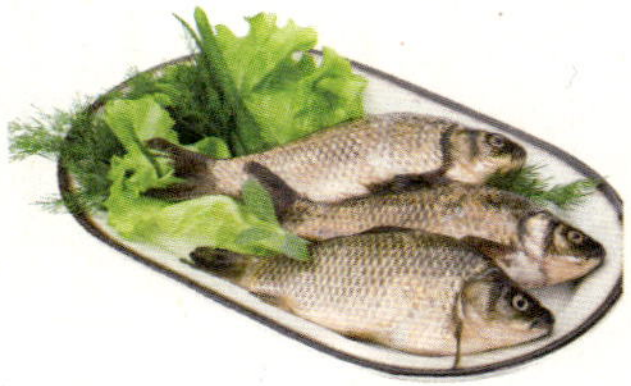